全国医学高职高专精编教材

（供临床医学类、护理类、药学类、医学技术类及卫生管理类相关专业使用）

病理学

第2版

主 编 钟学仪

副主编 潘小群 张秀珍 段 珩

上海科学技术出版社

全国医学高职高专精编教材

图书在版编目(CIP)数据

病理学/钟学仪主编.—2版.—上海:上海科学技术出版社,2011.1
全国医学高职高专精编教材
ISBN 978-7-5478-0621-0

Ⅰ.①病...　Ⅱ.①钟...　Ⅲ.①病理学-高等学校:技术学校-教材　Ⅳ.①R36

中国版本图书馆 CIP 数据核字(2010)第 251243 号

上海世纪出版股份有限公司
上 海 科 学 技 术 出 版 社　出版、发行
(上海钦州南路 71 号　邮政编码 200235)
新华书店上海发行所经销
苏州望电印刷有限公司印刷
开本 787×1092　1/16　印张 16　插页 6
字数 400 千字
2006 年 8 月第 1 版
2011 年 1 月第 2 版　2012 年 1 月第 6 次印刷
ISBN 978-7-5478-0621-0/R·208
定价:30.00 元

编审委员会名单

全国医学高职高专精编教材

病　理　学

编委会名单

主　编

钟学仪

副主编

潘小群　张秀珍　段　珩

编　委

（以姓氏笔画为序）

邢永川（邢台医学高等专科学校）

刘起胜（湖南中医药高等专科学校）

刘爱东（河北唐山职业技术学院）

李忠阳（云南楚雄医药高等专科学校）

岑章建（河南信阳职业技术学院）

张秀珍（河北廊坊卫生学校）

钟学仪（贵州六盘水职业技术学院）

段　珩（贵州六盘水职业技术学院）

徐云生（云南楚雄医药高等专科学校）

彭　刚（湖南湘潭职业技术学院）

翟晓晓（长沙市卫生学校）

潘小群（湖南湘潭职业技术学院）

前　言

“全国医学高职高专‘十一五’规范教材”出版发行已三年余，该套教材在全国医学教育中发挥了巨大作用。为了不断完善和提升教材的质量和水平，使本套教材更臻成熟和完善，成为精品教材，教材编审委员会决定对其进行修订，更名为“全国医学高职高专精编教材”。

本套教材修订的指导思想依然是坚持“五性”（思想性、科学性、先进性、启发性和适用性）和“四新”（新知识、新技术、新工艺和新方法），以适应21世纪培养全科医护人员的需要。在修订过程中，保持了原教材的优点，删去了一些叙述偏多的和各学科交叉的内容，充实和更新了一些理论和技能知识，充分体现高职高专教育的特色，使之具备“内容精湛、知识新颖、必须够用、质量上乘”的特点。

本套教材编排新颖，版式紧凑，图文形式多样，主体层次清晰，篇章节安排合理、有序，每章节开始的“导学”与结尾处的“小结”均采用提示性小图标，使教材的形式生动有趣，充分体现了清晰性、易读性和趣味性。“导学”主要介绍本章或本节的内容主旨和要求学生“了解、熟悉及应用”的内容，以方便教师教学和学生轻松愉快地获得有关内容的重要信息。“小结”则是对本章或本节中心内容的凝练和概括，便于教师课后总结和学生课后复习。

本次修订除各教材的原编者外，还聘请了全国各地部分高职高专医学院校教学经验丰富的教师参与编写。对于这些学校领导的大力支持和教师的辛勤工作，谨致深切的谢意。

由于时间仓促及限于我们的水平，教材中难免存在某些缺点，甚至错误，尚希广大同仁和读者指正。

全国医学高职高专精编教材

编审委员会

2009年12月

第二版编写说明

由上海科学技术出版社出版的全国医学高职高专精编教材《病理学》第二版，经全体编委老师的共同努力，终于按计划完成。本教材继续贯彻执行“三基”(基本理论、基本知识、基本技能)、“三特”(特定对象、特定要求、特定限制)和“五性”(思想性、科学性、先进性、启发性、适用性)的宗旨，在总结和汲取第一版编写经验、成果的基础上，通过教材使用反馈意见，围绕培养目标，突出应用特色，对第二版精编教材的内容和体系做了适当的调整。本教材适用于临床医学类、护理类、药学类及卫生管理类相关专业，也可以作为医学高职高专学生继续教育和卫生执业资格考试的重要参考书。

为使教材的编写质量不断提高，同时保持教材版本的连续性，编写人员中补充了正在教学第一线勤奋工作、具有教学和教材编写经验的中青年骨干教师。在第二版精编教材中，应用了第一版教材中的许多内容和插图，在此，向有关作者表示衷心的感谢。

第二版精编教材修订和编写特点如下。

(1) 继续保持原教材的优点，力求跟踪前沿，反映新进展，体现病理学的整体优化性，使其更具备“内容精湛、知识新颖、必须够用、质量上乘”的特点。

(2) 每章前的导学，便于导读和点拨，以指导学生明确本章应具备的基础知识、学习方法和知识应用。每章后的小结和实验内容，言简意赅，便于帮助学生完成学习。

(3) 更加突出病理学在医学教育、医学科研和临床工作中重要而特殊的地位。它不仅是重要的基础医学学科，更是重要的临床医学学科之一。

(4) 病理学内容的深度和广度在保证教学要求的前提下，精炼文字、优选图片，减轻学生的各种负担。

本教材的编写得到编者所在学校领导和同仁，尤其是贵州省六盘水职业技术学院院长李葆青教授的热情鼓励和支持，在此深表诚挚的感谢。

本教材的内容虽经我们多次审阅、修改，但由于编者水平有限，书中仍会存在疏漏和不足之处，敬请使用本教材的师生、同道指正和赐教，以便为下一版教材的质量再提高夯实基础。

《病理学》编委会

2010 年 10 月

目　录

绪　论

第一章　疾病概论

第二章　细胞和组织的适应、损伤与修复

第三章

局部血液循环障碍

第四章

弥散性血管内凝血

第五章 水、电解质代谢紊乱

第六章 酸碱平衡失调

第七章 炎 症

第八章
发　热

第九章
缺　氧

第十章
休　克

第十一章
肿　瘤

第十二章 心血管系统疾病

第十三章 呼吸系统疾病

第十四章
消化系统疾病

第十五章
泌尿系统疾病

第十六章 生殖系统和乳腺疾病

第十七章 内分泌和代谢紊乱性疾病

第十八章 传染病和寄生虫病

绪 论

导学

了解：病理学的概念、内容和任务；病理学在医学中的地位；病理学的发展简史。

熟悉：病理学的研究方法。

应用：将病理学的研究方法应用到临床、科研和教学中；在老师带领下参观临床病理科或病理实验室的标本和仪器设备。

病理学是一门重要的医学课程。它用科学的方法专门研究疾病的病因、发病机制、病理变化、经过和转归。其目的在于阐明疾病的发生发展规律，为认识掌握疾病本质和防治疾病提供理论基础。

一、病理学的内容和任务

(一) 病理学的内容

病理学从研究角度的不同，分为病理解剖学和病理生理学。为使疾病时形态结构和功能代谢的变化有机融合，便于学习，全书共设十八章，分为总论和各论两部分。

1. 总论部分　从第一章至第十一章，主要阐述疾病发生发展的一般规律，即疾病的共性，包括疾病概论和基本病理过程。疾病概论叙述了疾病的概念、病因学、发病学和疾病的转归；基本病理过程包含了各种不同疾病共同具有的一组病理变化，是构成疾病的基本要素。主要有组织和细胞的适应、损伤与修复、局部血液循环障碍、炎症、肿瘤、水和电解质紊乱、酸碱平衡紊乱、缺氧、休克等内容。

2. 各论部分　从第十二章至第十八章，主要阐述各系统不同器官和组织发生疾病的特殊规律，即疾病的个性。在运用总论知识的基础上，研究和阐述各种不同疾病的病因、发病机制、病理变化、临床病理联系和结局等。此外，在每个系统疾病的后面阐述了主要系统器官在疾病严重时可能出现的共同性病理过程，如肺功能不全、肝功能不全、心功能不全、肾功能不全等内容。

上述总论和各论之间存在共性和个性的关系，疾病的一般规律为认识具体疾病的特殊规律起着指导作用，而具体疾病的特殊规律又可进一步深化对一般规律的理解，两者密切相关，相辅相成，共同探讨疾病的本质，故应融合为一个整体进行教学。

(二) 病理学的任务

病理学是专门研究疾病发生、发展和转归规律的一门科学，其任务是运用各种方法研究疾病的病因、发病机制、患病机体所发生的各种病理变化及疾病的转归和结局。只有对疾病发生、发展的规律及其本质有了正确的认识，才能为防治疾病提供科学的理论基础。

二、病理学在医学中的地位

病理学既是一门重要的基础医学学科，更是一门重要的临床学科，它是沟通基础医学与临床医学之间的桥梁，起着承前启后的作用。由于病理学在医学中所处的地位(重点、骨干、必修课程)，一方面要求病理学必须以生物学、解剖学、组织胚胎学、生理学、微生物学、免疫学和生物化学等为基础来认识疾病的本质和发生发展规律。另一方面，病理学又要为学习临床医学，如内科学、外科学、儿科学、妇产科学等提供必要的理论基础。同时，病理学在临床上还参与了疾病的诊断并为治疗提供依据。体现在病理学的某些研究方法如活体组织检查、尸体解剖、动物实验、临床观察研究等，可直接对疾病作出最终诊断和指导临床治疗。鉴于病理学在医学教育、临床诊疗和科学研究上的重要作用，国外学者称“病理学为医学之本”。

三、病理学的研究方法

(一) 尸体解剖

尸体解剖是病理学的基本研究方法之一，通过对死者的遗体进行病理剖验，全面检查各器官、组织的病理变化，再结合临床资料，进行分析、判断，明确疾病的诊断，查明死亡原因，分析各种病变之间的相互关系。它不仅可以对临床诊断和治疗水平的提高有指导作用，还可以及时发现和确诊某些传染病、地方病、流行病和新发生的疾病等，以便采取防治措施，控制和预防这些疾病。通过尸体解剖，可以广泛收集各种疾病的病理标本，为发展医学教育、临床医学和科学研究提供资源。此外，在法医案件中，尸检结果常作为死因鉴定的重要依据。我国尸检率很低，不利于病理学和医学的发展，亟待相关部门进行立法。

(二) 活体组织检查

活体组织检查简称活检，即用钳取、穿刺、局部切取或治疗性手术摘除器官、组织等，进行病理检查，以便及时准确地对患者作出疾病的病理诊断，并为指导治疗、估计预后提供依据。必要时，可做冷冻切片，快速诊断，协助临床选择手术治疗方案。活检是目前诊断、研究疾病广为采用的方法，特别对良、恶性肿瘤的鉴别有重大意义。

(三) 细胞学检查

细胞学检查是采集病变处脱落的细胞、穿刺抽取的细胞或混悬于各种液体中的细胞制成涂片，经染色后进行诊断。例如，子宫颈刮取物涂片或胃纤维内镜刷片等。此种方法既简单又经济，对患者损伤小，便于推广，尤其适用于肿瘤普查。此外，还为激素水平测定、细胞培养、DNA 提取等提供标本。

(四) 动物实验

动物实验是利用适宜的动物复制人类某些疾病的模型。通过对疾病复制的过程，来探究疾病发生、发展及转归的规律，并为临床防治疾病提供依据。因此，动物实验是研究病理学极为重要的手段。但动物与人体之间存在着较大的种属差异，故不能把动物实验的研究结果不加分析地应用于人体。

随着医学科学技术的迅速发展，组织培养和细胞培养、组织化学和细胞化学、免疫组织化学、流式细胞术、超微结构观察、图像分析技术及分子生物学技术等病理学观察方法和新技术的应用，使病理学的研究已发展到亚细胞水平和分子水平，并使形态结构与功能代谢的改变有机地联系起来，从而进一步加深了对疾病的认识。

四、学习病理学的指导思想和方法

病理学是一门理论性和实践性较强的科学，在体现生物一心理一社会医学模式的要求下，随着循证医学(evidence based medicine, EBM)的兴起，对疾病的认识与研究均应以可靠的科学成果为依据。即"以证据为基础，以实践为核心"，从而制订出科学的预防疾病、促进健康和提高生命质量为目的的医疗措施。学习中应注意以下三点。

1. 正确理解和掌握病理专业名词和术语是学好病理学的基础　病理学中涉及许多专业名词和术语，要正确理解其内涵和外延；对易混淆的名词术语要认真加以区别，掌握其概念的本质。

2. 重视四个方面联系　一是形态结构与功能代谢变化的联系；二是局部病变与整体变化的联系；三是病理学与其他相关学科的联系；四是病理学与临床的联系。

3. 重视大体标本、切片标本、动物实验的观察　做到理论联系实际，全面深刻地认识疾病，不断地提高和发展学生的综合分析能力、独立思考能力和动手操作能力，使全面素质教育贯穿于整个教学过程之中。

五、病理学的发展简史

病理学的发展渊远流长，人类的诞生与疾病共存。1761 年，意大利医师 Morgani 通过尸检，创建了器官病理学(organ pathology)；1854 年德国病理学家 Virchow 在光学显微镜的帮助下，创建了细胞病理学(cellularpathology)，对整个医学的发展直至现在仍发生影响。与此同时，法国生理学家 Claude Bernard 首创了实验病理学，促进了病理学的发展，成为病理学的一个重要组成部分。20 世纪 60 年代，病理学的研究深入到亚细胞水平，建立了超微结构病理学(ultrastructural pathology)。特别是 2000 年以来，随着人类基因组计划的完成和后基因组计划的开展，人类对生命奥秘的认识不断深入。边缘交叉学科的快速发展、新技术方法的不断问世，使病理学出现了许多新的分支学科，对疾病的认识从器官、组织、细胞、亚细胞到分子水平，观察结果从定位、定性到定量，对疾病的研究更具客观性、重复性和可比性。病理学得到了更好更快的发展。

小结

病理学是专门研究疾病发生发展规律的一门学科。它既是一门重要的基础学科，主要从病因、发病机制、病理变化、经过和转归来认识疾病的本质；也是一门重要的临床学科，在临床上直接对疾病作出最终诊断并指导治疗。

病理学的研究方法有尸体解剖、活体组织检查、细胞学检查、动物实验等一些新技术和新方法。通过本门课程的学习，为后续课程奠定基础，并培养出基础扎实、技能熟练、素质全面的应用型专门医学人才。

第一章

疾病概论

导学

了解：健康、亚健康、疾病的概念；疾病的原因和条件、疾病的经过和转归。

熟悉：疾病发生发展的一般规律，脑死亡的概念及其判断标准。

应用：临床和法律判断死亡的合法依据、器官移植的时机和依据。

实验：观察缺氧在不同条件下对小白鼠死亡的影响，如高温、低温、腹腔注射咖啡因和麻醉药等。

健康与疾病是临床所关注的重要问题，也是生命活动现象的对立统一体。两者之间还存在着第三种状态——亚健康。因此，临床上根据不同疾病的症状、体征对疾病加以鉴别，作出正确的诊断，施行正确而有效的治疗和护理。同时，疾病也有其共同的规律。只有了解并熟悉这些规律，才能更深刻地认识疾病的本质。

第一节 健康、亚健康和疾病的概念

一、健康的概念

世界卫生组织(World Health Organization，WHO)关于健康的定义是："健康不仅是没有疾病和病痛，而且是躯体上、精神上和社会上处于完好状态。"这个定义反映了现代医学模式，把健康的概念与生物因素、心理因素及社会因素相结合，说明健康不仅只是躯体健康、心理健康，而且还要有良好的社会适应能力，三者之间应保持和谐与统一。

健康没有普遍和适用的标准，在不同的群体、不同的地区、不同的个人或个人不同的年龄阶段，健康的标准是有差异的。随着社会经济发展和进步，健康的水平、健康的内涵也会不断发展。因此，增强健康意识，提高生命质量已受到社会广泛关注。

二、亚健康的概念

健康和疾病是生命过程中的两种不同状态。

亚健康(sub-health)是介于健康和疾病之间的一种生理功能低下状态，又称"机体的第三状态"。亚健康状态在人群中发生率比较高，约75%，中年人是亚健康状态的高发人群。亚健康状态的临床特征是，个人主观感受不舒服，缺乏客观体征和证据。有学者称其为诱发病阶段，它既可发展为各种疾病，又可以恢复到健康状态，其转化的方向取决于机体与环境的相互作用。

当躯体出现亚健康状态时，感觉疲乏无力、精神不振；心理亚健康时，出现焦虑、烦躁、睡眠不佳；人际交往亚健康时，出现社会成员关系不稳、抑郁、孤独、心理距离加大。所以，提高人们对亚健康状态的认识，对于积极预防疾病的发生，维护和促进健康具有一定的指导意义。

三、疾病的概念

疾病(disease)是在一定致病因素作用下，因机体自稳调节紊乱而发生的异常生命活动过程。

疾病发生时，患者在临床上出现一系列的症状、体征、社会行为异常，机体与环境间的协调障碍，从而影响健康和劳动力。症状指疾病过程中，患者主观感受的异常现象，如恶心、呕吐、头晕、头痛、食欲不振等。体征指医护人员通过体格检查和各种诊断方法客观查出患者异常变化的现象，如体温、血压异常变化、肝肿大、腹水、心脏杂音、肿块等。行为异常指患者在劳动、人与人之间交往等社会活动时的异常，如烦躁不安、喜怒无常、辨时辨向障碍等，其中劳动力是最重要的。

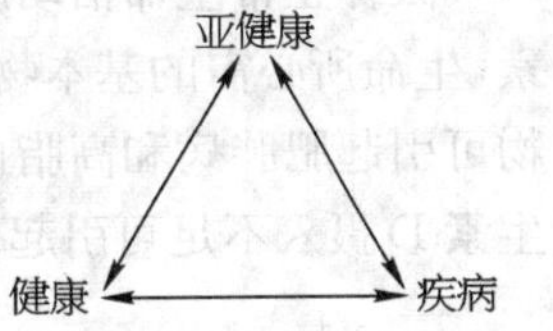

图1-1 健康、疾病和亚健康关系示意图

健康和疾病并没有明显的界限，而是一个动态连续的过程，还可以相互转化(图1-1)。即使机体的主观感觉和功能处于最佳状态，也可能同时存在着某种疾病的客观体征。

第二节 病因学概述

病因学是研究疾病发生的原因和条件的科学。

致病的原因是指引起某种疾病不可缺少的、且决定该疾病特异性的因素。如结核病的原因就是结核分枝杆菌感染，未被结核分枝杆菌感染，机体就不可能患结核病。

条件是指能够影响(促进或减缓)疾病发生的各种体内外因素。条件本身不引起疾病，但可以左右病因对机体的影响。有些条件使机体抵抗力降低或易感性、敏感性增高，则机体在相应原因的作用下容易发病；有些条件是使相应的原因以更多的机会、更大的强度作用于机体而引起疾病。如在感染结核分枝杆菌的人群中，伴有营养不良、过度疲劳者较易发生结核病；如果仅有结核分枝杆菌侵入人体，而不具备这些条件，一般也不致发病。因此，原因常在一定的条件作用下而致病。促使某一疾病发生的因素称为诱因，如寒冷、疲劳可诱发心绞痛，上消化道大出血可诱发肝性脑病等。诱因仍属于条件范畴。

一、外界致病因素

外界致病因素即外因，是指外环境中决定疾病性质的各种致病因素，主要有以下几类。

(一) 生物性因素

这是最常见、最重要的病因，包括各种病原微生物如细菌、病毒、立克次体、支原体、螺旋体、真菌及寄生虫(如原虫、蠕虫)等，它们通过一定的途径侵入机体，所引起的病变常具有一定的特异性，构成传染过程。

病原微生物和寄生虫侵入机体后称为感染。能否引起疾病，除与病原体的数量、侵袭力及毒力有关外，还与机体的功能状态、免疫力等条件密切相关。

(二) 物理性因素

物理性因素包括机械力(创伤、骨折等)、温度(烧伤、中暑、冻伤)、电流(电击伤)、电离辐射(放射病)、大气压的改变(减压病、高原病)等。物理性因素能否引起疾病及疾病的严重程度,主要取决于这些因素的强度和作用时间的长短。

(三) 化学性因素

化学性因素包括无机毒物、有机毒物、生物性毒物及军用毒物(如光气等)。它们对机体的作用部位大多有一定的选择性,如一氧化碳进入机体后,与红细胞的血红蛋白相结合,使红细胞失去携氧能力,从而造成缺氧。

化学物质不仅包括强酸、强碱等外源性化学性物质,还包括由组织坏死产生的崩解产物、病理情况下堆积于体内的代谢产物等内源性化学物质,如尿酸、尿素等。

(四) 机体必需物质的缺乏或过多

人体正常生命活动所必需的七大营养素是糖、脂肪、蛋白质、维生素、无机盐、微量元素、纤维素,生命所必需的基本物质是氧和水。这些物质过多与不足均可引起疾病,如长期摄入高能量食物可引起肥胖病和高脂血症;三大物质摄入不足(或因需求增加致相对不足)可引起营养不良;维生素 D 摄入不足可引起佝偻病,摄入过量又可导致中毒。

二、机体内部因素

机体内部因素即内因,包括免疫性因素、遗传性因素、先天性因素、心理因素、年龄和性别因素等。其中有些内因可直接引起疾病;有些内因可使机体的防御功能降低而促进疾病的发生。

(一) 免疫性因素

当机体免疫功能低下时,可促进疾病的发生。机体的免疫功能严重不足或缺乏时,引起免疫缺陷病,其特点是容易发生各种感染和恶性肿瘤。异常的免疫引起超敏反应性疾病,如过敏性休克、支气管哮喘等。某些机体对形成的自身抗原发生免疫反应并引起自身组织损伤,如全身性红斑狼疮、类风湿关节炎等,称为自身免疫性疾病。

(二) 遗传性因素

遗传性因素是指某些疾病的发生通过遗传基因的突变或染色体畸变而发生。现已了解与遗传因素有关疾病可归纳为以下两种情况:

1. 遗传性疾病　即直接致病作用,这是由于亲代生殖细胞中遗传物质的缺陷(主要是基因突变或染色体畸变)遗传给子代所造成,如红绿色盲、血友病等。

2. 遗传易感性疾病　是由于机体某种遗传上的缺陷,使后代的生理代谢特点具备遗传素质,容易发生某些疾病的倾向,并在一定的环境因素作用下,发生相应的疾病。如高血压、糖尿病、精神分裂症等。

(三) 先天性因素

先天性因素是指能够损害正在发育的胚胎和胎儿的有害因素,而不是遗传物质改变。如妊娠早期患风疹时,风疹病毒可损害胚胎,引起胎儿先天性心脏病;某些化学物质、药物等也可导致胎儿畸形或缺陷。

(四) 社会、心理、神经内分泌因素

人不仅是生物学领域的动物,更是社会范畴内生物。紧张的工作、不良的人际关系、恐惧、悲伤等情绪反应,自然灾害、生活事件的突然打击等引起心身性疾病,如偏头痛、高血压、冠心病、溃疡病、神经症等。因此,积极、乐观、坚强的心理状态是保持和增进健康的必要条件。即使患病,也可促进疾病的康复,提高对环境的适应能力。消极的心理状态如长期的焦虑、忧郁、紧张、愤怒等,可引起人体各系统功能失调,容易促进疾病的发生。近年来发现,某些肿瘤的发生及预后与心理因

素也有一定关系。

神经和内分泌系统的功能状态对疾病的发生也有一定的影响，如乳腺癌的发生与卵巢激素分泌紊乱、雌激素水平长期偏高有关。

(五) 年龄、性别因素

年龄和性别常常作为条件而影响疾病的发生和发展。例如，新生儿和6～12个月的婴儿相比较，不易发生白喉、猩红热和麻疹。这是由于新生儿从母体获得了抗体，因而产生了暂时性免疫的缘故；而6～12个月的婴儿从母体得来的抗体已渐减少，而本身的抗体尚未能充分地形成，因此对上述传染病具有易感性。老年人患动脉粥样硬化症较多。妇女易患胆石症、癔病、甲状腺功能亢进症等。胃癌男性多于女性。

三、自然环境和社会因素

自然环境包括地区、季节、气候等因素，既可以影响外界致病因素，也可以影响人体的功能状态和抵抗力，从而影响疾病的发生与发展。例如，夏秋季节气候炎热，人们进食生冷食物有利于肠道致病菌的生长、繁殖，易发生细菌性痢疾、伤寒等消化系统传染病；冬春季节气候寒冷，人体上呼吸道黏膜抵抗力降低，有利于呼吸道传染病的发生(如流行性感冒、麻疹、流行性脑脊髓膜炎等)。病区土壤、饮水及食物中含碘不足可致地方性甲状腺肿。

社会因素包括社会制度、社会环境和生活、劳动、卫生条件等，对人类健康和疾病的发生、发展有着重要影响。社会的进步与安定，经济的发展，生活、劳动和卫生条件的改善以及计划免疫的实施等，可以增进健康，预防或减少疾病的发生；反之，战争与社会动乱、经济落后与贫困、人口过剩、环境污染等可直接或间接致病。

第三节 疾病发生发展的一般规律

疾病发生发展的一般规律，主要指疾病过程中普遍存在的共同基本规律，主要介绍以下四种。

一、机体稳态的紊乱

正常机体在不断变化的内、外环境因素作用下，通过神经和体液的调节作用，使各器官系统功能和代谢正常进行，维持内环境的相对稳定，这就是自稳调节下的机体稳态，它是维持机体正常生命活动所不可缺少的。由于致病因素对机体的损害作用，使机体稳态的某些方面发生紊乱，引起相应的功能和代谢的障碍，进而通过连锁反应使稳态的其他方面也相继发生紊乱，引起更为严重的生命活动障碍。例如，精神紧张、遗传因素、高盐饮食等使部分人群血压调节稳态机制紊乱，导致血压升高，血管功能异常，晚期出现重要脏器功能障碍而危及生命。

二、疾病过程中的因果转化

因果转化规律是疾病发生发展的基本规律之一，是指在原始病因作用下，机体发生的某种变化(果)又转化为新的原因，引起新的变化，如此原因与结果不断交替作用，相互转化，形成疾病的发展过程。

在因果转化规律的推动下，疾病对人体损伤不断加重，形成恶性循环，导致死亡；疾病对人体的损伤通过恰当的治疗和护理、机体的代偿反应形成良性循环，促进痊愈。如外伤引起失血性休克导致重要脏器功能障碍的过程，即为典型因果转换的恶性循环案例。

作为医护工作者，对于疾病过程中的因果转化规律以及疾病中出现的恶性循环，应及时发现和采取有效措施，中断恶性循环，使疾病朝有利于机体健康方向发展是我们的重要职责。

三、损伤和抗损伤反应

生物体的重要特征之一，就是对各种损伤产生抗损伤反应，这是其维持生存的必要条件。当致病因素作用于机体时，可引起机体损伤，同时机体调动各种防御、代偿功能对抗致病因素所引起的损伤。损伤与抗损伤反应贯穿于疾病的始终，无严格界限，可以相互转化，双方力量的对比决定着疾病发展方向与转归。当损伤较重，疾病恶化甚至死亡；如抗损伤占优势时，则病情缓解，机体恢复健康。

以炎症过程中的病理变化为例，变质一方面可引起组织器官变性和坏死，导致其功能障碍甚至衰竭等损伤性变化；另一方面，机体调动各种防御代偿活动，如渗出和增生，表现为白细胞数目增多及吞噬活动加强、特异性抗体形成等，使抗损伤能力逐渐增强，再加上及时恰当的治疗，炎症便可好转直至痊愈；反之，当上述的损伤性反应严重，又得不到及时治疗，则患者病情恶化，因严重感染引起各种衰竭而死亡。

损伤和抗损伤反应，在一定条件下可发生转化。如炎症局部变质属于损伤性改变，渗出和增生为抗损伤反应，但是如果渗出物过多，大量聚集于胸腔、心包腔则可压迫肺、心，影响其功能，从而转化为损伤性因素。

在临床实践中，要善于区分疾病发生发展过程中损伤与抗损伤反应，注意观察相互之间转化，并识别这种转化所必需的条件，才能减轻或消除疾病的损伤，使病情趋于稳定或好转。

四、局部与整体的相互影响

任何疾病都是机体的整体反应，但表现在局部为主或以全身为主。局部和整体在疾病过程中相互影响，相互转化。如肺结核主要病变在肺部，表现为咳嗽、咯血等局部症状，但患者常有低热、乏力、消瘦、血沉加快等全身反应。因此，全身功能状态也影响肺结核病情的发展，当机体抵抗力增强时，肺部病变趋于好转；当全身抵抗力降低时，肺部病变恶化进展。所以，医护工作者应善于认识疾病过程中局部与整体的关系，避免“头痛医头、脚痛医脚”的简单处理，拟定正确、有效的治疗护理措施。

第四节　疾病的经过与转归

疾病的发生发展是一个运动过程，一般将疾病全过程分为四期。大多数疾病发展到一定阶段后终止，形成疾病的转归。

一、潜伏期

潜伏期是指从致病因素作用于人体到最初症状(非典型症状)出现的时期。不同疾病的潜伏期长短不一，此期患者没有临床症状。因此，认识疾病潜伏期具有重要意义，尤其对于传染病，有利于进行早期隔离和预防治疗。有些疾病如毒蛇咬伤、烧伤等没有潜伏期。

二、前驱期

前驱期是指从疾病非典型症状到典型症状出现前的时期。此期患者可出现全身不适、疲乏无力、食欲不振、头晕头痛、发热等一般症状，多数无特异性，容易误诊。临床上往往成为患者就诊信号，应仔细诊断，早期治疗。

三、症状明显期

症状明显期是指疾病的典型症状与体征相继出现的时期，是疾病的高潮时期，也是诊断疾病、治疗疾病最重要的时期。

四、转归期

疾病的转归是疾病过程的发展趋向和最终结局，包括康复和死亡。

(一) 康复

1. 完全康复　指疾病所致的损伤完全消除，受损的组织细胞的功能、代谢和结构完全恢复正常，机体的自稳调节、与外界环境的适应能力、工作劳动能力、心理状态也完全恢复正常。

2. 不完全康复　指疾病所致的损伤已得到控制，主要症状已经消失，但机体功能、代谢和形态结构并未完全恢复正常，而是通过代偿机制维持相对正常的生命活动，可遗留有后遗症。如心肌梗死恢复后所形成的瘢痕，一般依靠心脏的代偿作用，维持正常的心功能。如果瘢痕太大，将使心脏的收缩能力降低，导致心功能不全。

(二) 死亡

死亡(death)是生命活动的终止，是疾病的一种不幸结局。随着医学复苏技术的普及与提高，器官移植工作的开展，人们对死亡的概念又有了新认识。目前认为，死亡是指机体作为一个整体功能永久性停止。以枕骨大孔以上，全脑功能发生不可逆的永久性停止来判断脑死亡，故脑死亡已成为判断死亡的一个重要标志。

判断脑死亡应该符合下列标准：①呼吸心跳停止，尤其是自主呼吸停止作为临床判断脑死亡的首要标识。②不可逆性深昏迷。对外界刺激失去反应，可有脊髓反射存在。③瞳孔散大并固定。瞳孔散大是重要根据，但非绝对必须。有的死者无瞳孔散大，但必有瞳孔固定无对光反射。④脑电波消失，出现零电位脑电图表现。⑤脑神经反射消失，如瞳孔对光反射、角膜反射、吞咽反射、咳嗽反射等均消失。⑥脑血管造影证明脑血液循环完全停止。

脑死亡一旦确立，就意味着在法律上已经具备死亡的合法依据，可以准确地判断死亡发生时间和确定终止复苏抢救的界限，这对解决某些医疗纠纷提供了法律依据。采用脑死亡的概念也为器官移植创造了良好的时机和合法的依据，因为脑死亡后各器官、组织并非同时死亡，它们是器官移植的良好供体和实验研究的良好材料。因此，用脑死亡作为判断死亡标准是社会发展的需要，但必须十分慎重。

小结

健康与疾病是一组对应的概念，两者之间称为亚健康状态。

在疾病的原因中，有外界致病因素、机体内部因素、自然环境和社会因素等，其中最常见和最重要的是生物性致病因素。

疾病种类虽多，但其发生发展遵循四个基本规律，作为医学生，在学习中要注意机体稳态的紊乱、因果转化、损伤与抗损伤、局部与整体之间的有机联系。

疾病是一个动态的过程，虽然没有严格分界，但可以通过四个时期进行观察。在潜伏期时，主要作为传染病的早期隔离和预防治疗；

前驱期患者感觉“不舒服”，多数无特异症状，注意跟踪了解；症状明显期是疾病的高潮时期，也是诊断和治疗疾病最重要的时期；大多数疾病发展到一定阶段后终将结束，即疾病的转归，有康复和死亡两种形式。康复是大家所期望的效果，可分为完全康复和不完全康复。死亡是生命活动的终结，指机体作为一个整体功能永久性停止，其标志为脑死亡。判断脑死亡的六条标准是帮助医护人员确定死亡时间和终止复苏抢救的界限，为解决某些医疗纠纷和器官移植提供依据。

注意脑死亡患者和植物人的区别。

附 实验实训

动物实验：观察不同条件下缺氧对小白鼠死亡的影响。

（1）将四只小白鼠作为实验组，一只小白鼠为正常对照组，分别编号。1号置于50～60℃的高温环境；2号置于0℃以下的低温环境；3号腹腔内注射咖啡因；4号腹腔内注射麻醉药；5号在自然环境下作对照。

（2）观察结果：最先死亡的是高温环境下的小白鼠；其次是注射咖啡因的小白鼠；再次是自然环境下的对照组；第四是低温环境下的小白鼠，最后死亡的是注射麻醉药的小白鼠。

通过上述实验提示，在高温、兴奋的条件下，由于耗氧量增加可促进动物死亡，而低温、麻醉因降低耗氧量延缓机体死亡时间。因此，临床上对病情危重者尤其脑损伤患者，可采用低温和麻醉的方法，赢得抢救时间。

第二章
细胞和组织的适应、损伤与修复

导学

了解：萎缩、肥大、化生、机化、再生、肉芽组织的概念。

熟悉：变性的概念、分类和各主要类型的形态学改变；坏死的概念、分类、病变特点及结局；肉芽组织的形态特征及其在创伤愈合中的作用。

应用：描绘出变性、坏死、肉芽组织的病理形态变化；临床骨折愈合过程；临床上影响再生的因素；肉芽组织在创伤愈合过程中有何意义？在临床换药时，为什么要注意肉芽组织的形态？

实验：观察大体标本，仔细观察变性（细胞水肿、脂肪变性、玻璃样变性）与坏死的大体形态与镜下特征。

人体是一个完整的统一体，它通过神经体液的调节，使各器官、组织的功能、代谢和结构得以维持正常。为了生存，机体往往靠自身的反应和各种调节机制来抵御损伤作用，如若损伤轻，细胞可自身调整，以适应改变了的环境（如肥大、增生、萎缩、化生）；当各种致病因素作用强度超过了细胞、组织的适应能力，在一定程度内出现可复性损伤，表现为细胞内或组织中异常物质沉积或正常物质含量过多（变性）；损伤因素过重或可复性损伤因素持续存在，则可出现组织细胞的死亡（坏死）。这些损伤可引起代谢和形态方面的改变并发生相应的功能变化，机体会通过修复，重新保持新的平衡。

第一节　细胞和组织的适应

细胞和由其构成的组织、器官能耐受内、外环境中各种有害因子和刺激作用而产生的非损伤性应答，称为适应（adaptation）。适应在形态学上一般表现为萎缩、肥大、增生和化生。

一、萎缩

发育正常的组织、器官的体积缩小，称为萎缩（atrophy）。萎缩是器官、组织实质细胞的体积缩小或数目减少所致。

萎缩与先天发育不良不同，先天性发育不良的器官或组织，其体积虽然比正常小，但其本质是发育障碍所致，故不属于萎缩的范畴。如子宫发育不全、小头畸形、短肢畸形等，均不能称之为萎缩。

(一) 生理性萎缩

生理性萎缩与某些器官、组织发育到一定阶段时的功能减退有关。如青春期后胸腺的萎缩，绝经后子宫、卵巢及乳腺发生萎缩。此外，在高龄时几乎一切器官组织均不同程度地出现萎缩，即老年性萎缩，尤其以脑、心、肝、皮肤、骨骼等为明显。这种老年性萎缩，虽然是一种生理现象，但也属于老年病范畴。

(二) 病理性萎缩

病理性萎缩根据原因的不同，主要分以下几类。

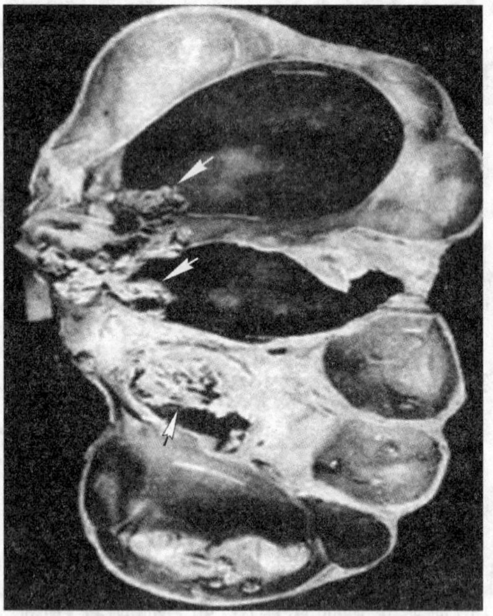

图 2-1 肾压迫性萎缩

肾盂积水扩张、肾皮质因压迫而萎缩

1. 营养不良性萎缩 包括全身性和局部性。长期饥饿、结核病、糖尿病和恶性肿瘤等患者，由于蛋白质等营养物质摄入不足或消耗过度可引起全身性营养不良性萎缩，首先是脂肪组织萎缩，其次为肌肉及脾、肝、肾等器官，心肌及脑萎缩发生最晚。脑动脉粥样硬化时，由于血管壁增厚，管腔狭窄，脑组织供血减少从而引起脑萎缩。表现为脑体积缩小，重量减轻，脑回变窄，属于局部性萎缩。

2. 废用性萎缩 运动器官长期不活动可导致组织细胞的功能代谢降低而发生萎缩。如骨折后肢体长期固定，肢体的肌肉及骨组织可逐渐发生萎缩。

3. 神经性萎缩 神经兴奋性冲动对维持所支配的器官功能代谢水平是必要的先决条件，丧失了神经支配后的器官和组织则可发生萎缩，如脊髓灰质炎患者的下肢肌肉可明显萎缩。

4. 压迫性萎缩 指器官或组织长期受压后引起的萎缩。如尿路阻塞时，尿液潴留在肾盂中形成肾盂积水，肾盂内压力增大，压迫肾实质而发生萎缩(图 2-1)。

(三) 病理变化

萎缩的主要病变在实质细胞，细胞体积缩小，胞质减少浓缩而浓染或细胞数量减少，间质成纤维细胞和脂肪细胞常可增生而致脏器发生假性肥大。由于在心肌细胞、肝细胞胞质内常出现脂褐素而使其外观呈褐色，称为褐色萎缩。萎缩器官均匀性缩小，重量减轻，质地变韧，功能低下。如若萎缩的原因长期不消除，病变可继续加重，萎缩的细胞则发生变性和坏死。

二、肥大

细胞、组织或器官体积的增大称为肥大(hypertrophy)。肥大通常是由于细胞的胞质增多、细胞器增多或增大；细胞核内 DNA 含量增加、细胞核的体积增大的结果。肥大多伴有功能增高现象。需要注意的是，有时虽有器官、组织外形的增大，但不一定就是肥大。如实质细胞萎缩，间质增生的假性肥大；脂肪变性、细胞水肿的器官肿大，这些均不能称为肥大。肥大根据其原因可分为以下两类。

1. 代偿性肥大 代偿性肥大是机体适应性反应在形态结构方面的表现。代偿性肥大通常是由相应器官的功能负荷加重引起，具有代偿意义。例如，高血压引起的心肌肥大和一侧肾脏摘除后另一侧肾脏的肥大等。

2. 内分泌性肥大　由于内分泌激素增多而刺激相应的靶细胞肥大，如妊娠期雌激素分泌增多使子宫肥大。

三、增生

器官或组织内实质细胞数量增多称为增生(hyperplasia)，常导致组织或器官的体积增大。增生是细胞有丝分裂活动过强的结果，通常受到增殖基因和生长因子的调控。增生与肥大常相伴存在。增生常发生在有增殖能力的不稳定细胞和稳定细胞，可分为以下两类。

(一) 生理性增生

生理性增生是指适应生理功能需要发生的一些增生，如妊娠期或哺乳期妇女乳腺上皮增生。

(二) 病理性增生

病理性增生是指由于某些病理因素所引起的增生，这类增生大致分为下列几种。

1. 代偿性增生　常随代偿性肥大同时发生，也是脏器负荷加重的适应性改变。

2. 内分泌失调性增生　由激素分泌失调所致，如雌激素分泌过多导致的子宫内膜增生过度。

3. 再生性增生　为组织损伤后的修复性反应。如肝切除或损伤后的肝细胞再生，慢性溃疡周围上皮损伤后的局部上皮增生。

4. 局部慢性刺激引起的增生　这种增生可发生于局部长期慢性炎症或局部反复损伤的部位。由于长期慢性炎症刺激或局部反复损伤，导致病变组织反复再生修复。如子宫颈、鼻黏膜慢性炎症所致的息肉，肺部长期炎症局部增生所引起的炎性假瘤。

上述增生的组织结构和细胞形态均属正常，甚至在原因消除后或经适当的治疗，增生可以逐步消退，一般不再复发，但应注意与肿瘤性增生的区别。

四、化生

一种分化成熟的细胞因受刺激因素的作用转化为另一种分化成熟细胞的过程称为化生(mataplasia)。化生主要发生于上皮细胞，也见于间叶细胞。组织化生的过程，并不是由一种分化成熟的组织直接转变成另一种分化成熟的组织，而是经过该组织内的未分化的幼稚细胞分裂增生，并改变其分化方向，最终形成另一种成熟的组织。这种分化的转向通常只发生于同源性细胞之间，即上皮细胞之间和间叶细胞之间。如柱状上皮可转化为鳞状上皮，纤维结缔组织可化生为骨组织等。化生的生物学意义利害兼有，从形式上看是组织对所处环境因素影响的适应性改变，但组织原有的功能也有一定的削弱或破坏，少数的化生尚与癌肿发生有一定的关系。常见的化生有：

1. 鳞状上皮化生　最常为支气管和子宫颈管黏膜的腺上皮或移行上皮等化生为鳞状上皮，这是因为黏膜长期受到慢性炎症或化学性刺激所致。如慢性支气管炎，假复层纤毛柱状上皮可化生成鳞状上皮，虽然在一定程度上强化了局部抗御环境因子刺激的能力，但却减弱了纤毛黏液防御系统的净化功能，还可能成为这些部位发生鳞状上皮细胞癌的基础。

2. 肠上皮化生　常见于胃，在慢性萎缩性胃炎时部分胃黏膜上皮被肠型黏膜上皮所取代，即为肠上皮化生。严重的肠上皮化生常视为癌前病变。

3. 结缔组织化生　间叶细胞是一种具有多向分化潜能的细胞，它能多向分化为骨、软骨、脂肪等组织，如骨化性肌炎时在肌组织内形成骨组织。

第二节　细胞和组织的损伤

细胞组织损伤一般表现在代谢、功能和形态三个方面，本节主要阐述各种损伤所表现的形态变化。细胞和组织损伤的表现形式和严重程度不一，轻者主要表现为变性，去除病因后大多数可恢复；重者则造成细胞生命活动停止，表现为细胞发生不可逆转的形态和功能改变，即细胞死亡。

一、细胞可逆性损伤

细胞可逆性损伤既往称变性(degeneration)，是指细胞或细胞间质受损伤后因代谢发生障碍所致的某些可逆性形态学变化。表现为细胞或细胞间质中出现异常物质或原有正常物质显著增多，并伴有功能下降。

(一) 细胞水肿

细胞水肿(cellular swelling)又称水变性，是细胞内水分和钠离子增多所致细胞肿胀和功能下降，是细胞损伤的早期形态表现，也是一种最多见的病理改变。好发于肝、心、肾等实质器官。

1. 原因和发生机制　主要原因有感染、中毒、缺氧等。一般认为，由于细胞受到损伤后，使线粒体氧化磷酸化障碍，三磷酸腺苷(ATP)生成减少，能量供应不足。细胞膜 Na^+-K^+ 泵功能障碍，导致细胞内 Na^+、水增多，形成细胞水肿。

2. 病理变化　肉眼见器官肿大，包膜紧张，切面外翻，混浊无光泽，灰白色。组织学观察可见水肿的细胞体积增大，胞质中布满淡红色的微细颗粒；或表现出胞质内水分含量增多，胞体肿大，胞质清亮，胞核也常被波及而增大，染色变淡，从而使整个细胞增大如气球，故有气球样变之称。

3. 影响和结局　这是一种损伤性较轻的可复性病变，病因消除后，病变即可恢复。如病因持续存在，最后可导致细胞死亡。

(二) 脂肪变性

实质细胞胞质出现脂滴，其量超过正常范围或原不含脂滴细胞胞质内出现了脂滴，称为脂肪变性(fatty degeneration)，又称脂肪沉积。最常见的部位为脂肪代谢的中心器官肝脏，其次为心脏和肾脏。

1. 原因和发生机制　常见的原因有持续缺氧、急性感染、化学中毒(磷、氯仿、四氯化碳、酒精)和营养障碍等。

肝脂肪变性最为常见，因肝脏是脂质代谢的主要器官。肝脂肪变性的发生机制是由于上述病因干扰或破坏细胞脂肪代谢的结果，其作用途径可归纳为三个方面。①中性脂肪合成过多：某些疾病引起进食困难，造成饥饿状态或糖尿病患者糖的利用发生障碍时，导致脂库中脂肪大量动员，从而使血浆脂肪酸浓度升高，进而导致脂肪增多。中性脂肪合成过多超过了肝脏将其氧化、利用和合成脂蛋白运输出去的能力，脂肪便在肝细胞中蓄积。②脂蛋白合成障碍：因合成脂蛋白的原料如磷脂及组成磷脂的胆碱等不足，或由于化学毒物(如酒精)、毒素(真菌)破坏内质网结构或抑制某些酶的活性，使脂蛋白形成减少，导致三酰甘油(又称甘油三酯)在肝细胞内蓄积。③脂肪酸的氧化障碍：如缺氧、中毒等因素可引起细胞内线粒体受损，即会引起肝细胞内脂肪酸的氧化障碍，使细胞对脂肪的利用下降。

2. 病理变化　肉眼见病变肝脏体积轻度增大，胞膜紧张，质地较软，颜色淡黄，触之有油腻感。严重弥漫的肝脂肪变性称脂肪肝；心肌脂肪变性有灶性和弥漫性两型，灶性心肌脂肪变性常发生在心内膜下及乳头肌处，多见于左心室，脂肪变的黄色条纹与正常的红色心肌相间排列，构成似虎皮的斑纹，故有“虎斑心”之称；弥漫性心肌脂肪变性常侵犯两侧心室，心肌呈弥漫性淡黄色。肾脏脂肪变性后体积稍肿大，切面皮质增厚，呈浅黄色。

镜下观察脂肪变性的胞质内出现圆形、大小不等的脂肪滴而使细胞体积增大。大的脂肪滴可充满整个细胞并把核挤到一边，状似脂肪细胞(图 2-2)。

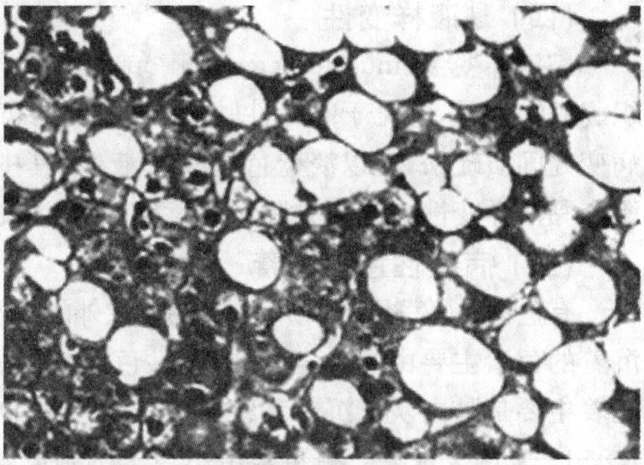

图 2-2 肝细胞的脂肪变性
肝细胞胞质中见大小不等的空泡

中性脂肪在石蜡切片中，脂滴因被酒精、二甲苯等脂溶剂溶解，故表现为空泡状，有时不易与水变性的空泡相区别，在冰冻切片中，用苏丹Ⅲ或锇酸等脂溶性染料染色，苏丹Ⅲ将脂肪染成橘红色，锇酸将其染成黑色。

3. *影响和结局* 脂肪变性是一种可复性病变，病因消除后，可逐渐恢复正常。肝脂肪变性一般无明显肝功能障碍。脂肪肝在体检时，肝可在右季肋下触及，有轻压痛及肝功能异常。长期重度肝脂肪变性可由于脂肪滴不断积聚增大而致肝细胞坏死，继而纤维结缔组织增生可导致肝硬变。

近年来，脂肪肝的发病比例随着 B 型超声波检查的广泛使用逐渐增高，这与糖尿病、肥胖病、酗酒、饮食结构不合理等因素关系密切。

(三) 玻璃样变

玻璃样变(hyaline change)又称玻璃样变性或透明变性(hyaline degeneration)，可以发生在细胞内、纤维结缔组织间质或细动脉壁等，在普通染色中呈现均匀、粉染至红染、毛玻璃样半透明的蛋白质蓄积。其发生机制各异，根据其原因及部位不同可分为以下三种类型。

1. *血管壁玻璃样变* 这种改变常见于高血压病时的肾、脑、脾及视网膜的细动脉。这是由于高血压病时细动脉的持续痉挛，使血管内膜通透性增高，血浆蛋白渗入内膜下并与增多的基底膜样物质，主要是Ⅳ型胶原相混合形成无结构的均匀红染物质。这些改变使细动脉的管壁增厚、变硬、管腔狭窄，甚至闭塞(图 2-3)，因而导致患者血压持续性升高和所供组织的血液循环障碍。

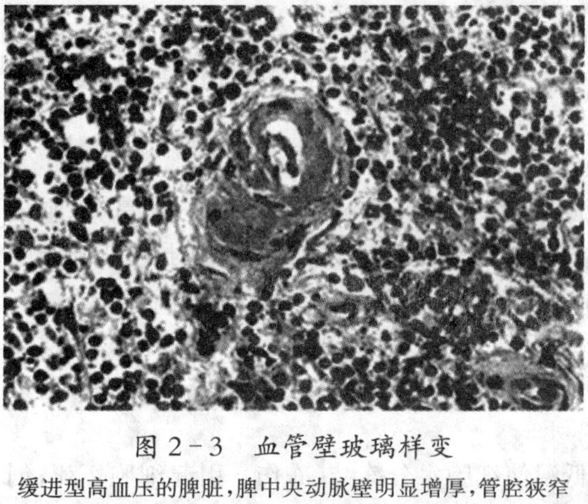

图 2-3 血管壁玻璃样变
缓进型高血压的脾脏，脾中央动脉壁明显增厚，管腔狭窄

2. *结缔组织玻璃样变* 常见于创伤愈合后的纤维瘢痕组织、纤维化的肾小球，以及动脉粥样硬化的纤维性斑块等。病变表现为纤维细胞明显减少，胶原纤维增粗，相互融合成带状或片状，形成质地坚韧、缺乏弹性、均质灰白的半透明状物质。

3. *细胞内玻璃样变* 在细胞内出现均质性玻璃样物质，这种改变可见于许多疾病。如急性肾小球肾炎大量蛋白尿时，肾小管上皮细胞吞饮蛋白，在胞质内融合成许多大小不等的圆形红染小滴。又如在慢性炎症病灶内，浆细胞胞质内常可见到圆形或椭圆形红染的玻璃样小体，称 Russell 小体，当细胞崩解后小体可游离存在。

(四) 黏液样变性

黏液样变性(mucoid degeneration)是指间质内有黏多糖和蛋白质的蓄积,可发生于纤维结缔组织、脂肪、软骨,常见于间叶性肿瘤、急性风湿病时的心血管壁以及甲状腺功能减退时等。镜下可见病变处间质疏松,充以淡蓝色的胶状液体,其中有一些多角形、星芒状细胞散在,并以突起互相联缀。黏液样变性在原因去除后可逐渐吸收消散,但若长期存在则可引起纤维组织增生而硬化。

(五) 病理性色素沉着

有色物质(色素,pigments)在细胞内、外的异常蓄积称为病理性色素沉着(pathological pigmentation)。沉着的色素主要由体内生成(内源性色素),如黑色素、脂褐素、含铁血黄素、胆红素等。外源性色素沉着主要是肺内炭末沉着和纹身时注入皮内的着色物质。

1. *黑色素沉着* 黑色素由黑色素细胞产生,可存在于正常人皮肤毛发、虹膜、眼脉络膜中。黑色素沉着可分为全身性沉着(如肾上腺皮质功能不全)及局部性沉着(见于皮肤炎症性或代谢性疾病,如色素痣、黑色素瘤等)。

2. *脂褐素沉着* 见于慢性消耗性疾病和老年人萎缩器官(肝、心)的实质细胞内,是细胞自噬溶酶体内未被消化的细胞器碎片残体。镜下见黄褐色微细颗粒,有消耗性色素之称。此时,器官萎缩呈褐色,又称褐色萎缩。

3. *含铁血黄素沉着* 为血红蛋白分解后析出的铁蛋白微粒聚集而形成的棕色颗粒,常出现于组织陈旧性出血病灶内,大量溶血患者的单核巨噬细胞系统如脾、骨髓等处。左心衰竭发生肺淤血时,在肺泡腔内和痰内,可见到胞质内含有含铁血黄素的巨噬细胞,称为心力衰竭细胞。

4. *胆红素沉着* 胆红素为棕黄色或绿色颗粒,不含铁,也是在吞噬细胞内形成的一种血红蛋白衍生物,若血中含量增多可将人体组织染成黄色,称为黄疸。

二、细胞死亡

细胞因严重损伤而累及细胞核时,可发生不可逆性代谢、结构和功能障碍,引起细胞死亡。细胞死亡分坏死和细胞凋亡两大类型。

(一) 坏死

坏死(necrosis)是指活体内局部组织、细胞的死亡。坏死是最严重的组织损伤,是不可复的变化。大多由变性发展而来,也可因致病因素较强直接导致。

1. *原因和发生机制*

(1) 局部组织缺血:当动脉受压、持续痉挛或管腔阻塞时,可引起局部组织缺血、缺氧、细胞代谢发生障碍,最后细胞代谢停止而死亡。如冠状动脉缺血,可引起心肌梗死;极度衰弱长期卧床的机体,在经常受压的骶尾部、臀部容易发生皮肤坏死,称为褥疮。

(2) 生物性因素:微生物和寄生虫感染后,因其毒素或直接作用,正常细胞内的酶系统被破坏,引起组织、细胞的代谢障碍而发生坏死,如白喉杆菌外毒素引起心肌坏死。此外,某些生物毒素可引起局部动脉痉挛或血栓形成,使组织缺血而发生坏死。

(3) 理化性因素:高温使组织蛋白凝固(烧伤),低温使细胞水分冻结(冻伤),引起细胞坏死;创伤可破坏组织正常结构、血管和神经纤维,使组织发生严重代谢障碍而坏死;强酸、强碱能使细胞的蛋白质和酶发生性质改变而坏死;放射线可破坏细胞的酶和核酸而使细胞坏死等。

(4) 神经损伤:神经的严重损伤可使组织的营养调节发生障碍,组织发生坏死,如麻风病患者胫、腓神经受损伤后可引起足部坏死。

2. *病理变化* 镜下观察细胞坏死一般要在坏死后数小时后才会在组织学上表现出来,其主要标志是细胞核的变化。可表现为：①核浓缩（pyknosis），细胞核水分减少、体积缩小，染色质浓缩、染色变深。②核碎裂（karyorrhexis），核膜破裂、染色质崩解成碎片散在于胞质中。③核溶解（karyolysis），核失去了对碱性染料的着色反应，使核的染色变浅，仅见核的轮廓，最后核的轮廓也完全消失（图 2-4）。上述任何一种核变化均可认定为细胞死亡。

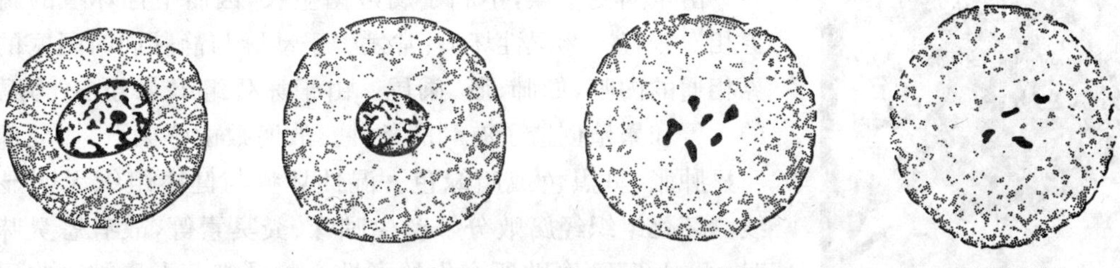

图 2-4　坏死时细胞核变化示意图

肉眼观察需要经过一段时间后，才易辨认出较大的坏死组织。坏死组织因其代谢停止，从而失去生活能力，临床称其为失活组织。失活组织的特点是：失去正常组织光泽，正常组织的弹性消失，局部血管无搏动，无血液供应，故局部温度降低，切割后无鲜血流出，正常感觉（如皮肤痛觉、触觉）及运动功能（如肠管蠕动）丧失。肉眼识别坏死组织，对临床医疗实践有重要意义，失活组织已不能复活，必须准确判别并在手术中予以清除。否则，会影响伤口愈合，也极易继发病菌感染。

坏死的类型根据坏死原因和坏死组织本身性质的不同，在形态学上可将坏死分为以下几种类型。

(1) 凝固性坏死（coagulative necrosis）：坏死组织肉眼呈灰白色或土黄色、干燥的凝固体。这可能与坏死局部的酸中毒使细胞内的溶酶体变性，阻断自溶过程有关。凝固性坏死可发生于除脑以外的所有组织，多见于脾、肾和心等器官的缺血性坏死。镜下，可见坏死区细胞结构消失，但细胞的外形和组织轮廓仍可保留一段时期。

干酪样坏死（caseous necrosis）系由结核分枝杆菌引起的一种特殊类型的凝固性坏死。肉眼观察微黄，质松软，细腻，状似干酪而得名。由于坏死组织分解较彻底，故镜下观察不见残留组织轮廓，仅见一片无定形的、红染的颗粒状物质。

(2) 液化性坏死（liquefaction necrosis）：组织坏死很快因酶性分解而变成液态，称为液化性坏死，常发生于含脂质多（如脑）和含蛋白酶多（如胰腺）的组织。例如，脑组织中水分和磷脂多而蛋白质成分少，坏死后能形成半流体物，称为脑软化（encephalomalacia），这是一种液化性坏死。化脓菌感染引起化脓，亦属于液化性坏死，这是由于病灶内有大量嗜中性粒细胞浸润，破坏后放出大量蛋白溶解酶，引起组织液化溶解形成脓液。急性胰腺炎时胰酶分解脂肪酸，或乳腺创伤时脂肪细胞破裂，分别引起酶解性创伤性脂肪坏死，也属液化性坏死范畴。其中的脂肪酸与钙结合成钙皂，为灰白色。

(3) 坏疽（gangrene）：指组织的大范围坏死并继发有不同程度的腐败菌感染，使坏死组织呈黑褐色或污秽绿色等特殊形态改变时，称为坏疽。坏疽常发生在肢体或与外界相通的内脏。感染的腐败菌有梭形芽孢杆菌、产气荚膜芽孢杆菌、奋森螺旋体及厌氧菌等。腐败菌在分解过程中，产生硫化氢，与血红蛋白中的铁离子结合，形成硫化铁，使组织变为黑色或暗绿色。根据坏疽发生的原因和病变特点不同，坏疽可分为以下三种类型。①干性坏疽（dry gangrene）：多发生于动脉阻塞而

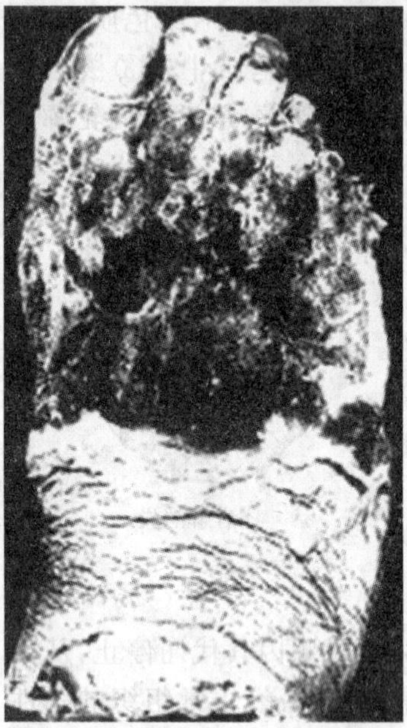

图 2-5　足干性坏疽
坏死累及的脚趾呈黑色，与周围组织分界清楚

静脉回流仍通畅的四肢末端，特别是下肢。例如，动脉粥样硬化、血栓闭塞性脉管炎和冻伤等疾病时，动脉阻塞，肢体远端可发生缺血性坏死，由于静脉回流仍通畅，加上体表水分蒸发，坏死的肢体干燥且呈黑色，与周围正常组织之间有明显的分界线（图 2-5）。由于病变干燥，不利于腐败菌生长，因而干性坏疽的腐败现象相对较轻。②湿性坏疽：常发生于动脉与静脉同时阻塞的与外界相通的内脏，如肺、肠、阑尾。由于坏死组织水分多，为腐败菌的入侵和繁殖创造了有利的条件。故腐败菌感染严重，局部组织明显肿胀，呈黑色或暗绿色。湿性坏疽与健康组织无明显分界线。坏死组织经腐败分解产生吲哚、粪臭素等，故有恶臭味。同时，组织坏死、腐败所产生的毒性产物及细菌毒素被吸收后可引起全身中毒症状，甚至威胁生命。③气性坏疽（gas gengrene）：主要见于严重的深达肌肉的开放性创伤并有厌氧菌感染的情况下，细菌分解坏死组织时产生大量气体（硫化氢），从而使组织呈蜂窝状、污秽、暗棕色，按之有捻发感，有恶臭。病变发展迅速，大量毒素吸收，中毒症状极重，如不紧急救治，常因严重的中毒性休克而致死。

3. 坏死的结局　若坏死不足以危及生命时，可有以下几种结局。

(1) 坏死细胞自溶：引起局部急性炎症反应。

(2) 溶解吸收：这是机体处理坏死组织的基本方式。范围较小的坏死组织，通过中性粒细胞及组织崩解所释放的蛋白溶解酶将坏死物质进一步分解、液化，然后由淋巴管或血管加以吸收，不能吸收的碎片则由巨噬细胞吞噬清除。

(3) 分离排出：较大坏死灶不易完全吸收，在坏死区周围发生炎症反应分界线，其中浸润的中性粒细胞释放溶蛋白酶将坏死灶边缘溶解，使坏死灶与健康组织分离脱落。坏死如位于皮肤或黏膜，则坏死组织脱落后形成较深的缺损，称为溃疡（ulcer）。若坏死灶发生在肾、肺等与外界相通的器官，坏死组织脱落后可经相应管道（输尿管、气管）排出，在原坏死灶留下空腔，称为空洞（cavity）。

(4) 机化：如果坏死组织范围较大，不能完全溶解吸收或分离排出，则由周围长入新生毛细血管及成纤维细胞等组成的肉芽组织逐渐将坏死组织取代，最后成为瘢痕组织。这种由新生肉芽组织取代坏死组织、炎性渗出物、血栓或其他异物的过程称为机化。

(5) 包裹、钙化：如坏死区更大或坏死组织难以溶解吸收，也难以机化，则由周围新生肉芽组织将坏死组织包绕，与健康组织分开，称为包裹。陈旧的坏死组织可继发钙盐的沉积，称为钙化。

（二）细胞凋亡

凋亡（apoptosis）是在某些生理或病理条件下，细胞受到某种刺激后，细胞主动参与并按一定程序发生的自杀性死亡。凋亡的发生与基因调节有关，按一定程序发生，故有人称之为程序性死亡。细胞凋亡多见于细胞生理性死亡（人体正常组织的更新过程）或受射线和肿瘤化疗药物诱导的肿瘤细胞的死亡，是机体排除不需要细胞的一种方式。

凋亡的细胞具有特殊的生物化学和形态学的改变。DNA 断裂为规律片段是细胞凋亡最重要的生化改变。凋亡的形态学特点是，细胞皱缩、体积变小，呈圆形，核染色质边聚，然后胞核裂解，凝集的异染色质可排出在胞质中形成微核。细胞连接松解，细胞最终脱落形成凋亡小体。与上述的组织坏死不同，凋亡细胞多为散在单个细胞，细胞膜在凋亡过程中仍然存在，凋亡细胞一经产生，很快被机体的特异性识别系统和巨噬细胞所清除，不引起周围炎症反应，也不诱发周围细胞的增生修复。

从生物医学角度来看，细胞凋亡既是一种积极而主动的“创造性毁灭过程”，也是天然的抗癌机制之一。细胞凋亡概念的提出，使医学界对疾病的发生、发展的认识又深入了一步，在临床上如若有选择性、可控制性地诱导癌细胞的凋亡，同时对机体的正常细胞不产生或产生较小的副作用，对于攻克癌症及其他一些顽症将起到重要作用。

第三节 组织的修复

修复(repair)是指致病因素引起局部细胞和组织损伤，由邻近健康细胞分裂增生进行修补恢复的过程。可概括为两种不同的形式：①由损伤周围的同种组织来修复，称为再生。②由纤维结缔组织来修复，首先通过肉芽组织增生，并填补组织缺损，以后肉芽组织转化成以胶原纤维为主的瘢痕组织，称为纤维性修复或瘢痕修复。在多数情况下，由于有多种组织发生损伤，故上述两种修复过程常同时存在。

一、再生

(一) 再生的概念

组织缺损后，由邻近同种细胞分裂繁殖以完成修复的过程，称为再生(regeneration)，再生可分为生理性再生和病理性再生。在生理条件下经常发生更新过程的再生，称为生理性再生。如表皮组织的角化脱落，月经期子宫内膜的脱落，血细胞的衰老等，都不断地由新生的细胞加以补充更新。在病理情况下，因组织缺损引起的再生，称为病理性再生，由于各种组织的再生能力不同，以及损伤程度的差异，再生修复后的组织可以在组织结构和功能上与原受损伤组织完全相同，这种再生称为完全性再生。如再生修复是通过增生能力较强的纤维结缔组织修复完成，属不完全性再生。

(二) 各种组织的再生能力

人体各种组织再生能力不同，这是动物在长期进化过程中形成的。一般而言，低等动物较高等动物再生能力强，分化程度低的比分化程度高的组织再生能力强，平时易受损伤的以及生理条件下经常更新的组织再生能力强。根据细胞再生能力的强弱，将人体的细胞分为三大类。

1. *不稳定细胞* 这类细胞总在不断地增殖，以代替衰亡或死亡的细胞，如表皮细胞、呼吸道和消化道黏膜被覆上皮细胞，男、女性生殖器官管腔被覆细胞、骨髓造血细胞等，这些细胞的再生能力很强。

2. *稳定细胞* 这类细胞在生理情况下增殖现象不明显，一般比较稳定。当其受到组织破坏的病理刺激时，表现出较强的再生能力。这类细胞包括各种腺上皮细胞和腺样器官的实质细胞，如肝、胰、涎腺、内分泌腺、汗腺、皮脂腺和肾小管的上皮细胞等；还包括间叶组织来源的纤维细胞、骨细胞、神经鞘细胞等；平滑肌细胞虽属稳定细胞但其再生能力较弱。

3. *永久性细胞* 属于这类细胞的有神经细胞、骨骼肌细胞、心肌细胞。此类细胞在人体出生后基本上不再分裂增生，一旦受到损伤破坏，则成为永久性缺失，所发生的再生属不完全性再生。但神经纤维受损时，在神经细胞存活的前提下，则有着较强的再生能力。

(三) 各种组织的再生过程

1. *被覆上皮再生* 鳞状上皮缺损后，由创缘或底部的基底细胞分裂增生向缺损中心迁移，先形成单层上皮，以后增生分化为鳞状上皮。单层上皮如胃肠黏膜的上皮缺损后，由邻近的腺体隐窝细胞分裂增生来修补。新生的上皮细胞起初为立方形，以后增高变为柱状上皮。

2. 腺体的再生　腺上皮再生能力一般比被覆上皮弱，能否完全再生取决于基底膜及腺体破坏状态而异。如果腺体受损只是腺上皮的损伤，而腺体的基底膜没有破坏，则由残存细胞分裂补充，可完全恢复原来腺体结构；如果腺体受损时腺上皮及其支架基底膜组织也同时被破坏，腺上皮虽可增生但修复原有结构则非常困难。构造比较简单的腺体，如汗腺、子宫腺、肠腺等可以从残留部细胞再生；如肝细胞坏死严重，同时有肝小叶网状支架的塌陷破坏，则再生的肝细胞不能恢复原肝小叶的结构，成为结构紊乱的肝细胞团，同时有多量纤维结缔组织增生，导致肝硬化的发生。

3. 血管再生　小血管的再生首先由毛细血管的内皮细胞肥大、分裂、增生开始，向外突起以出芽的方式形成实心的细胞条索，进而由于血流的冲击形成新的毛细血管。这些新生的毛细血管可进一步互相吻合成网状，为适应功能需要，有的消失，有的进一步可分化成小动脉和小静脉。

大血管断裂后，施行断端连接缝合，缝合处两侧内皮细胞再生并覆盖连接处，恢复原来的内膜结构及其光滑性，断离的肌层则不易完全再生，而由结缔组织增生连接瘢痕来修复。

4. 纤维组织的再生　在损伤的刺激下受损处的成纤维细胞进行分裂、增生。成纤维细胞可由静止状态的纤维细胞转变而来，或有未分化的间叶细胞分化而来。成纤维细胞胞体较大，两端常有突起而呈星芒状，胞核体积大、椭圆形、淡染有1～2个核仁；胞质多，略呈嗜碱性，它可以合成、分泌前胶原蛋白，在细胞周围形成胶原纤维，自身逐渐成熟为纤维细胞（图2-6）。

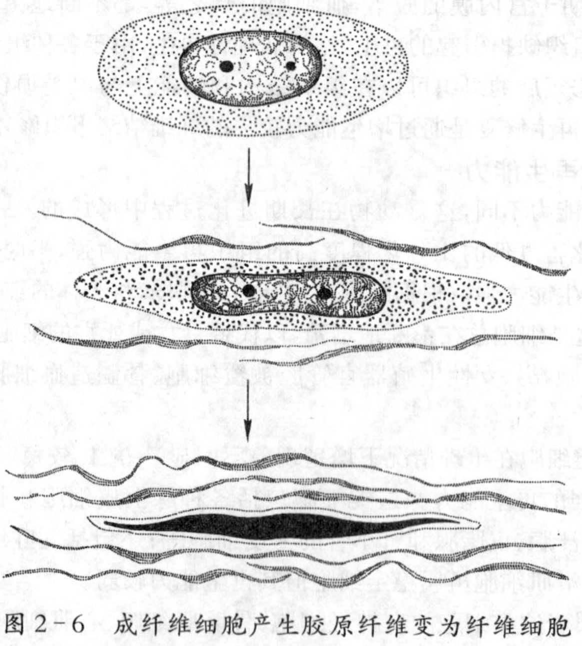

图2-6　成纤维细胞产生胶原纤维变为纤维细胞

5. 神经组织的再生　脑和脊髓的神经细胞破坏后不能再生，由胶质细胞形成胶质瘢痕来修复。外周神经离断后，如神经细胞仍存活，可由两端的鞘细胞增生成带状的合体细胞将断端连接，近端轴突以每天约1 mm的速度逐渐向远端生长，穿过神经鞘细胞带，最后达到末梢鞘细胞。若离断两端相隔超过 2.5 cm，或两端之间有其他组织阻隔，则再生纤维不能达到远端，与周围增生的结缔组织混杂成团，形成创伤性神经瘤，可发生顽固性疼痛。

二、肉芽组织

肉芽组织(granulation tissue)是由新生的毛细血管以及增生的成纤维细胞构成的幼嫩的纤维结缔组织，并伴有炎性细胞浸润，肉眼观察表现为鲜红色颗粒状。

(一) 肉芽组织的结构

当组织损伤后，大约从第三天起，肉芽组织从组织缺损的边缘和底部长出。镜下观察在肉芽组织内有许多新生的毛细血管芽枝，该芽枝由增生的内皮细胞构成实性条索或扩张的毛细血管，由下而上向创面的表面垂直生长。在肉芽组织内尚可见大量炎性渗出液及各种炎性细胞(图 2-7)。

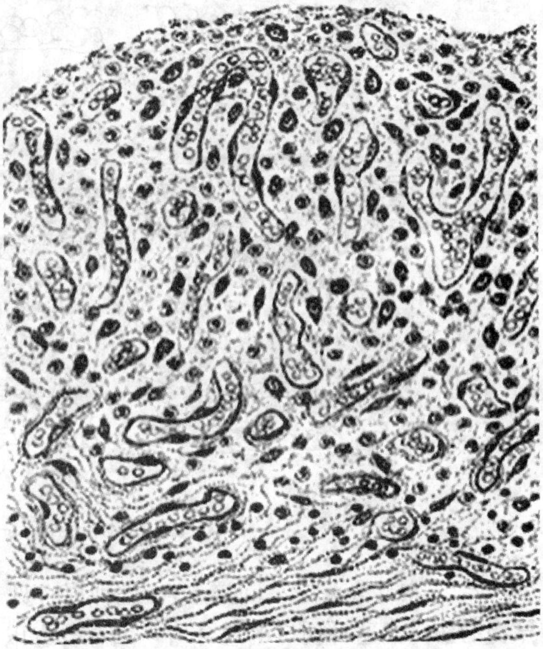

图 2-7　肉芽组织镜下结构示意图

肉眼观察，肉芽组织呈鲜红色、颗粒状、柔软、湿润，形似鲜嫩的肉芽，临床上称为健康肉芽。如创面伴有感染或局部血液循环障碍时，使肉芽组织生长不良，表现苍白、水肿，颗粒大小不一，松弛无弹性，称为不良肉芽。这类肉芽生长迟缓，抗感染能力低，常造成伤口愈合慢，必须将其清除，才能促进伤口愈合。

(二) 肉芽组织的功能及结局

肉芽组织的主要功能有：①抗感染、保护创面。②填补伤口及其他组织缺损。③机化或包裹坏死组织、血凝块、炎性渗出物及其他异物。

新生肉芽组织填充伤口后，由底部向表面逐渐成熟，表现为成纤维细胞转化为纤维细胞，胶原纤维增多并呈玻璃样变。此时，多数毛细血管闭合、退化消失，而仅有少数毛细血管演变成小动脉及小静脉；成纤维细胞也愈来愈少；炎性渗出物及炎性细胞也被吸收、消失，最后形成以胶原纤维为主的灰白色、质地坚韧的组织，称为瘢痕(scar)。瘢痕形成后，可填补连接组织缺损，保持器官完整性。但是，由于瘢痕收缩及其坚韧而缺乏弹性的特点，可引起器官变形、管腔狭窄、局部的运动受限等。

三、创伤愈合

创伤愈合是机体遭受外力(刀伤、挫伤、撕裂、骨折等)作用，皮肤等组织出现离断或缺损后的愈合过程。根据皮肤创伤的程度及有无感染，其愈合的方式有：

1. 一期愈合　又称直接愈合，见于组织缺损少、创缘整齐、无感染异物、经粘合或缝合后创面对接严密的伤口。这种创口炎症反应轻，渗出物不多，表皮再生在 24～48 小时内便可将伤口覆盖。肉芽组织第 3 天就可从伤口边缘长出并将伤口填满，5～6 天胶原纤维形成，此时切口达临床愈合标准，可以拆线。2～3 周完全愈合，留下一条线状瘢痕。一期愈合的时间短，形成的瘢痕少，是一种良好的愈合方式(图 2-8)。

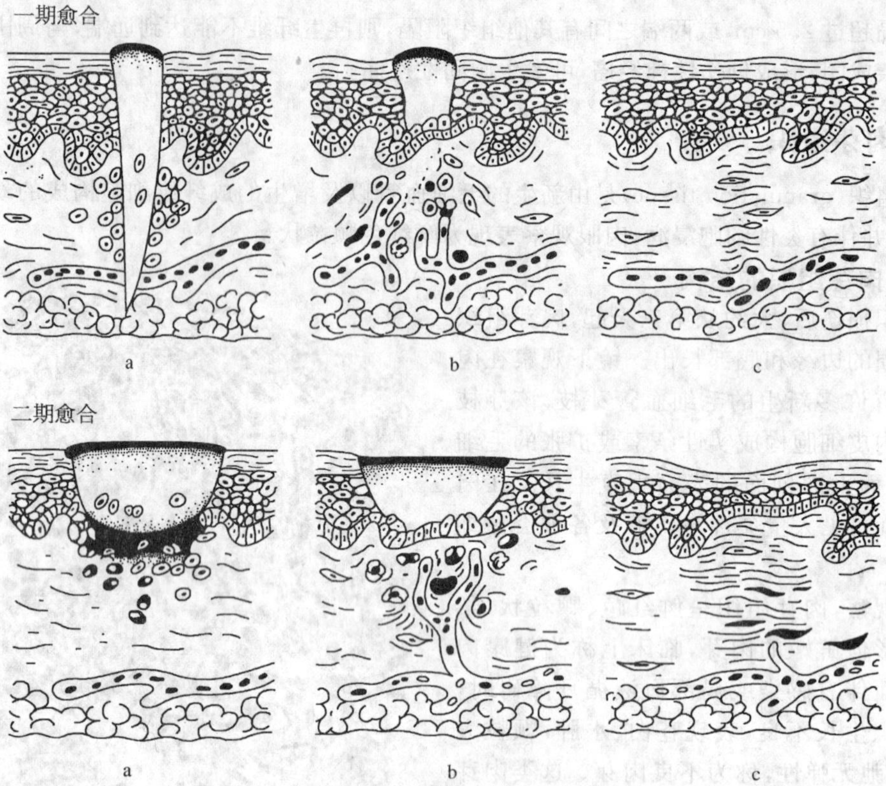

图 2-8　创伤一期、二期愈合示意图

2. 二期愈合　又称间接愈合，这种愈合见于缺损较大、创缘不整齐、坏死组织多，或伴有感染、异物的伤口。这种伤口的愈合与一期愈合有以下不同：①由于坏死组织多，或由于感染，伤口炎症反应明显，消退时间延长。只有感染得到控制，坏死组织被清除以后，再生才能开始。②伤口大，只有从伤口底部及边缘长出多量肉芽组织才能将伤口填平。③愈合的时间较长，形成的瘢痕较大(图 2-8)，可引起相应的功能障碍。

3. 痂下愈合　有时在创口表面由于出血、坏死组织及炎性渗出物的干燥凝固而形成硬痂。此时可在痂下进行上述愈合过程，称为痂下愈合(healing under scar)。这种愈合常需表皮再生完成后，硬痂才脱落。由于干燥的痂皮不利于细菌生长，故对伤口有保护作用。但愈合所需的时间较无痂者稍长。如深度烧伤的创口，应尽早采取措施去掉痂壳，植皮以促进创面的尽早愈合。

四、骨折愈合

骨骼完整性或连续性的中断称为骨折(fracture)，通常可分为外伤性骨折和病理性骨折两类。骨组织再生能很强，骨折后通过骨膜细胞的再生可以完全恢复正常的结构与功能。其愈合过程可以分以下几个阶段(图 2-9)。

1. 血肿期　骨折处血管破裂出血，在断端间及其周围形成血肿。血液凝固使骨折两断端初步衔接起来，局部组织发生炎症反应，故外观红肿。

2. 纤维性骨痂期　骨折后的 2～3 天，在血肿分解产物的刺激下，骨外膜和骨内膜的骨膜细胞、成纤维细胞及毛细血管再生，组成肉芽组织向血凝块中长入，逐渐将其取代，形成软的梭形肿胀的纤维性骨痂，将两端连接起来，但不牢固。此期经 2～3 周。

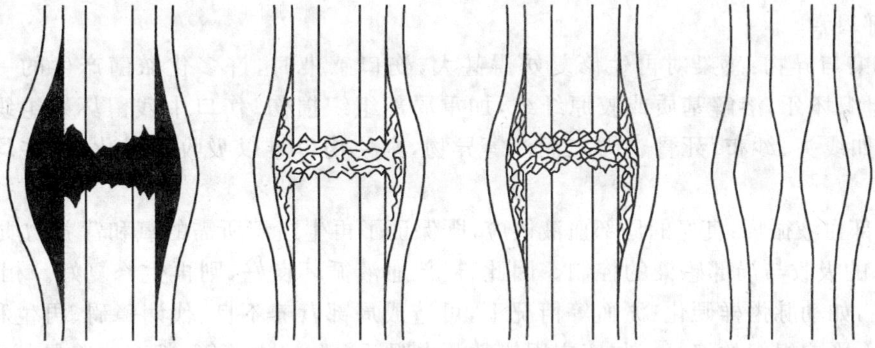

图 2-9　骨折愈合过程示意图

a. 血肿形成　b. 纤维性骨痂形成　c. 骨性骨痂形成　d. 骨痂改建

3. *骨性骨痂期*　在纤维性骨痂形成的基础上，骨母细胞分泌大量骨基质，沉积于细胞间，形成类骨组织（骨样组织）。骨基质的结构似骨，但无钙盐沉着。以后，骨母细胞发育成熟为骨细胞，骨基质钙化，形成骨性骨痂。此时，骨折断端已牢固地结合在一起，并具有支持负重功能，但骨小梁排列较紊乱，结构较疏松，故仍比正常骨脆弱，此期经 4～8 周。

4. *骨痂改建期*　根据功能的需要，梭形膨大的骨性骨痂需进一步改建，功能需要处由骨母细胞产生新骨质并逐渐加强，不需要的骨质逐渐被破骨细胞吸收清除，骨小梁逐渐恢复正常的排列方向，于是梭形膨大的骨性骨痂逐渐缩小、变平。此期需经过较长时间（长达几个月到几年）才能完成。

了解骨折愈合的规律，就要运用这一规律来促进骨折愈合的进程，因此在临床上应该做到：①对开放性骨折，注意清创，防止感染。②保护骨膜，因为骨折愈合过程是通过骨膜细胞再生完成的。③早期正确的复位及固定是骨折愈合的重要条件，如复位、固定不正确，则延缓愈合甚至导致畸形愈合。④骨折复位固定后，既要注意局部的相对稳定性，又要重视全身和患部肌肉、关节的适当活动以调整血液循环，促进骨折愈合并防止发生废用性萎缩。

五、影响创伤愈合的因素

创伤愈合除与损伤的程度、组织再生能力、伤口有无坏死组织及异物等因素有关外，还受机体全身性与局部性因素的影响。因此，积极地消除这些不利因素，创造有利条件，以促进组织的再生修复。影响创伤愈合的因素包括全身及局部两个方面。

1. *全身性因素*

(1) 年龄：儿童和青少年组织再生能力强，创伤愈合也快。而老年人组织再生能力弱，创伤愈合也慢，这可能与老年人动脉硬化使血液供应不足和老年人代谢功能减退等因素有关。

(2) 营养状况：各种原因所引起的全身营养不良均会影响组织的再生修复能力，特别是蛋白质、维生素是组织再生的物质基础。蛋白质及某些必需氨基酸缺乏时，胶原纤维的形成和成纤维细胞的成熟过程受到抑制；维生素 C 缺乏时，胶原纤维合成减少，使愈合延迟，瘢痕形成少、抗张力强度减弱，从而影响组织的再生修复。

(3) 药物影响：大量使用肾上腺皮质激素和促肾上腺皮质激素能抑制炎症反应，不利于消除伤口感染，还抑制肉芽组织生长和胶原纤维合成、加速胶原纤维分解。此外，青霉胺能使伤口愈合延迟及抗张力强度减弱。因此，在创伤愈合过程中，要避免大量使用这类药物。

2. 局部因素

(1) 感染与异物：感染对再生修复妨碍甚大，伤口感染时，许多化脓菌产生的一些毒素和酶能引起组织坏死，溶解基质或胶原纤维，加重局部组织损伤；伤口中残留坏死组织及异物也影响愈合，如线头、纱布、死骨、弹片、泥沙等异物，则使伤口难以吸收和机化，这些均妨碍创伤愈合。

(2) 局部血液循环：良好的局部血液供应，既保证了再生组织所需的氧和营养物质，也有利于对坏死组织的吸收与局部感染的控制。因此，局部血液循环良好，则再生修复好。相反，局部血液供应不足，如动脉粥样硬化、淤血等情况下，可造成局部营养不良、代谢障碍、再生和抗感染能力降低，从而影响组织的修复。临床应用热敷及内服活血化瘀中药等，都有改善局部血液循环的作用。

(3) 神经支配：正常的神经支配有益于组织再生，若神经遭受严重的破坏，则创伤难以愈复。因此，对已有神经损伤的伤口需对受损的神经进行缝合处理，同时，清创时也应注意避免伤及神经。

小结

细胞和组织对各种刺激因素的适应过程表现为萎缩、肥大、增生、化生；损伤的形态和功能改变表现为变性、细胞死亡以及损伤修复过程(再生、肉芽组织、创伤愈合、骨折愈合)三个方面。

变性一般是可复性的，而细胞死亡是不可复性病变。目前认为细胞死亡有两种途径，即细胞凋亡和坏死，凋亡是细胞的一种主动性“自杀行为”，在生理及病理的情况下均可发生，也称“程序性死亡”。如机体的表皮、血细胞等，当这些细胞不再为机体所需要时即被清除，不引起炎症反应。而坏死是由致病因子引发的急性损伤，引起细胞破裂，胞内溶酶体释放，最终导致炎症反应。坏死可分为凝固性坏死、液化性坏死和坏疽三种类型。

细胞损伤和死亡是细胞代谢、功能和结构上连续变化的过程，但是这四种状态的界限有时不甚清楚，它们之间的关系如图2-10。

肉芽组织在组织修复中具有重要意义。

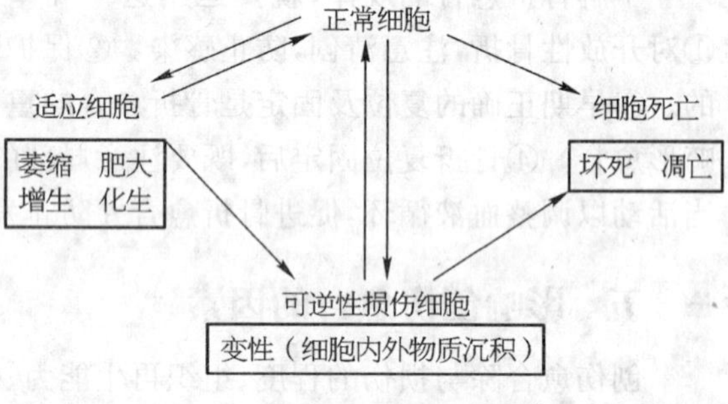

图2-10　正常细胞、适应、可逆性损伤和死亡细胞间的关系

附　实验实训

一、目的要求

1. 掌握萎缩、细胞水肿、脂肪变性、出血性梗死、坏疽等标本的肉眼变化。
2. 掌握细胞水肿、脂肪变性、肉芽组织、梗死等镜检变化。

二、材料与用具

大体标本、组织切片、幻灯片、CAI课件、挂图、光学显微镜、幻灯机等。

三、实验报告及要求

1. 画出肾细胞水肿、肝脂肪变性显微图。
2. 观察细胞水肿、脂肪变性、肉芽组织切片后，试述它们的病理形态学变化及其发生机制。

第三章

局部血液循环障碍

导学

了解：淤血、出血、血栓形成；栓塞、梗死的原因；心力衰竭细胞、槟榔肝的形成原因。

熟悉：充血、心力衰竭细胞、槟榔肝、出血、血栓形成、栓塞、梗死的概念；列出血栓的常见类型、转归及血栓形成对机体的影响，栓塞、梗死的类型及后果；描述淤血、出血、梗死的病理变化，血栓形成、栓塞及梗死三者之间的关系。

应用：解释临床上常见的脑出血的诱因；大量腹水为什么不能一次抽取？羊水栓塞的发生机制？解释给患者输液时为什么要将空气排尽？

实验：家兔空气栓塞实验，观察本章常见的病理标本。

正常的血液循环是保证机体各器官功能和代谢活动正常进行的基本条件。一旦血液循环发生障碍，即可导致各器官功能和代谢发生不同程度的变化。血液循环障碍可分为全身性和局部性两大类。全身血液循环障碍表现为整个心血管功能失调，如休克、弥散性血管内凝血、心力衰竭等；局部血液循环障碍既可是某个器官或局部组织的病变，也可是全身性血液循环障碍的局部表现。本章主要叙述几种常见的局部血液循环障碍，包括局部血液量的异常（如充血和缺血）、血管内出现异常物质（如血栓形成、栓塞和梗死）及血管壁完整性的异常（如出血）等。

第一节 充 血

局部组织或器官血管内的血液量多于正常，称充血（hyperemia）。按其发生机制不同，可分为动脉性充血和静脉性充血两种类型（图 3-1）。

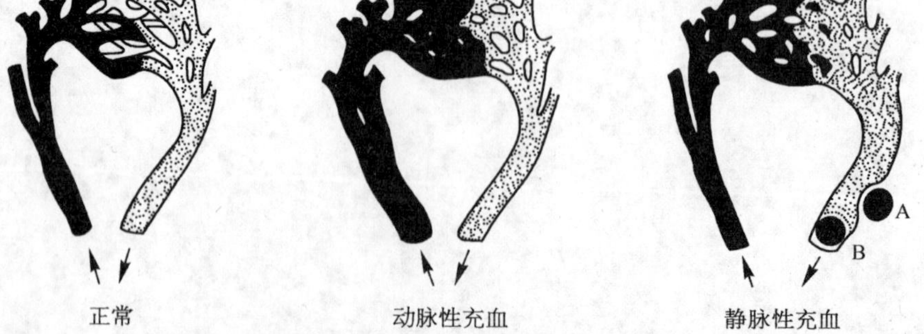

图 3-1 局部血液循环障碍模式图

深色为动脉 浅色为静脉 箭头示血流方向 A：为静脉受压 B：为管腔阻塞

一、动脉性充血

局部组织或器官血管内动脉血液量多于正常，称为动脉性充血（arterial hyperemia），简称充血。它常常是由于动脉血输入量增多，而静脉回流正常引起。

（一）原因

动脉性充血主要表现在细动脉和毛细血管上，凡能引起细动脉扩张的任何原因，都可引起动脉性充血。细动脉扩张受血管运动神经和血管活性物质的支配，凡能使血管舒张神经兴奋性增高或血管收缩神经兴奋性降低、血管扩张活性物质增多等，都是动脉性充血的原因。根据其形成的具体原因不同，可将其分为生理性充血和病理性充血两类。

1. *生理性充血* 见于组织或器官生理活动加强时而发生的充血，如进食后的胃肠黏膜充血、机体运动时的骨骼肌充血等。

2. *病理性充血* 是机体在病理状态下发生的充血，常见的类型有：

（1）减压后充血：见于机体局部长期受压，如绷带包扎肢体、肿瘤压迫局部脏器等，一旦压力突然解除，细动脉就极度扩张而引起充血。

（2）炎性充血：主要是炎症时血管扩张性血管活性物质增多而引起。

（二）病理变化

动脉性充血的基本病理变化是细动脉和毛细血管的扩张，含血量增多。局部组织或器官的体积增大、颜色鲜红、温度升高、功能增强。

（三）后果

充血一般对机体无重要影响，多在原因解除后不久即可恢复正常，极少数情况下可导致血管破裂而产生严重后果。如脑血管有畸形或老年人脑血管脆弱，充血可引起血管破裂而导致脑出血。

二、静脉性充血

局部组织或器官的血管内静脉血液量多于正常，称静脉性充血（venous hyperemia），简称淤血（congestion），它是由于静脉血液回流受阻引起的。静脉性充血远较动脉性充血多见，并具有重要的临床和病理意义。

（一）原因

1. *静脉血管受压* 任何原因造成血管受压而使管腔变得狭窄或闭塞，静脉血液回流受阻，导致局部组织或器官淤血。如妊娠子宫压迫髂静脉引起下肢淤血，肿瘤压迫局部静脉引起相应部位淤血，肠扭转、肠套叠时压迫肠系膜静脉而引起相应肠管淤血等。

2. *静脉血管阻塞* 主要见于静脉血栓形成或栓塞等，引起相应部位淤血。

通常静脉的分支多，且互相连接形成侧支循环。只有当较大的静脉干受压、阻塞多条静脉，血液不能充分地通过侧支回流时，才会出现淤血。

3. *心力衰竭* 这是最常见、最有临床意义的原因。如左心衰竭使肺静脉回流受阻而引起肺淤血，右心衰竭使上、下腔静脉回流受阻而引起全身大部分组织和器官淤血。

（二）病理变化

1. *基本病理变化及后果* 静脉性充血的基本病理变化是细小静脉和毛细血管的扩张，含血量增多。局部组织或器官体积增大、颜色暗红、温度降低、功能减弱。

如果淤血的原因及时解除，上述改变可恢复正常。若长期持续存在，可引起如下变化：①由于缺氧，小静脉和毛细血管通透性增高，其内流体静压升高，使血浆成分过多渗入组织间隙而形成水肿，称淤血性水肿。②重度淤血时，毛细血管损伤严重，红细胞也可漏入组织间隙引起出血，称淤血性出血。③长期淤血，还可引起实质细胞发生不同程度的萎缩、变性、甚至坏死。④长期淤血，在引起实质细胞萎缩、变性、坏死的同时，间质纤维结缔组织增生，使局部组织、器官变硬，称淤血性硬化。

2. 主要脏器淤血的病理变化

(1) 肺淤血：多见于左心衰竭，此时左心内压升高，阻遏肺静脉回流而形成。肉眼观察，肺体积增大、重量增加、颜色暗红、质地变实，切面有淡红色液体流出。光镜下，示肺泡壁毛细血管和小静脉高度扩张淤血，肺泡腔内有少量漏出的水肿液和红细胞，还有巨噬细胞。有些巨噬细胞吞噬了红细胞并将其分解，胞质内形成含铁血黄素，这种细胞称为心力衰竭细胞（图 3-2，彩图，见插页）。当患者体力活动时，回心和进入肺循环的血量增加，肺静脉和毛细血管内压力明显增高，使大量液体漏出至肺泡腔内，造成肺水肿。患者有明显气促、缺氧、发绀，咳出大量粉红色泡沫痰等症状。长期的肺淤血，会引起肺间质纤维组织增生，使肺变硬，加之大量含铁血黄素的沉积，肺呈棕褐色，故称肺褐色硬化。

(2) 肝淤血：多见于右心衰竭，此时右心内压升高，阻遏下腔静脉回流而形成。肉眼观察，肝体积增大、质地较实、包膜紧张、颜色暗红。光镜下，示肝小叶中央静脉和肝窦扩张，充满红细胞；肝小叶中央区的肝细胞因受压缺氧而萎缩或消失；肝小叶周边的肝细胞发生不同程度的脂肪变性（图 3-3）。这种淤血和脂肪变性的存在，使肝切面上呈现红、黄相间的花纹状外观，形似槟榔的切面，故称槟榔肝。长期肝淤血，肝小叶中央发生网状纤维胶原化，门管区结缔组织增生并向肝小叶内延伸，使肝变形、变硬，称淤血性肝硬化，又因多在右心衰竭时发生，故又称心源性肝硬化。

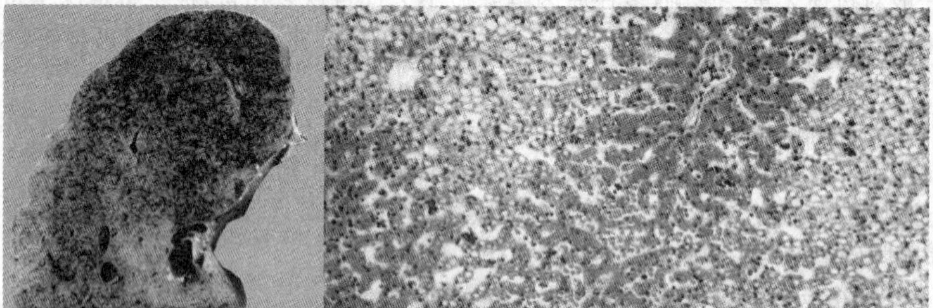

a　　　　b

图 3-3　慢性肝淤血(槟榔肝)(大体 a，镜下 b)

慢性肝淤血(大体)时，肝切面出现红黄相间的花纹，状似槟榔的切面；
镜下见肝小叶中央肝窦高度扩张充血，周边肝细胞脂肪变性，胞质内出现小的脂肪空泡

第二节　出　血

血液由心血管内逸出，称为出血(hemorrhage)。逸出的血液进入器官、组织或体腔称为内出血，流出体外称为外出血。内出血可发生在机体的任何部位，出血灶大小不一，若出血较多，局部形

成肿块称为血肿(hematoma)。发生于皮肤、黏膜和浆膜小而广泛的出血点称瘀点(petechiae),较大的出血灶称为瘀斑(ecchymoses)。若血液积聚于体腔内,称为体腔积血。

一、类型

出血按血液逸出的机制可分为破裂性出血和漏出性出血两类。

1. 破裂性出血　这类出血通常发生在心脏和较大的血管,一般出血量较多。破裂可由心脏和血管本身的病变引起,如心肌梗死、动脉瘤和静脉曲张的破裂等;或为局部组织病变如溃疡、结核性空洞和肿瘤等侵蚀血管壁的结果。此外,血管创伤也是出血的常见原因。

2. 漏出性出血　因毛细血管和小静脉通透性增加,血液漏出至血管外,称漏出性出血。

(1) 血管壁损害:发生于缺氧、毒素、败血症、药物、变态反应、维生素C缺乏以及静脉血压升高等因素对毛细血管的损害。

(2) 血小板减少和血小板功能障碍:当血小板减少到一定数量时会发生漏出性出血。血小板减少的原因有生成减少(如再生障碍性贫血、白血病等)和破坏、消耗过多(如脾功能亢进、DIC等)两种。此外,血小板先天性功能障碍,血小板黏附和聚集能力缺陷,也是导致漏出性出血的原因。

(3) 凝血因子缺乏:可分为先天性的,如与血友病有关的Ⅷ、Ⅸ等因子缺乏,或因肝脏功能障碍合成的凝血酶原、纤维蛋白原、Ⅴ因子等减少,均可导致凝血障碍和出血倾向。

二、病理变化

新鲜的出血呈红色,以后随着红细胞降解形成含铁血黄素而带棕黄色。光镜下,组织的血管外见红细胞和巨噬细胞。较大的血肿吸收不完全,可发生机化或纤维包裹。

三、后果

出血对机体的影响取决于出血量、出血的速度和出血的部位。破裂性出血较迅速,若出血量超过循环血量的20%~25%时,可发生失血性休克。重要器官(如心脏、脑)的出血常危及生命。漏出性出血过程比较缓慢,一般出血量较少,但出血不止亦可威胁生命。

第三节　血栓形成

在活体的心血管内,血液成分形成固体质块的过程,称为血栓形成(thrombosis)。在这过程中所形成的固体质块称为血栓(thrombus)。

在正常情况下,血液中存在着凝血与抗凝血系统,通过复杂而精细的调节,既维持血液在血管内呈液体状态流动,又在一旦出现血管破裂的情况下能迅速地在局部凝固形成止血塞,防止出血。在某些病理情况下,凝血系统占优势,血液成分便可在心血管内凝固而形成血栓。

一、血栓形成的条件和机制

1. 心血管内皮细胞的损伤　心血管内膜损伤时,内皮细胞可发生变性、坏死及脱落,使内皮下胶原暴露。由于损伤的内皮改变了细胞表面的电荷而易于吸引血小板,使血小板黏附在其表面。同时,受损的内皮细胞释放出ADP与血小板上ADP受体结合,促进血小板的黏附。黏附的血小板可释放出内源性ADP,促进更多的血小板黏附及凝集,并使血小板发生释放反应,释放出多种促凝物质，促进凝血过程。同时，内皮下胶原暴露，使Ⅻ因子活化，损伤的内皮释放组织因子，启动内、外源性凝血系统，从而引起凝血过程，形成血栓。

2. 血流状态的改变　正常血流是分层的，由于比重的关系，红细胞和白细胞在血管的中轴流动，构成轴流，血小板在其外围。周边为流动较慢的血浆，构成边流。这种分层的血流将血小板与血管内膜隔开，防止血小板与内膜接触和激活。当血流缓慢时或产生涡流时，血小板则进入边流，黏附于内膜的可能性大为增加，同时凝血因子也容易在局部堆积和活化而启动凝血过程，涡流产生的离心力和血流缓慢，都会损伤内皮细胞，使抗血小板黏集、抗凝血和降解纤维蛋白能力降低。上述两方面都是导致血栓形成的原因。

血流缓慢是静脉血栓形成的重要原因，下肢静脉血流比上肢缓慢，血栓形成远比上肢为多见。静脉血栓在血流异常缓慢的情况下发生，多见于久病和术后卧床或心力衰竭患者的下肢深静脉或盆腔静脉，亦可发生于大隐静脉曲张。心脏和动脉在某些病理情况下也会出现血流缓慢和涡流而形成血栓，常见于风湿性二尖瓣狭窄时高度扩张的左心房内和病变的动脉壁局部膨出所形成的动脉瘤内。

3. 血液的凝固性增高　血液的凝固性增高或称血液的高凝状态是血栓形成的又一原因。常见于：①严重创伤、产后或大手术后，出现代偿性的血小板增加，尤其是幼稚的血小板增加，而幼稚的血小板易于黏附；纤维蛋白原、凝血酶原及其他因子（Ⅻ、Ⅶ等）含量同时也增加。②某些恶性肿瘤（如胰腺癌、胃癌、乳腺癌、前列腺癌等）及胎盘早期剥离等患者，体内释放大量组织因子入血，从而增高血液的凝固性。在有血液凝固性增高的因素存在时，临床上要特别注意血栓的形成。

必须指出，上述血栓形成的三个条件，往往合并存在，常以某一条件为主。

二、血栓形成的过程和血栓的类型

在血栓形成的过程中，无论在何处，都是以血小板黏附于心血管内膜开始的。血小板黏附于内膜后，即释放 ADP 并合成血栓素 A_2，两者又促使血小板继续彼此黏集。血小板黏集堆的形成，是血栓形成的第一步，以后血栓的形态、大小就取决于血栓发生的部位和局部血流速度（图 3－4）。

1. 白色血栓　此种血栓在血流较快的情况下形成。多发生于心脏、动脉或静脉血栓的起始部（即延续性血栓的头部）。肉眼观察呈灰白色，表面有粗糙的波纹，质硬，与血管壁黏着紧密不易脱落。镜下，由许多聚集呈珊瑚状的血小板梁构成，表面有许多中性粒细胞黏附，形成白细胞边层。

2. 混合血栓　当白色血栓逐渐增大，被激活的凝血因子在局部达到足够的浓度时，白色血栓下游近旁的血液发生凝固（凝固性血栓）。由于血栓逐渐增大，可使血栓下游的血流产生漩涡，从而形成新的白色血栓，继而又形成凝固性血栓。如此反复，就形成了白色血栓（灰白色）和凝固性血栓（暗红色）层状交错的混合血栓，又称层状血栓，即延续性血栓的体部。

3. 红色血栓　主要见于静脉，随混合血栓逐步增大最终阻塞管腔，局部血流停止，血液发生凝固，构成静脉血栓的尾部。肉眼观察为红色，故称红色血栓。新鲜的红色血栓较湿润，并有一定的弹性，与血凝块无异。经一定时间后，由于水分被吸收而失去弹性，变得干燥易碎，并容易脱落而造成血栓栓塞。

4. 透明血栓　见于弥散性血管内凝血（DIC），发生于全身微循环内，只能在镜下见到，故又称微血栓。主要由纤维蛋白构成。

按血栓形成的部位和血管有无完全闭塞，又有附壁性血栓和闭塞性血栓之分。前者发生在心腔和动脉瘤内或指黏附在血管上尚未将血管完全堵塞的血栓，后者血管完全被血栓闭塞。

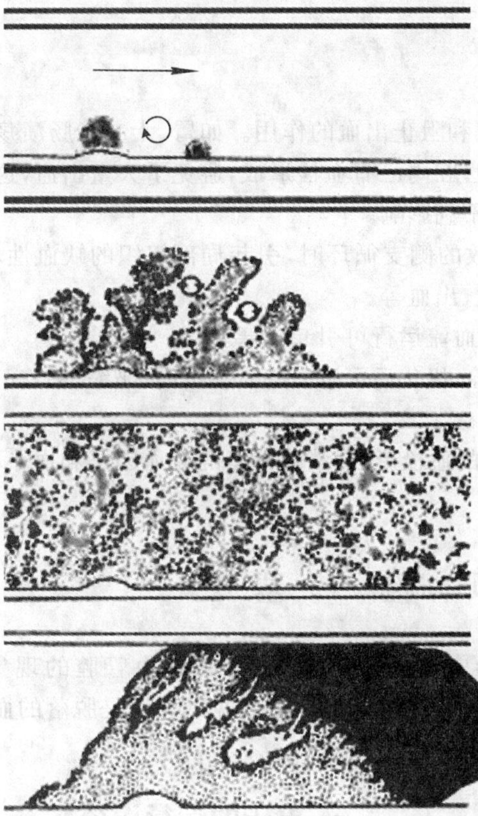

图 3-4 血栓形成示意图

三、血栓的结局

1. *溶解吸收或脱落* 激活的Ⅻ因子在启动凝血过程使血栓形成的同时，也激活了纤维蛋白溶解酶系统，开始降解纤维蛋白和溶解血栓。血栓内崩解的中性粒细胞释放的蛋白溶解酶也可溶解血栓。小的新鲜血栓可完全被溶解吸收，较大的血栓可部分发生溶解，未溶解的血栓受血流的冲击易脱落成为栓子，随血流运行，可引起栓塞，造成严重后果。

2. *机化和再通* 血栓形成后，由血管壁向血栓长入肉芽组织并逐渐取代血栓，称血栓机化。血栓机化在血栓形成后1～2天即开始，较大的血栓完全机化需2～4周。在机化过程中，因血栓逐渐干燥收缩，其内部或与血管壁间出现裂隙，新生的内皮细胞长入并被覆其表面，形成互相沟通的管道，使血栓上、下游的血流得以部分恢复，这种现象称为再通(图3-5)。

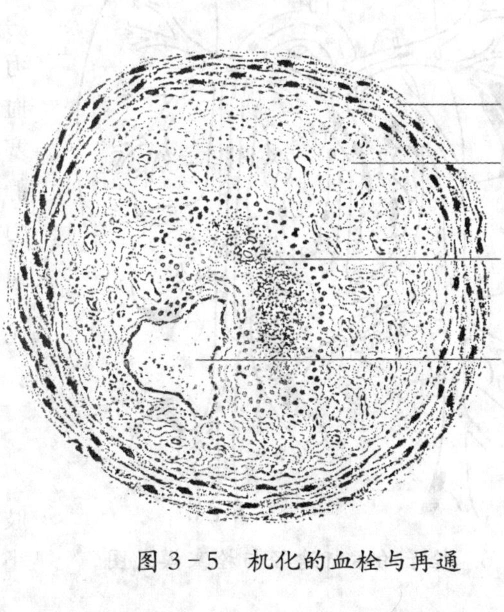

图 3-5 机化的血栓与再通

3. *钙化* 血栓未能被充分机化，可发生钙盐沉积，形成坚硬的静脉石或动脉石。

四、血栓对机体的影响

血栓的形成能对破裂的血管起堵塞裂口和阻止出血的作用。如胃、十二指肠溃疡和肺结核性空洞壁的血管，有时在被病变侵蚀破坏之前管腔内已有血栓形成，避免了大量出血，这是对机体有利。但在多数情况下，血栓形成对机体造成不利影响。

1. 阻塞血管　阻塞动脉又不能建立有效的侧支循环时，引起局部组织的缺血性坏死（梗死），如脑梗死、心肌梗死等；阻塞静脉可引起淤血、出血等。

2. 栓塞　血栓部分脱落可成为栓子，随血流运行可引起栓塞。

3. 心瓣膜变形　发生在心瓣膜上的血栓，机化后可以引起瓣膜增厚、皱缩、粘连、变硬，形成慢性心瓣膜病。

4. 广泛出血　见于DIC，微循环内广泛的血栓形成，消耗大量的凝血因子和血小板，从而造成血液的低凝状态，导致全身广泛出血。

第四节　栓　　塞

在循环血液中出现的不溶于血液的异常物质，随血流运行阻塞血管腔的现象，称为栓塞(embolism)。阻塞血管腔的异常物质，称为栓子(embolus)。最常见的栓子是脱落的血栓，此外，脂肪滴、羊水、气体、肿瘤细胞团等亦可作为栓子引起栓塞。

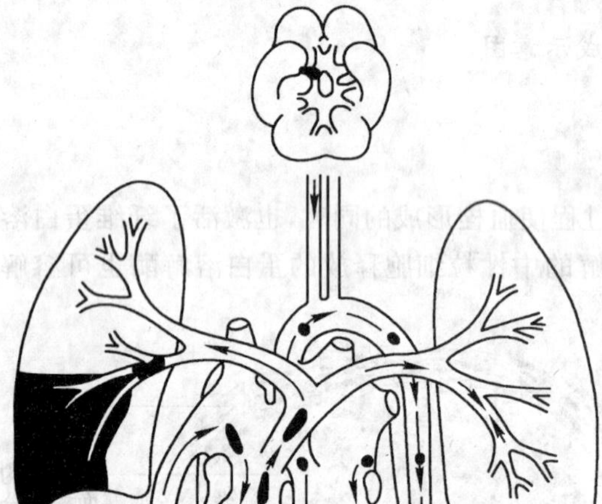

图3-6　栓子的运行途径与栓塞模式图

一、栓子的运行途径

栓子的运行途径一般与血流方向一致。左心和体循环动脉内的栓子，最终栓塞于口径与其相当的动脉分支；体循环静脉和右心内的栓子，栓塞于肺动脉主干或其分支；肠系膜静脉或脾静脉的栓子引起肝内门静脉分支的栓塞（图3-6）。有房间隔或室间隔缺损者，心腔内栓子偶尔可由压力高的一侧通过缺损进入另一侧心腔，再随动脉血流栓塞于相应的分支，这种栓塞称为交叉性栓塞。在罕见的情况下，会发生逆行性栓塞，如下腔静脉内的栓子，在剧烈咳嗽、呕吐等胸、腹腔内压力增加时，可能逆血流方向运行，栓塞下腔静脉的所属分支。

二、栓塞的类型和对机体的影响

（一）血栓栓塞

由血栓引起，是栓塞中最常见的一种类型。

1. 肺动脉栓塞　血栓栓子90%以上来自下肢深部静脉。肺动脉栓塞的后果取决于栓子的大小、数量和心功能的状况。肺具有肺动脉和支气管动脉双重血液供应，一般情况下肺动脉小分支的栓塞不会引起明显的后果。若栓塞前已有左心衰竭和肺淤血，此时肺静脉压明显升高，单一支气管动脉不能克服其阻力而供血，因此造成局部肺组织缺血而发生出血性梗死（详见本章“梗死”一节）。若栓子巨大，栓塞于肺动脉主干或其大分支内，或肺动脉分支有广泛的多数栓塞时，则会造成严重后果。患者出现突发性呼吸困难、发绀、休克等表现，并大多因呼吸-循环衰竭而死亡。

2. 体循环动脉栓塞　栓子大多来自左心，常见的有亚急性细菌性心内膜炎时左心瓣膜上的赘生物，以及二尖瓣狭窄的左心房血栓和心肌梗死时合并的附壁血栓。栓塞的后果视栓塞部位动脉供血情况而定。在肾、脾、脑，因由终末动脉供血，缺乏侧支循环，栓塞的结果常为局部梗死。下肢大动脉和肠系膜动脉主干栓塞亦会造成梗死。上肢动脉吻合支异常丰富，肝脏有肝动脉和门静脉双重供血，故很少发生梗死。

（二）气体栓塞

气体栓塞是指大量气体迅速进入血液循环或溶解于血液内的气体迅速游离形成气泡，阻塞血管所引起的栓塞。

1. 空气栓塞　多发生于静脉破裂后空气的进入，尤其在静脉内呈负压的部位，如头颈部手术、胸壁和肺创伤时易发生空气栓塞。分娩时，子宫的强烈收缩亦可将空气压入破裂的静脉窦内。少量空气随血流进入肺组织后会溶解，一般不引起严重后果。若迅速进入静脉的空气量超过 100 ml 时，空气会在右心聚集，因心脏跳动，空气和血液经搅拌，形成可压缩的泡沫血，阻塞于右心和肺动脉出口，会导致循环中断而猝死。

2. 减压病　多于深潜水或沉箱作业者迅速浮出水面或航空者由地面迅速升入高空时发生。当气压骤减时，溶解在血液和组织液中的氧、二氧化碳和氮迅速游离，形成气泡。氧和二氧化碳易再溶于体液，但氮气难于溶解，遂在血管内形成气体栓塞。当影响心、脑、肺和肠时，可造成缺血和梗死，引起相应的症状，甚至危及生命。

（三）羊水栓塞

在分娩过程中，由于子宫的强烈收缩，尤其是在羊膜破裂又逢胎头阻塞于阴道口时，可能会将羊水压入破裂的子宫壁静脉窦内，并进入肺循环，造成羊水栓塞。少量羊水也可通过肺毛细血管到左心，引起全身各器官的栓塞。本病很罕见，但后果严重。表现为在分娩过程中或分娩后产妇突然出现严重呼吸困难、紫绀、休克、抽搐甚至昏迷死亡。除肺循环的机械性阻塞外，羊水还可引起过敏性休克及 DIC 等，也是羊水栓塞的重要致死原因。

（四）脂肪栓塞

脂肪滴进入血液成为栓子引起的栓塞，称为脂肪栓塞。常见于长骨粉碎性骨折或脂肪组织严重挫伤时，骨髓或脂肪组织的脂肪细胞破裂所释放的脂肪滴进入血液，经静脉到达肺脏，栓塞肺小动脉和毛细血管。脂肪栓塞的后果取决于脂滴的大小和数量的多少，以及全身受累的程度。若进入肺内的脂滴多，广泛栓塞于肺微血管，会引起肺功能不全的表现。直径小于 20 μm 的脂滴可通过肺进入左心，到达全身各器官，引起栓塞和小的梗死灶。尤其在脑，引起点状出血、梗死甚至脑水肿，患者可出现烦躁不安、幻觉甚至昏迷等表现。

（五）其他栓塞

细菌团、寄生虫及肿瘤细胞都可作为栓子，引起栓塞。如脓毒血症、阿米巴痢疾引起的肝脓肿、恶性肿瘤的转移瘤等。

第五节 梗 死

器官和局部组织由于血流中断，侧支循环不能迅速建立而引起的缺血性坏死，称为梗死(infarction)。由动脉阻塞引起的梗死多而且重要，静脉回流中断或静脉和动脉先后受阻也可引起梗死。

一、梗死的病因和形成的条件

任何引起血管阻塞，导致局部组织血液循环中断和缺血的因素都可引起梗死。

(一) 病因

1. *血栓形成* 这是梗死最常见的原因。主要发生在冠状动脉和脑动脉的粥样硬化合并血栓形成时，引起心肌梗死和脑梗死；也可见于血栓闭塞性脉管炎时，导致指、趾梗死。一般静脉内血栓形成只引起淤血、水肿，DIC引起的微小血栓可造成微小梗死。

2. *动脉栓塞* 这也是梗死的常见原因，大多为血栓栓塞，亦见于气体、羊水、脂肪栓塞等。在肾、脾和肺的梗死中，由血栓栓塞引起者远比血栓形成者为常见。

3. *动脉痉挛* 如冠状动脉粥样硬化的基础上，若发生强烈和持续的痉挛，可引起心肌梗死。

4. *血管腔受压闭塞* 多发生于静脉，如嵌顿性疝、肠套叠、肠扭转时，先有肠系膜静脉受压，血液回流受阻，静脉压升高，进一步肠系膜动脉亦会不同程度的受压使血流量减少和阻断，静脉和动脉先后受压造成梗死。此外，动脉受肿瘤或其他机械性压迫而致管腔闭塞时亦可引起相应器官组织的梗死。

(二) 梗死形成的条件

血管的阻塞是否造成梗死，主要取决于以下因素。

1. *组织血管的类型* 肾和脾等实质器官由终末动脉供血，是梗死的常见部位；心脏和脑虽有一些侧支循环，但吻合支管腔狭小，一旦动脉血流被迅速阻断就很易造成梗死；有双重血液供应的器官，如肺、肝脏，其中一条动脉阻塞，另一条动脉可以维持血液供应，通常不发生梗死，但若在严重静脉淤血时，再有一只动脉血管被阻，也会发生梗死。

2. *血流阻断速度* 血流阻断的速度缓慢，吻合支血管会扩张变粗，形成侧支循环，可以防止梗死；但如病变发展较快或急速发生的血流阻断(如血栓栓塞)，侧支循环不能及时建立或建立不充分则会发生梗死。

3. *组织对缺血缺氧的耐受性* 各种组织对缺血缺氧的耐受性不一致，后果就不会相同。如大脑神经元对缺血缺氧的耐受性最低，3～4分钟血流中断即可引起梗死；心肌纤维对缺氧也很敏感，缺血20～30分钟就会死亡；相反，骨骼肌、纤维组织耐受缺氧能力较强，不易发生梗死。

4. *血液的含氧量* 在严重贫血、失血、心力衰竭等情况下，血含氧量降低，或休克时血压明显降低的情况下，血管管腔部分阻塞造成的动脉供血不足，对缺氧耐受性低的心、脑组织也会造成梗死。

二、梗死的病变和类型

梗死是局部性的组织坏死，梗死的部位、大小和形态，与受阻动脉的供血范围一致。肺、肾、脾等器官的动脉呈锥形分支，因此梗死灶也呈锥体形，其尖端位于血管阻塞处，底部为该器官的表面，在切面上呈三角形(图 3－7)。心冠状动脉分支不规则，梗死灶呈地图状。肠系膜动脉呈辐射状供血，故肠梗死呈节段性。在梗死的最初数小时内，无明显的形态改变。以后由于细胞溶酶体水解酶的释放，梗死区组织自溶，引起形态改变。

根据梗死灶内含血量的多少，梗死可分为贫血性梗死和出血性梗死两大类。

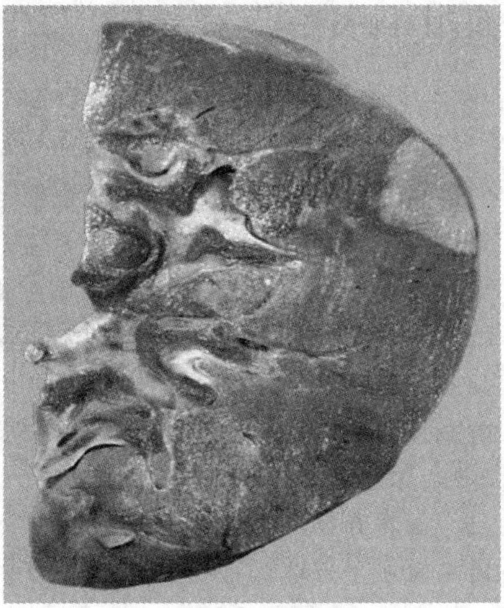

图 3－7　肾的贫血性梗死

肾表面可见一个三角形梗死区

(一) 贫血性梗死

贫血性梗死主要是动脉阻塞的结果，常发生在组织结构比较致密和侧支血管细而少的器官，如脾、肾、心等脏器。梗死灶常呈灰白色，因而又称白色梗死。脑梗死多半为贫血性梗死，脑组织结构虽较疏松，若梗死主要发生在终末支之间，或在只有少许吻合支的大脑中动脉和大脑前动脉供血区时，梗死不造成明显出血。梗死灶的各种形态改变，随动脉阻塞后时间的延续，才逐渐显露出来。心肌梗死在血流中断后 6 小时以上才能辨认，以后梗死区域逐渐变清晰，周围有中性粒细胞浸润而形成白细胞浸润带，3～4 天后，其边缘出现充血、出血带。梗死 12～18 小时后才能出现镜下凝固性坏死的改变。早期，梗死灶内可见核浓缩、核碎裂和核溶解，胞质红染等坏死的特征。后期，细胞崩解呈红染的均质性结构，边缘有肉芽组织和瘢痕组织形成。

(二) 出血性梗死

出血性梗死主要见于肺和肠等有双重血液供应或吻合支丰富、组织结构疏松的器官，并往往在淤血的基础上发生。梗死处有明显的出血，故称出血性梗死。梗死灶呈红色，又称红色梗死。

肺有双重血液供应，一般情况下，肺动脉分支的血栓栓塞，不引起梗死。左心衰竭时，在肺静脉压力增高和肺淤血的情况下，结果则不同。此时，单以支气管动脉的压力，不足以克服肺静脉增高的阻力，以致血流中断发生梗死。因肺组织疏松，淤积在局部的血液和来自支气管动脉的血液从缺血损伤的毛细血管内大量漏出，进入肺泡腔内，造成出血性梗死。

肠梗死是出血性的，多见于肠套叠、肠扭转和嵌顿性疝，也可见于肠系膜上动脉主干的血栓栓塞或合并血栓形成。肠系膜上、下远端有许多弓形吻合支，一条分支的阻塞不会引起梗死。主干阻塞时，虽有吻合支供血，但很有限，尤其在肠系膜动脉血栓栓塞时，因栓子多来自心脏，故常伴有心功能不全和心脏淤血。肠发生出血型梗死，此时来自吻合支的血液进入梗死区造成出血(图 3－8，彩图，见插页)。单纯由静脉血栓形成引起的肠梗死很少见。

三、梗死对机体的影响和结局

梗死对机体的影响决定于梗死的器官及梗死灶的大小和部位。肾、脾的梗死一般影响较小，肾梗死通常出现腰痛和血尿，不影响肾功能；肺梗死有胸痛和咯血；肠梗死常出现剧烈腹痛、血便和腹膜炎的症状；心肌梗死影响心脏功能，严重者可导致心力衰竭甚至猝死。四肢、肺、肠梗死等会继发腐败菌感染而造成坏疽。

梗死形成时，病灶周围血管扩张充血并有白细胞浸润，继而出现肉芽组织，并逐渐取代坏死组织，日后变为瘢痕。

小结

局部组织或器官内血液量多于正常称为充血，包括动脉性充血和静脉性充血。静脉性充血的原因有静脉血管受压、静脉血管阻塞和心力衰竭等，其基本的病理变化是小静脉和毛细血管的扩张，若静脉性充血持续存在可产生淤血性水肿、淤血性出血和实质细胞的变性、萎缩、坏死及淤血性硬化等后果。

血液由心血管内逸出称为出血。根据原因不同可分为破裂性出血和漏出性出血两大类。出血对机体的影响取决于出血量、出血速度和出血部位等。

在活体的心血管内，血液成分形成固体质块的过程称为血栓形成。其发生条件有心血管内皮细胞的损伤、血流状态的改变及血液的凝固性增高三个方面。常见的血栓有白色血栓、混合血栓、红色血栓和透明血栓四种，可造成阻塞血管、栓塞、形成心瓣膜病、出血等影响。血栓的结局为溶解吸收或脱落、机化和再通、钙化。

在循环血液中出现的不溶于血液的异常物质，随血流运行阻塞血管腔的现象，称为栓塞。阻塞血管的异常物质称为栓子。栓子的运行途径一般与血流方向一致，最终栓塞于口径与其相当的血管内。常见的有血栓栓塞、气体栓塞、羊水栓塞、脂肪栓塞等，每一种栓塞均可对机体造成严重影响。

器官或局部组织由于血流中断，侧支循环不能迅速建立而引起的缺血性坏死称梗死。形成的原因主要有血栓形成、动脉栓塞、动脉痉挛及血管腔受压闭塞等。根据梗死灶内含血液量的多少可将其分为贫血性梗死和出血性梗死两大类。梗死对机体的影响取决于梗死的器官及梗死灶的大小和部位。梗死灶形成后常被肉芽组织机化形成瘢痕。

附　实验实训　家兔空气栓塞

【实验内容与目的】

1. 观察家兔空气栓塞的表现及后果。
2. 记录实验结果，讨论并分析家兔死亡的原因。

【实验动物及器械】

1. 实验动物　家兔。
2. 实验器械　10 ml 注射器、剪刀、血管钳、托盘等。

【实验步骤】

1. 观察正常家兔的一般状态并记录（呼吸、角膜反射、瞳孔大小、口唇颜色等）。
2. 用 10 ml 注射器在家兔耳背的耳缘静脉迅速推注空气 5～10 ml。
3. 观察家兔表现并做记录。
4. 待家兔呼吸停止后剖开胸腔，注意观察。此刻家兔心脏还在跳动，通过扩张的右心耳薄壁可以看见空气泡。将心脏周围的大血管全部结扎、剪断，然后把心脏放在盛水玻璃器皿中，在水面下将右心房切开，注意观察泡沫状血液的流出。

【实验结果】

按表 3－1 要求填写。

表 3－1　家兔空气栓塞实验结果

项　目	呼　吸	角膜反射	瞳孔大小	口唇颜色
注空气前				
注空气后				
解剖观察				

第四章
弥散性血管内凝血

导学

了解：DIC的概念、常见原因；影响DIC发生发展的因素；DIC的分型。

熟悉：DIC的发生机制；DIC的分期；机体的功能与代谢变化。

应用：DIC的防治原则。

实验：复制急性实验性DIC动物模型。

弥散性血管内凝血(disseminated intravascular coagulation，DIC)是指机体在致病因子的作用下，引起的一种以凝血系统激活为始动环节，以广泛微血栓形成、继发性纤维蛋白溶解功能亢进和凝血功能障碍为主要特征的全身性病理过程。DIC不是一种独立的疾病，而是许多疾病过程中所伴发的一种病理过程。此过程中，消耗了大量的凝血因子和血小板，并有继发性纤维蛋白溶解亢进。主要临床表现为出血、休克、器官功能障碍和溶血性贫血等危重综合征的特点。

第一节　弥散性血管内凝血的病因和发病机制

引起DIC致病因素很多。感染是临床上最常见、最重要的病因，包括细菌、病毒、寄生虫等各种病原生物引起的感染；其次是产科意外，如胎盘早期剥离、羊水栓塞、死胎滞留等；各种大手术、创伤及休克；恶性肿瘤和毒蛇咬伤等。DIC的发生发展机制复杂，但其发病都是通过较强烈地激活外源性和(或)内源性凝血系统，继而导致DIC的发生。

一、组织严重损伤，激活外源性凝血系统

正常组织细胞中含有大量的组织因子(即凝血因子Ⅲ)，尤其在脑、肺、胎盘、羊水、前列腺和恶性肿瘤中最为丰富，当这些组织损伤时即可释放出大量组织因子，而进入血液的组织因子在Ca^{2+}的协助下与血浆中的凝血因子Ⅶ结合，形成复合物Ⅶa-Ⅲ，激活凝血因子Ⅹ，启动外源性凝血系统，使凝血系统激活。例如，严重组织损伤、产科意外、恶性肿瘤晚期或肝、肾、脾等实质细胞的坏死，均可因大量的组织因子释放入血而引发DIC。

二、血管内皮细胞广泛损伤，激活内源性凝血系统

细菌及其内毒素、病毒、螺旋体、抗原抗体复合物、持续缺血、缺氧、酸中毒及高热等，均可损伤血管内皮细胞，致使内皮细胞变性、坏死、收缩或脱落，导致血管基底膜胶原纤维暴露，促进凝血因子Ⅻ激活，Ⅻa进一步使其他的凝血因子激活，从而启动了内源性凝血系统；Ⅻa和其降解产物Ⅻf

还可使激肽释放酶原转变为激肽释放酶，后者可使凝血因子Ⅻ进一步活化，从而使内源性凝血系统的激活过程加强。受损的血管内皮细胞还可释放组织因子，启动外源性凝血系统，使血液处于高凝状态。此外，血管内皮细胞损伤时，前列环素（PGI）释放减少，对抗血栓素 A_2 的作用减弱，使血小板聚集，促进微血栓形成，加重了凝血。

临床上，严重感染是引起 DIC 最常见的原因。

三、血细胞大量破坏，血小板被激活

（一）血小板损伤

血小板内含有丰富的促凝物质，在凝血过程中起着重要作用。内毒素、胶原、凝血酶、ADP、血栓素 A_2 和血小板激活因子等许多因素都可激活血小板，使血小板释放出促凝物质，同时又促进血小板的黏附、聚集。血小板表面的多种糖蛋白（GPⅠb、GPⅡb、GPⅢa）可促使血小板与内皮细胞下的胶原黏附，与纤维蛋白原结合（需 Ca^{2+} 参与），使血小板聚集。血小板聚集后又可释放出多种血小板因子（PF_{1-7}），加速凝血反应，促进 DIC 形成。

（二）红细胞损伤

异型输血、疟疾、溶血性贫血等引起的急性溶血时，红细胞大量破坏，红细胞膜磷脂和 ADP 大量释出。膜磷脂具有组织因子样促凝作用，ADP 激活血小板，促进血小板黏附、聚集，进而促进微血栓形成和凝血反应。

（三）白细胞损伤

血液中的中性粒细胞、单核细胞含有较多的组织因子，在严重感染时如内毒素作用下，可引起白细胞的大量破坏，释放出大量组织因子，启动外源性凝血系统。此外，急性早幼粒细胞性白血病患者，在化疗、放疗过程中导致的白细胞大量破坏时，也常释放组织因子样物质，促进 DIC 的发生。

四、其他促凝物质进入血液

急性坏死性胰腺炎时，释放大量胰蛋白酶入血，可直接激活凝血酶原，促使凝血酶大量生成。某些毒蛇咬伤时，释放的蛇毒入血后能直接激活凝血因子Ⅹ及凝血酶原，引起 DIC。

综上所述，DIC 的发病机制常常是多种病因通过多种途径相继作用的结果（图 4－1）。如组织

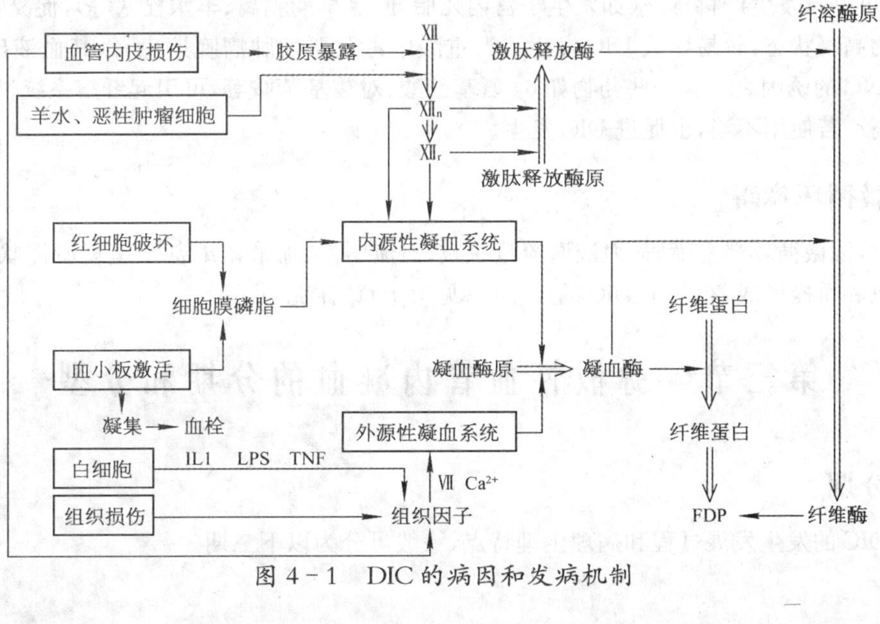

图 4－1　DIC 的病因和发病机制

损伤时，一方面引起血管内皮细胞损伤，暴露胶原纤维，启动内源性凝血系统；另一方面血管内皮细胞损伤，可释放组织因子，启动外源性凝血系统；暴露的胶原又进一步促进血小板的黏附、活化、聚集、释放等反应，促使局部产生大量的凝血物质，促进 DIC 的发生发展。

第二节　影响弥散性血管内凝血发生发展的因素

除上述原因外，DIC 的发生和发展，在很大程度上还与下列因素有密切关系。

一、单核巨噬细胞系统功能障碍

单核巨噬细胞系统具有吞噬、清除血液中凝血酶、纤维蛋白、FDP、纤溶酶和其他凝血物质的作用。当感染性休克、败血症和内毒素血症时，单核巨噬细胞系统因巨噬了大量细菌、内毒素、坏死组织，使其吞噬功能处于“封闭状态”，血浆中活化的凝血因子不能被及时地清除而增高，促使 DIC 发生。

二、肝功能障碍

在生理性情况下，血液中的许多凝血因子（如Ⅰ、Ⅱ、Ⅴ、Ⅶ等）、抗凝血物质（如 C 蛋白、抗凝血酶 III）、纤溶酶原等均在肝细胞内合成。肝还是构成单核巨噬细胞系统的主要器官，肝内大量的肝巨噬（枯否）细胞，可吞噬清除激活的凝血因子（如Ⅸa、Ⅹa、Ⅺa 等）。正常的肝功能对维持凝血、抗凝血及纤溶过程的协调和平衡是非常重要的。当肝功能严重障碍时，体内的凝血、抗凝血和纤溶过程将发生严重紊乱，而易发生 DIC。

三、血液的高凝状态

血液高凝状态是指在一些生理或病理条件下，所形成的一种血液凝固性增高，有利于血栓形成的状态。妊娠第三周开始，孕妇血液中的血小板及一些凝血因子（Ⅰ、Ⅱ、Ⅴ、Ⅶ等）的数量逐渐增多，而具有抗凝血酶Ⅲ和纤溶酶原激活物却相应减少。同时，来自胎盘的纤溶酶原激活物抑制物也增多，使孕妇血液趋向高凝状态，到妊娠末期最为明显。从生理角度看，这些变化可避免分娩时出血过多，可一旦发生产科意外（如发生子宫内死胎、胎盘早期剥离、羊水栓塞等），促凝物质释放入血和血液的高凝状态，较易导致 DIC 发生。严重酸中毒及恶性肿瘤晚期患者，其血液出现的高凝状态也是 DIC 的诱因之一。一些药物如 6－氨基已酸、对羧基苄胺等，可引起纤溶系统过度抑制，血液黏度增高。若使用不当，也促进 DIC 发生。

四、微循环障碍

休克时，因微循环严重障碍，血液灌流量锐减，血流缓慢、血液浓缩甚至呈现淤泥状态，这些变化促进凝血和血栓形成，有利于 DIC 的发生（参见第十章“休克”）。

第三节　弥散性血管内凝血的分期和分型

一、分期

根据 DIC 的发生发展过程和病理生理特点，一般可分为以下三期。

（一）高凝期

高凝期主要表现为血液呈高凝状态，这是由于各种致病因素，使血液中凝血因子被激活，凝血酶产生增多，血管内微血栓大量形成。此时 DIC 的表现常不典型，临床上不易察觉。但在重度 DIC 时，患者体内广泛微血栓形成，出现器官功能障碍。实验室检查：凝血时间缩短，血小板黏附性增强。

（二）消耗性低凝期

消耗性低凝期以血液继发性地转为低凝状态为主要变现。此时大量凝血酶产生和微循环内广泛微血栓形成，造成凝血因子大量消耗，血小板明显减少，同时又伴有一定程度的纤溶系统激活，使血液由高凝状态转入低凝状态。患者在该期表现出较明显的出血征象。实验室检查：出、凝血时间均延长，血小板计数和纤维蛋白原含量减少。

（三）继发性纤溶亢进期

凝血过程中形成的凝血酶和Ⅻa 等激活纤溶系统，使大量纤溶酶原转化成为纤溶酶，进而又有纤维蛋白降解产物（fibrin/fibrinogen degradation products，FDP）的形成。FDP 具有很强的抗凝作用，患者在该期的出血表现明显加重。实验室检查：血小板计数、纤维蛋白原和纤溶酶原含量均减少，血浆鱼精蛋白副凝试验（plasma protamin paracoagulation test，“3P”试验）阳性。

二、分型

（一）按临床经过分型

1. 急性型　见于各种严重感染、异型输血、严重创伤、羊水栓塞和胎盘早期剥离等引起的 DIC。患者可在几小时或 1～2 天内发生 DIC，主要临床表现是出血和休克，病情恶化快，分期不明显，病死率高。实验室检查结果显著异常。

2. 亚急性型　DIC 在数天内逐渐形成，临床表现介于急性型和慢性型之间。常见于恶性肿瘤转移、子宫内死胎等。

3. 慢性型　该型 DIC 特点为起病缓慢，病程可达数月。常见于恶性肿瘤、胶原病、慢性溶血性贫血等病症患者。由于机体有一定的代偿能力，故 DIC 的表现不明显。临床诊断较困难，常以某器官功能不全为主要表现，有时仅有实验室检查异常。此类 DIC 往往在尸检后做组织病理学检查时才被发现。

（二）按机体代偿情况分型

1. 代偿型　常见于轻度 DIC。在 DIC 的发生、发展过程中，患者凝血因子、血小板的消耗与肝合成凝血因子、骨髓生成血小板基本保持平衡，无明显的出血现象，实验室检查无明显异常，易被忽视。

2. 失代偿型　以急性型 DIC 常见。在 DIC 的发生、发展过程中，患者凝血因子、血小板的消耗超过了肝合成凝血因子、骨髓生成血小板的能力，常出现明显的出血和休克。实验室检查可见血小板和纤维蛋白原含量显著减少。

3. 过度代偿型　可见于慢性型 DIC 或 DIC 恢复期。患者机体具有较好的代偿功能，凝血因子和血小板的生成迅速，甚至超过消耗。患者无明显的出血或栓塞的症状。实验室检查血浆纤维蛋白原及其他凝血因子的含量可短暂性升高。若病因性质和强度发生改变，则可转变为失代偿型 DIC。

第四节　弥散性血管内凝血的功能代谢变化

DIC的主要临床表现是出血、休克、器官功能障碍和溶血性贫血。其中出血和微血管内微血栓形成是最基本的病理变化，这种变化势必导致血液系统、循环系统及其他器官的功能代谢改变，并出现相应的临床症状。

一、出血

出血是DIC患者最初期、最常见的表现。出血部位广泛，出血程度随病情轻重不同而不等。如皮肤瘀点，瘀斑，紫癜，呕血，黑便，咯血，血尿，牙龈出血，鼻出血等。出血程度不一，轻者创口（手术创面或采血部位）渗血不止，重者多部位大量出血。

DIC引起出血的主要机制有：①凝血物质消耗。广泛微血栓形成使各种凝血因子和血小板大量消耗，肝和骨髓代偿不足。由于凝血物质的消耗大于生成，使凝血过程障碍引起出血。②继发性纤溶亢进。DIC时，大量纤溶酶原激活物释放入血，激活纤溶系统。激活的纤溶酶不仅使已形成的微血栓和纤维蛋白凝块水解，引起血管损伤部位出血，而且使多种凝血因子Ⅴ、Ⅷ、Ⅻa等水解。由于凝血因子减少，加重出血。③FDP形成。FDP是纤维蛋白在纤溶酶作用下生成的具有抗凝血作用的多肽碎片。由于DIC时继发性纤溶亢进，使纤维蛋白和纤维蛋白原降解，形成大量纤维蛋白（原）降解产物（FDP），它不仅具有抗凝血酶作用，还可抑制血小板的黏附、聚集，加重出血。④血管壁损伤。DIC时，多种原始病因均可损伤血管，如严重的感染、血栓形成以及微循环障碍引起的缺血、缺氧、酸中毒等均可导致血管壁的坏死出血。

二、休克

在DIC发展过程中，常因微血栓形成及严重出血等因素，发生循环功能障碍，引起休克，尤其是晚期休克患者常继发DIC的形成。两者可互为因果，形成恶性循环，造成患者的病情恶化，继而危及生命。

DIC时发生休克的主要机制有：①微血栓广泛形成。DIC时，凝血因子和血小板大量激活，使微血管内广泛的微血栓形成，造成微循环障碍和回心血量不足。冠状动脉内微血栓形成，常可造成心肌缺血、坏死，引起心功能障碍，心排出量下降，导致有效循环血量不足。②血容量减少。DIC时，由于广泛而严重的出血，导致血容量明显减少，有效循环血量不足。③心排血量减少。由于心肌组织内微血栓形成及灶状出血，心肌发生损伤，心排血量减少。④血管扩张、通透性升高。DIC时，由于激肽、补体系统激活和FDP增多，产生多种生物活性物质，如激肽、组胺和补体成分C3a、C5a等，使血管平滑肌舒张，血管通透性增高，导致外周血流阻力减少和血容量进一步下降，促进休克形成。

三、器官功能障碍

DIC发生时，微血管内广泛的微血栓形成，使许多器官的血液循环障碍，造成实质器官缺血、缺氧及局灶性的出血和坏死。严重而持久的缺血、坏死导致受累器官发生功能障碍甚至衰竭。累及的器官不同，临床表现亦不同。

肾是最易受损伤的器官，常因血管的广泛栓塞，引起肾缺血、肾皮质及肾小管的坏死，患者出现少尿或无尿、血尿、蛋白尿和氮质血症等急性肾衰竭的临床表现；肺微血管的广泛栓塞，患者出现气急、胸闷、发绀、呼吸浅快等急性呼吸功能不全；脑组织微血管的栓塞可引起神经、精神障碍。

早期患者可出现兴奋、烦躁不安或淡漠、嗜睡，晚期患者出现颅内压增高表现如顽固性头痛、喷射性呕吐、突发性抽搐等；冠状血管内微血栓形成，可致心肌缺血和梗死而发生心功能不全；胃肠黏膜损伤，可发生应激性溃疡、上消化道出血、便血等。有些患者可发生肾上腺皮质出血性坏死，出现急性肾上腺皮质功能衰竭，即暴发型脑膜炎球菌败血症[华-佛综合征（Waterhouse-Friderichsen syndrome）]；可因垂体出血、坏死，出现垂体功能低下，即希恩综合征（Sheehan syndrome）。

四、微血管病性溶血性贫血

DIC 患者可伴发微血管病性溶血性贫血（microangiopathic hemolytic anemia）。其特征是：外周血涂片中可发现裂体细胞（即一些形态各异的红细胞碎片）。外形呈盔甲形、星形、新月形、不规则形等。这些裂体细胞变形能力差，脆性很高，易发生溶血。产生这些裂体细胞的原因是：DIC 时微血管管腔内有纤维蛋白丝网形成。血流中的红细胞通过纤维蛋白丝网孔时，红细胞可黏附、滞留或挂在纤维蛋白丝上，并在血流的冲击下发生破裂，形成裂体细胞。此外，因微血栓形成后造成血流受阻，红细胞被挤入内皮细胞间隙发生扭曲、变形，或破裂而溶血。因该溶血过程与微血管的病变关系密切，故称为微血管病性溶血性贫血（图 4-2，彩图，见插页）。

第五节　弥散性血管内凝血防治的病理生理基础

对 DIC 的防治，应采取综合措施，主要原则如下。

1. *防治原发病*　积极治疗原发病可预防和去除引起 DIC 的病因，是防治 DIC 的重要措施。如积极控制感染、尽早清除子宫内死胎、及时抢救休克等。

2. *改善微循环*　及时纠正微循环障碍，疏通被微血栓阻塞的微循环，可改善重要器官和组织的微循环灌流量，以减轻重要器官的功能损害。如补充血容量，使用血管舒张药物、抗血小板黏附药物（如阿司匹林、双嘧达莫）等。对栓塞现象明显患者，适当使用溶栓药物（如尿激酶、链激酶等），促进微血栓的溶解，有利于微循环的改善。

3. *重建新的凝血与纤溶间的动态平衡*　DIC 早期阶段是以大量凝血因子和血小板消耗、凝血过程加强为特征。因此，高凝期时，可用肝素、阿司匹林、双嘧达莫等抗凝治疗。在消耗性低凝期可在抗凝的基础上考虑给予少量的抗纤溶药物，如 6-氨基己酸、对羧基苄胺等治疗，以利于凝血和纤溶之间动态平衡恢复。在 DIC 后期以纤溶为主的患者不主张单独使用抗纤药物。此外，可酌情输入新鲜全血、血浆或凝血因子等，以补充血中凝血因子的不足。

小结

DIC 是一种临床综合征，是许多疾病发展的共同中间环节。DIC 的病理基础是由于多种病因的作用，凝血因子和血小板被激活，大量促凝物质入血，使人体凝血与抗凝血过程失衡，发生弥散性血管内纤维蛋白沉积和血小板聚集，形成血栓，导致继发性凝血因子和血小板消耗以及纤溶亢进。DIC 的临床表现为出血、器官功能障碍、休克和微血管病性溶血性贫血。DIC 可分高凝期、消耗性低凝期及继发性纤溶亢进期，临床分界并不很清楚。实验室检查出现消耗性凝血功能障碍及继发性纤溶亢进的相关指标，如 3P 实验、D-二聚体检查等。

附　实验实训

1. 初步掌握复制动物弥散性血管内凝血模型的研究方法(用大肠杆菌内毒素)，加深认识微血栓形成的原因、机制和临床病理联系。

2. 利用多媒体教学课件演示微血栓的形成过程。

第五章
水、电解质代谢紊乱

导学

了解：水肿及水中毒的原因及对机体的影响。

熟悉：各型脱水的原因、发生机制及对机体的影响；钾代谢紊乱的原因、发生机制及对机体的影响。

应用：脱水的防治原则；钾代谢紊乱对机体的危害及防治原则。

实验：复制动物肺水肿的模型。

水与电解质的动态平衡，是维持人体内环境相对稳定的重要因素。在神经-内分泌系统的调节下，体内水和电解质在一定范围内保持相对恒定。

水与电解质代谢紊乱在临床上十分常见。一些全身性的病理变化及局部器官的疾病，均可引起或伴有水、电解质代谢紊乱；而外界环境的变化，也可引起水、电解质代谢紊乱。水和电解质代谢紊乱在发生发展过程中，又可使机体的代谢和功能发生相应的障碍，严重时还可导致患者死亡。因此，掌握水与电解质代谢紊乱的基本知识，对疾病的临床防治和护理是非常重要的。

第一节　正常水、钠代谢

一、体液的含量、分布和组成

机体内的水和溶解在其中的物质统称为体液。成人体液总量约占体重的60%，其中细胞内液约占体重的40%，细胞外液约占体重的20%。细胞外液包括血浆和组织间液，血浆约占体重的5%，组织间液约占体重的15%。细胞外液构成了机体的内环境，而内环境的相对稳定，是机体进行正常生命活动的必要条件。体液总量可因年龄、性别、体型而存在明显的个体差异。体液量随着年龄增长而逐渐减少。人体各组织中的含水量也有很大区别，脂肪组织含水量较小，而肌肉组织含水量较多。因此，体型肥胖、脂肪组织较多的人对失水性疾病的耐受能力较差。

二、体液的电解质组成

细胞内液和细胞外液的电解质成分存在很大差异，组织间液和血浆的电解质在构成上大致相等，在功能上是一个整体。体液中主要的电解质有 Na^+、K^+、Ca^{2+}、Mg^{2+}、Cl^-、HCO_3^-、HPO_4^{2-} 和 SO_4^{2-} 等。细胞外液中主要阳离子为 Na^+，主要阴离子为 Cl^- 和 HCO_3^-。细胞内液主要阳离子为 K^+，主要阴离子为 HPO_4^{2-} 和蛋白质，体液内部通过血浆与组织间液之间的交换来完成，主要依赖于静水压和胶体渗透压；细胞内外之间主要通过细胞膜上不同离子泵的主动转运及跨细胞膜的电化学渗透压梯度的被动弥散来完成，这对于维持血容量的恒定、血浆与组织间液的水分及其他物质的正常交换具有重要的作用。

三、水平衡

(一) 水的生理功能

水是机体中含量最多的组成成分，是维持人体正常生理活动的重要物质之一，主要功能有：①促进物质代谢。②调节体温。③润滑作用。④结合水能够保证各种组织发挥复杂的生理功能。

(二) 水的动态平衡

人体每日摄入的水量与排出的水量基本相等，以维持体内水的动态平衡。人体每日所需要的水分大部分从食物和饮料中获得，物质代谢过程中也可产生一部分水，总量约为 2 500 ml。其中，从食物中摄入的水约为 1 000 ml；从饮水中摄取的水为 1 000～1 200 ml；糖、蛋白质、脂肪等物质在体内氧化的所产生的水，又称内生水，成人每日约 300 ml。

机体排出水分的途径有四个，即肺、皮肤、消化道和肾。一般成年人经呼吸排出的水约为 350 ml；安静状态下由皮肤蒸发的水约为 500 ml；由粪便排出的水约为 150 ml；经肾排出的水约为 1 500 ml。需要强调的是尿量多少受饮水量和上述排水量的影响，但成人每日最少需要产生 500 ml 尿量，才能完全排出体内的代谢终产物(表 5－1)。

表 5－1　正常人每日水的摄入和排除量(ml/24 h)

摄入		排出	
饮水	1 200	呼吸	350
食物含水	1 000	皮肤	500
代谢产水	300	粪便	150
		尿　最低尿量	500
		可变尿量	1 000
合计	2 500		2 500

四、电解质平衡

(一) 电解质的生理功能

机体的电解质分为有机电解质和无机电解质两部分。电解质的主要生理功能是：①维持体液的渗透压和酸碱平衡。②维持神经、肌肉的兴奋性。③参与新陈代谢和生理功能活动。

(二) 钠平衡

正常成人体内钠总量为 40～50 mmol/kg，血清钠浓度为 130～150 mmol/L。天然食物中含钠甚少，故人们摄入的钠主要来自于食盐，摄入的钠盐几乎全部经消化道吸收，经尿、粪便及汗液排出，其中大部分经肾随尿液排出，机体摄入量与排出量基本相等。

(三) 钾平衡

正常成人体内钾含量为 50～55 mmol/kg，其中 98%存在于细胞内，仅 2%存在于细胞外，血清钾浓度为 3.5～5.5 mmol/L。一般天然食物含钾都比较丰富，成人每天随饮食摄入钾 70～100 mmol，其中 90%在肠道被吸收，约 10%随粪便排出。吸收的钾首先转移至细胞内，主要经肾排出体外，肾排钾与钾的摄入有关，多吃多排，少吃少排，不吃也排。随汗液也可以排出少量钾，由于每天钾的摄入量常大于其细胞外液的总钾量，因此机体必须要有完善的排钾机制，以避免钾在体内潴留，引发高血钾。

第二节　水、钠代谢紊乱

在体液平衡障碍中，以水、钠代谢紊乱最为常见。水和钠的代谢紊乱，往往是同时或相继发生，具有相互依存的关系，因此常将两者一并讨论。

一、脱水

各种原因所致的体液容量明显减少，称为脱水(dehydration)。根据细胞外液渗透压的不同，可将脱水分为三种类型：以丢失水分为主者称高渗性脱水；以失钠为主者称低渗性脱水；水和钠按比例丢失者称等渗性脱水。

(一) 高渗性脱水

高渗性脱水是指机体失水多于失钠，血清钠浓度大于 150 mmol/L，血浆渗透压大于 310 mmol/L。

1. 原因和机制

(1) 饮水不足：见于以下情况。①水源断绝，如沙漠迷路。②不能饮水，如口腔、咽喉及食管等疾患所致吞咽困难者。③渴感障碍，如有些脑部病变可损害口渴中枢，致患者渴感丧失。

(2) 水分丢失过多：是机体缺水的常见原因，主要见于：①经胃肠失水，如婴幼儿水样腹泻、严重呕吐等疾病。②经皮肤失水，如高温环境或剧烈运动后大量出汗者。③经肾丢失，如尿崩症患者抗利尿激素分泌不足，肾重吸收水分减少而排出大量低渗尿，致使排水多于排钠。④经呼吸道失水，任何原因引起的过度通气都可使呼吸道黏膜的不感蒸发增加，引起大量失水。

2. 对机体的影响

(1) 口渴：由于细胞外液高渗，机体通过渗透压感受器引起口渴，但衰弱的患者或老年人，口渴可以不明显。

(2) 细胞内液向细胞外液转移：由于细胞外液高渗，可使渗透压相对较低的细胞内液向细胞外转移，这有助于循环血量的恢复，但同时也引起细胞脱水，致使细胞皱缩。

(3) 细胞外液减少：由于丢失的是细胞外液，因此细胞外液总量减少，同时因失水多于失钠，细胞外液渗透压升高，可通过刺激渗透压感受器引起 ADH 分泌增加，肾小管对水的重吸收增加，因而出现少尿、尿比重增高。轻症患者由于血钠升高，醛固酮分泌可不增加，尿钠中仍有钠排出，有助于渗透压回降。重症患者由于血容量急剧减少，醛固酮分泌增加，尿排钠减少，血钠进一步升高，但有助于血容量恢复。

(4) 中枢神经系统功能紊乱：细胞外液渗透压增高使脑细胞脱水时，可引起一系列中枢神经系统功能障碍的表现，包括嗜睡、肌肉抽搐、昏迷甚至死亡。脑细胞因脱水而显著缩小时，颅骨与脑皮质之间的血管张力增大，因而可致静脉破裂而出现局部颅内出血。

脱水严重时，由于细胞内液减少，从皮肤蒸发的水分也减少，散热受到影响而使体温升高，临床称为脱水热，多见于婴幼儿。

(二) 低渗性脱水

低渗性脱水是指机体失钠多于失水，血清钠浓度低于 130 mmol/L，血浆渗透压低于 280 mmol/L。

1. 原因和机制　主要在机体丢失大量等渗液体时，临床处置不当，补水不补钠引起，常见原因如下。

(1) 肾外性丢失体液：主要见于以下情况。①经消化道失液，如呕吐、腹泻导致大量含 Na^+ 的消化液丧失。②经皮肤丢失，如大面积烧伤、大量出汗可导致液体和 Na^+ 的大量丢失。

(2) 经肾丢失体液：主要见于以下情况。①肾实质性疾病，如肾衰竭时，由于肾的浓缩能力降低，可经尿丢失大量水和钠；慢性间质性肾疾病可使髓质正常间质结构破坏，使肾髓质不能维持正常的浓度梯度，可经尿丢失大量水和钠。②肾上腺皮质功能不全时，由于醛固酮分泌不足，肾小管对钠的重吸收减少。③长期连续使用高效利尿剂，如呋塞米、利尿酸、噻嗪类等，能抑制肾小管对钠的重吸收，使钠从尿中大量丢失。

2. 对机体的影响

(1) 细胞外液减少：这是低渗性脱水的主要特点，由于水分的转移，细胞外液量明显减少，致使血容量显著减少，因此容易发生低血容量性休克。

(2) 尿量的改变：由于血浆渗透压降低，ADH 分泌和释放减少，肾小管对水的重吸收减少，尿量增多。严重的患者，由于血容量显著减少，ADH 可释放增多，使肾对水的重吸收加强，尿量减少。

(3) 组织脱水征：由于细胞外液减少，血浆容量随之减少，血液浓缩，血浆胶体渗透压升高，使组织间液进入血管补充血容量。因此，在低渗性脱水时，组织间液减少最明显。患者可出现一系列组织脱水的症状，如皮肤弹性减退、眼窝和婴儿囟门内陷等。

(三) 等渗性脱水

等渗性脱水是指水和钠按比例丢失，血清钠浓度在 130～150 mmol/L，血浆渗透压维持在 280～310 mmol/L。

1. 原因和机制　任何等渗性体液大量丢失，都可导致等渗性脱水，常见于：①麻痹性肠梗阻时，大量体液潴留于肠腔内。②大量抽放胸腹水、胃肠道引流、呕吐、腹泻或大面积烧伤后。

2. 对机体的影响　等渗性脱水时，细胞外液容量减少，细胞内液容量变化不大。由于细胞外液大量丢失，造成血容量减少，通过肾素-血管紧张素系统使醛固酮分泌增多，又通过容量感受器使 ADH 分泌增多，促使肾脏重吸收钠、水增多，使细胞外液得到部分补充。

等渗性脱水患者，如果未得到及时正确的处理，则可因皮肤的不显性蒸发及呼吸等途径继续丢失水分而转变为高渗性脱水，如处理不当，只补水不补钠则可使等渗性脱水转变为低渗性脱水。

一般单纯性的等渗性脱水在临床上少见。

(四) 脱水防治的病理生理基础

1. 防治原发病　去除造成脱水的各种病因。

2. 补液　高渗性脱水应首先补充足够的水分，不能口服者可由静脉滴注 5%～10%葡萄糖溶液，待缺水基本纠正后，再适当补充生理盐水。低渗性脱水时需根据病情及时补充钠盐，以恢复细胞外液的容量和渗透压。如发生休克，应首先恢复血容量，改善微循环。等渗性脱水应补充偏低渗的溶液。三种脱水的比较见表 5-2。

表 5-2　高渗性脱水、低渗性脱水和等渗性脱水的比较

临床特点	高渗性脱水	低渗性脱水	等渗性脱水
发病原因	失水多于失钠	失水少于失钠	水和钠成比例丢失
发病机制	细胞外液高渗，细胞内液丢失为主	细胞外液低渗，细胞外液丢失为主	细胞外液等渗，细胞内外液均有丢失

（续表）

临床特点	高渗性脱水	低渗性脱水	等渗性脱水
主要临床表现	口渴、尿少、脑细胞脱水	脱水体征、休克、脑细胞水肿	口渴、尿少、脱水体征、休克
血清钠(mmol/L)	>150	<130	130～150
血浆渗透压(mmol/L)	>310	<280	280～310
治疗	补充水分为主	补充生理盐水	补充低渗盐水

二、水中毒

由于肾排水功能低下，摄入水分过多引起的低渗性体液过多的状态称为水中毒(water intoxication)。

(一) 原因和机制

1. 抗利尿激素分泌过多　由于ADH可促使肾小管对水的重吸收增加，故各种原因(如急性应激状态、使用止痛剂、某些恶性肿瘤等)引起ADH分泌增多，均可使水分排出减少，从而导致水中毒的发生。

2. 肾排水功能低下　如急性肾衰竭少尿期、严重慢性充血性心力衰竭及肝硬化的患者，由于肾血流量不足而使肾排水功能明显下降，尿量减少，导致钠、水潴留，发生水中毒。

(二) 对机体的影响

水在体内潴留，首先引起细胞外液容量增多，血液被稀释，导致血钠浓度和血浆渗透压降低，引起细胞外液的水分向细胞内液转移，使细胞内、外液容量增加而渗透压降低。

水中毒对机体危害最大的是脑水肿。当血清钠浓度下降，水分即可进入脑细胞引起脑细胞水肿，患者表现为颅内压增高，可出现头痛、恶心及呕吐等症状，严重时出现惊厥、昏迷，甚至形成脑疝而危及生命。

(三) 水中毒防治的病理生理基础

1. 防治原发病。

2. 严格控制水的摄入量，促进体内水分排出。

三、水肿

过多的液体积聚在组织间隙称为水肿(edema)，过多的液体积聚在体腔内称为积水，如胸腔积水、腹腔积水、心包积水和脑积水等。

水肿不是独立的疾病，而是多种疾病的一种重要病理过程。根据水肿发生的范围可分为全身性水肿和局部性水肿；根据引起水肿的原因可分为心性、肾性、肝性、营养不良性水肿；根据水肿发生部位可分为脑水肿、肺水肿、皮下水肿、喉头水肿等。

(一) 水肿发生的基本机制

正常人体组织间液量是恒定的，约占体重的15%，这种恒定状态主要依赖于血管内外液体的交换和机体内外液体交换的动态平衡。若平衡被破坏，则发生水肿。

1. 血管内外液体交换失平衡　在生理情况下，组织间液和血浆之间不断进行液体交换，使组织液的生成和回流保持动态平衡。而这种平衡受制于有效流体静压、有效胶体渗透压和淋巴回流等几个因素。驱使血管内液体向组织间隙滤出的平均有效流体静压，为毛细血管平均血压和组织间液的流体静压之差；促使液体回流至毛细血管内的有效胶体渗透压，为血浆胶体渗透压和组织间液胶体渗透压之差。有效流体静压与有效胶体渗透压之差值为平均有效滤过压，正常生理状态下组织液的生成略大于回流；组织间液回流剩余的部分，由毛细淋巴管运走汇入血液循环。由此可见，组织间液的生成量与回流量是保持相对平衡的。一旦这种平衡被打破，而使组织间液的生成量大于回流量，就可能导致水肿的形成。常见有以下几种原因（图 5－1，彩图，见插页）。

（1）毛细血管流体静压增高：毛细血管流体静压增高可致有效流体静压增高，平均有效滤过压增大，于是组织液生成增多，当后者超过淋巴回流的代偿能力时，便可引起水肿。毛细血管流体静压增高的常见原因是静脉压增高，常由静脉血栓形成或栓塞、肿瘤压迫静脉及充血性心力衰竭等因素引起。动脉充血可引起毛细血管流体静压增高，这是构成炎性水肿的原因之一。

（2）血浆胶体渗透压降低：血浆胶体渗透压主要取决于血浆白蛋白的含量。当血浆白蛋白含量减少时，血浆胶体渗透压下降，而平均有效滤过压增大，组织液生成增加，超过淋巴代偿能力时，可发生水肿。引起血浆白蛋白含量下降的主要原因有：①蛋白质合成障碍，见于肝硬化和严重的营养不良等。②蛋白质丢失过多，见于肾病综合征等。③蛋白质分解代谢增强，见于慢性消耗性疾病，如恶性肿瘤、慢性感染等。

（3）微血管壁的通透性增高：在正常情况下，毛细血管壁只允许微量的小分子血浆蛋白滤出，因而在毛细血管内外形成了很大的胶体渗透压梯度。当微血管壁通透性升高时，血浆蛋白从毛细血管、微静脉壁滤出增加，使血管内胶体渗透压降低而组织间液的胶体渗透压升高，有效滤过压正值增大，组织液生成大于回流，产生水肿。引起微血管壁通透性增高的原因有：各种炎症性疾病、烧伤、创伤、冻伤、化学性损伤等。

（4）淋巴回流受阻：淋巴回流不仅是组织间液回流入血的重要途径，并且淋巴回流具有很强的代偿能力，当组织间液生成增多时，淋巴回流量也随之增加，把过多的组织间液回输到血液循环，以防止液体在组织间隙中积聚过多，这对防止组织间液在组织间隙中积聚有重要意义。当淋巴回流受阻或不能代偿性增加时，含蛋白质的液体即可在组织间隙中积聚而形成水肿，这种因淋巴回流受阻而产生的水肿，水肿液含较高浓度的蛋白质，称淋巴水肿。淋巴回流受阻常见于淋巴管受肿瘤压迫、淋巴管被丝虫成虫阻塞、局部淋巴结摘除等病理状态。

2. 体内外液体交换失衡—水钠潴留　在生理状态时，机体钠和水的摄入量与排出量处于动态平衡，从而保持体液总量的相对恒定。这种动态平衡主要是通过肾的调节，如果调节因素发生障碍，可使体内、外液体交换失衡，即出现水、钠潴留而发生水肿。

（1）肾小球滤过率降低：引起肾小球滤过度下降的原因有原发和继发两类。①原发性肾小球滤过率下降，见于广泛的肾小球病变，如急性肾小球肾炎，由于炎性渗出物和内皮细胞的增生、肿胀使肾小球滤过面积减小。②继发性肾小球滤过率下降，多继发于各种原因引起的肾血流量减少，如充血性心力衰竭和休克等。

（2）肾小管和集合管重吸收钠、水增多：引起肾小管和集合管重吸收钠、水增多的因素很多，但主要有以下几个方面。

1）肾小球滤过分数增高：肾小球滤过率与每分钟肾血浆流量之比称滤过分数。当各种原因，如心力衰竭和肾病综合征等引起有效循环血量减少时，肾血流量降低，此时出球小动脉的收缩比入球小动脉更为明显，使肾小球滤过压升高，滤过率增加，滤过分数增加。由于血浆的非胶体部分滤出相对增加，使流经肾小管周围的毛细血管中血液的胶体渗透压增高。同时，毛细血管的流体静压降低，近曲小管对钠、水的重吸收增加，引起钠、水潴留。

2）肾内血流重新分布：在正常生理状态下，90％的肾血流量分布在皮质肾单位，仅 10％的血流量分布在髓质。在心力衰竭时,由于交感神经兴奋,肾内血液可重新分布,即流经皮质肾单位的血流量明显减少,而流经近髓肾单位的血流量则明显增多,从而导致钠、水的重吸收增加。这种现象称肾血流重分布,其发生机制可能与皮质肾单位的交感神经纤维丰富和肾素含量较高有关。

3) 醛固酮和抗利尿激素分泌增多:主要原因如下。①醛固酮分泌增多。如充血性心力衰竭或肝硬化腹水时,因有效循环血量减少致肾血流量减少,使肾小球灌流压降低和肾小球滤过率降低,前者可刺激入球小动脉牵张感受器,后者可使流经致密斑的钠量减少,两者均可导致肾素分泌增多。由于肾素分泌过多,激活肾素-血管紧张素-醛固酮系统,使醛固酮分泌增加,导致肾远曲小管和集合管对钠的重吸收增多,同时也伴有水的重吸收增多,从而导致钠、水潴留。②ADH 分泌增多。血钠浓度升高和有效循环血量减少又可通过渗透压感受器和容量感受器引起 ADH 的释放增多,从而使肾远曲小管和集合管对水的通透性增加,并使其对水的重吸收能力增强。此外,肝功能严重受损时,醛固酮和 ADH 的灭活减少,使体内醛固酮和 ADH 含量均增加,故可加重钠、水的潴留。

(二) 常见水肿的特点

1. 心性水肿　心性水肿时,水肿液的分布与心力衰竭的发生有关。左心衰竭主要引起肺水肿,也称心源性肺水肿;右心衰竭引起全身性水肿。通常所说的心性水肿是指由右心衰竭引起的全身性水肿。心性水肿的特点:首先出现于身体的下垂部位,严重时可波及全身,并可出现胸水、心包积液和腹水等。

2. 肾性水肿　指由肾的原发性疾病引起的全身性水肿,多见于肾病综合征和急性肾小球肾炎等。肾性水肿可分为以蛋白尿导致低蛋白血症为主的肾病性水肿和以肾小球滤过率下降为主的肾炎性水肿。肾性水肿的特点:首先出现于眼睑和面部,并可随病情发展扩展到身体其他部位。

3. 肝性水肿　指由严重肝脏疾病所引起的全身性水肿,常见于肝硬化。肝性水肿的特点:以腹水为主要表现,亦可有皮下水肿。

4. 肺水肿　指肺组织有过多的液体积聚。根据水肿液积聚的部位,肺水肿可分为间质性肺水肿和肺泡水肿,肺泡水肿是由间质性肺水肿发展而来。很多疾病过程中可以发生肺水肿,包括原发性肺疾病和继发性肺功能异常两方面原因。

5. 脑水肿　过多的液体在脑组织中积聚,使脑的重量增加,称为脑水肿。脑水肿可分为血管源性脑水肿、细胞性脑水肿和间质性脑水肿。

(1) 血管源性脑水肿:是临床上最常见的脑水肿,常见于脑外伤、颅内肿瘤、脑出血和脑血管栓塞等。血管源性脑水肿发生的主要机制是:脑毛细血管壁通透性增高,血浆内的液体成分包括较多的蛋白质移出脑血管,从而引起脑水肿。

(2) 细胞性脑水肿:曾称细胞中毒性脑水肿,常见于各种原因(心跳骤停、窒息、休克和脑血液循环障碍等)引起的脑缺氧和急性低钠血症等。主要病因是脑缺血缺氧和稀释性低钠血症。

(3) 间质性脑水肿:主要由于脑脊液生成与回流失平衡引起,如大脑导水管因肿瘤压迫阻塞时。

上述三种类型的脑水肿,在临床上可同时或先后发生,这取决于引起脑水肿的原因与病情的发展情况。

第三节　钾代谢紊乱

钾代谢紊乱主要指细胞外液中 K^+ 浓度的异常变化,是电解质代谢紊乱中常见的病理过程,包括低钾血症和高钾血症。

一、低钾血症

血清钾浓度低于3.5 mmol/L,称为低钾血症(hypokalemia)。

(一)原因和机制

1. 钾的摄入量不足 见于长期不能进食的患者,如消化道梗阻、昏迷及手术后长期卧床的患者。

2. 钾丢失过多 主要见于以下情况。

(1) 经消化道失钾:大量消化液丧失是低钾血症最常见的原因,主要见于频繁呕吐、腹泻、胃肠引流及肠瘘,或滥用灌肠剂或缓泻剂。此外,呕吐所致的代谢性碱中毒可导致细胞外的钾转入细胞内,加重低钾血症。同时,呕吐引起的血容量减少,又可导致醛固酮分泌增加,从而促进肾排钾增多。

(2) 经肾失钾:主要见于。①长期使用髓襻利尿剂如呋塞米或噻嗪类利尿药。②渗透性利尿,如糖尿病、急性肾衰竭多尿期、使用甘露醇等所致的利尿常伴有尿排钾增多。③盐皮质激素过多,见于原发性和继发性醛固酮增多症。④肾小管性碱中毒。⑤镁缺失。

(3) 经皮肤失钾:汗液含钾不多,为5~10 mmol/L,一般情况下不易引起低钾血症,但在高温环境中进行体力劳动时,可因大量出汗丢失钾。如未及时补充,可引起低钾血症。

3. 钾在体内分布异常 当细胞外液的钾过多地转入细胞内时,可引起低钾血症,但机体的总钾量并不减少。主要见于:①碱中毒。②过量胰岛素的应用。③β肾上腺素能受体活性增强。④某些毒物中毒。⑤低钾血症性周期性麻痹。

(二)功能代谢变化

低钾血症对机体的影响取决于血钾降低的程度、速度和持续时间,血钾浓度越低,对机体的影响越大。

1. 对神经肌肉的影响 急性低钾血症常见的症状是神经肌肉的兴奋性降低,表现为肌肉松弛无力或弛缓性麻痹,以下肢肌肉最为常见,严重时可累及躯干、上肢,甚至发生呼吸肌麻痹。低钾血症时出现肌肉松弛的机制比较复杂,主要取决于细胞内外钾浓度的比值变化。因为神经肌肉细胞兴奋性大多由静息电位与阈电位间的差距决定,而细胞内外钾浓度比值是静息电位的重要决定因素。钾对骨骼肌的血流量有调节作用,局部钾浓度增加引起血管扩张,致使血流量增加。严重钾缺乏的患者,肌肉运动时不能从细胞释出足够的钾,以致发生缺血缺氧而引起肌痉挛、缺血性坏死和横纹肌溶解,进而发生肾衰竭。有观点认为低钾血症时发生的横纹肌溶解还与肌肉代谢障碍有关。

2. 对心脏的影响 钾在维持心脏功能上起重要作用。低钾血症时,心脏的主要表现是心律失常,其主要机制是低血钾影响心肌电生理特征,使心肌兴奋性和自律性增高而传导性降低。心电图表现为QRS波增宽,ST段压低,T波低平、增宽,U波增高,Q-T间期延长。

3. 对肾脏的影响 慢性缺钾时,集合管和远曲小管上皮细胞发生空泡变性,肾间质纤维化,肾小管萎缩或扩张,使肾脏对尿的浓缩功能低下;而且低钾血症时,肾小管上皮细胞 NH_3 生成增加,近曲小管对 HCO_3^- 重吸收增强,患者出现尿浓缩功能的异常,表现为多尿和低比重尿。

4. 对中枢神经系统的影响 低钾血症时中枢神经系统的兴奋性降低,轻者可表现为精神萎靡、表情淡漠,重者可出现反应迟钝、定向力障碍、嗜睡甚至昏迷。其原因可能与血钾降低、糖代谢障碍和ATP生成减少有关。

5. 对酸碱平衡的影响 低钾血症常伴有代谢性碱中毒。其发生机制是:低钾血症时,细胞内

K^+外移，而细胞外 H^+ 内移，使细胞外 H^+ 浓度降低。在肾脏，由于 K^+-Na^+ 交换减少，而 H^+-Na^+交换增多，结果一方面加重了细胞外液碱中毒，另一方面，肾排出的尿呈酸性，形成反常性酸性尿。

(三) 防治和护理原则

1. 积极治疗原发病，尽快恢复饮食和肾功能。

2. 补钾。对严重低钾血症或出现明显并发症的患者，如心律失常或肌肉瘫痪等，应及时补钾，最好口服，不能口服者可考虑静脉滴注补钾，切忌静脉推注，以免发生心跳骤停。细胞内缺钾恢复较慢，需补钾 4～6 天，严重者时间更长。

3. 纠正水和其他电解质代谢紊乱。

二、高钾血症

血清钾浓度高于 5.5 mmol/L，称为高钾血症（hyperkalemia）。高钾血症时极少伴有细胞内钾含量的增高。

(一) 原因和机制

1. 钾摄入过多　静脉输入钾盐过多过快或大量输入库存血液，均可引起高钾血症。肾功能异常时，肾排钾障碍常引起高钾血症。

2. 钾排出减少

(1) 肾功能不全：主要见于急性肾功能衰竭的少尿期及慢性肾功能衰竭的末期。因肾小球滤过率降低，致钾排出减少，使血清钾浓度升高。无尿时，血清钾浓度以每日 0.7 mmol/L 的速度上升。

(2) 醛固酮缺乏：醛固酮的主要作用是促进远曲小管和集合管对 Na^+ 的重吸收和 K^+、H^+ 的排泌。醛固酮分泌减少或作用减弱时，可出现高钾血症。如慢性肾上腺皮质功能减退和双侧肾上腺切除时，由于醛固酮分泌减少导致肾远曲小管泌 K^+ 的功能降低，使钾排出减少，血钾升高。

(3) 长期应用保钾利尿剂：如氨苯蝶啶、螺内酯(安体舒通)等利尿药具有对抗醛固酮保钠排钾的作用，长期应用可使肾排钾减少，从而引起高钾血症。

3. 钾的跨细胞分布异常　细胞内钾迅速转运到细胞外，当超过了肾的排钾能力时，血钾浓度升高。主要见于急性酸中毒、高血糖合并胰岛素不足、β受体阻滞剂或洋地黄类药的应用及大面积烧伤时。此外，H^+ 内流及 K^+ 外流，导致细胞内 H^+ 增多而 K^+ 减少，致使远曲小管排 H^+ 增多，而排 K^+ 减少。

(二) 功能代谢变化

1. 对神经肌肉的影响　高钾血症对神经肌肉的影响与血钾升高的快慢和程度密切相关。轻度高钾血症时，由于细胞内钾浓度变化不大，故细胞内、外钾浓度差减小，使 K^+ 外流减少，静息膜电位降低，导致静息电位与阈电位的差距变小，而使肌肉兴奋性增高。患者可出现手足感觉异常、轻度肌肉震颤等症状。严重高钾血症时，静息电位降低可至阈电位水平，细胞膜处于除极化阻滞状态，使兴奋性极度降低，患者可出现肌无力，甚至发生弛缓性瘫痪。肌肉症状常先出现于四肢，然后向躯干发展，也可波及呼吸肌。

2. 对心脏的影响　高钾血症对机体最严重的影响是引起心室颤动和心搏骤停。高钾时心肌的兴奋性先升高后降低，引起心肌的自律性及传导性降低，心肌的收缩性降低。心电图的变化：T 波高尖、P-R 间期延长、Q-T 间期缩短、P 波和 QRS 波振幅降低。

3. 对酸碱平衡的影响　高钾血症时可出现代谢性酸中毒，并可出现反常性碱性尿。其发生机制：①高钾血症时，细胞外液 K^+ 升高，K^+ 向细胞内液转移，而细胞内液 H^+ 外移，引起细胞外液酸中毒。②肾小管上皮细胞 K^+ 浓度增高，H^+ 浓度减低，引起肾小管 H^+-Na^+ 交换减弱，而 K^+-Na^+ 交换增强，尿排 K^+ 增加，排 H^+ 减少，加重代谢性酸中毒。

（三）防治和护理原则

1. 积极治疗原发病，去除引起高钾血症的原因。
2. 降低血钾。
3. 纠正其他电解质代谢紊乱。
4. 注意观察患者血压、呼吸及肌力的变化，持续心电图监测，密切注意血钾浓度的变化。

小结

水与电解质代谢对于机体的生命活动意义重大，尤以水钠代谢紊乱最常见。根据血钠浓度分低钠血症和高钠血症；根据机体容量状况，低钠血症和高钠血症又有低容量性、高容量性和等容量性之分。

低容量性低钠血症又称为低渗性脱水，常见于治疗措施不当，即失液后只补水或滴注葡萄糖而不补充电解质或经肾失钠过多而引起。低渗性脱水时病理变化的主要环节是细胞外液低渗，细胞外液容量明显减少，导致周围循环衰竭；由于组织间液量减少更明显，可有皮肤弹性下降、眼窝及婴儿囟门下陷等脱水体征；脑细胞水肿时有中枢神经系统功能障碍的表现。

高容量性低钠血症又称水中毒，表现为低渗性细胞内、外液增多。常见于摄入水过多超过肾脏的排水能力，表现为血液稀释、组织间液增加和脑水肿引起的中枢神经系统症状。

低容量性高钠血症又称高渗性脱水，见于各种原因引起的水摄入不足或失水过多。失水多于失钠、细胞外液高渗是病理变化的主要环节。患者有排尿减少、口渴饮水、皮肤蒸发水减少，散热障碍可致脱水热。细胞内液向细胞外转移增加，脑细胞脱水可有中枢神经系统功能障碍的症状等。

水肿是指过多的液体积聚在组织间隙，如果过多的液体积聚在体腔则称为积水。其机制为：一是血管内外液体交换失衡，包括毛细血管流体静压增高、血浆胶体渗透压透降低、微血管壁通透性增加、淋巴回流受阻。二是体内外液体交换失衡，包括广泛肾小球病变或有效循环血量明显减少引起的肾小球滤过率下降和肾小球滤过分数增加、肾血流重分布、醛固酮及 ADH 分泌增多或心房肽分泌减少等引起的肾小管重吸收钠水增多。

钾代谢紊乱包括低钾血症和高钾血症两种类型。

低钾血症主要由于摄入不足、碱中毒等使血钾向细胞内转移，也可见于经消化道、皮肤或肾脏失钾过多。肌肉无力等神经肌肉症状是急性低钾血症的突出表现，通常因心脏细胞兴奋性增高、传导性降低和自律性增高而发生心律失常；心电图常表现 S－T 段下降、T 波低平、Q－T 间期延长等；可出现反常性酸性尿。

高钾血症主要见于摄入过多、酸中毒等使细胞内钾外流过多，也可见于多种原因引起的肾排钾减少。患者通常因心肌细胞兴奋性、传导性和自律性的降低而发生心律失常；心电图常出现 T 波高尖，Q－T 间期缩短和 P 波压低等；也可有肢体感觉和肌肉收缩异常，可出现反常性碱性尿。

通过以上内容的学习，为临床预防疾病及液体疗法打下坚实的基础。

附　实验实训

1. 复制动物肺水肿模型。
2. 利用多媒体课件进行演示。
3. 组织学生到医院见习临床有关疾病的液体疗法。

第六章

酸碱平衡失调

导学

了解：酸碱概念；酸碱平衡调节。

熟悉：酸碱平衡的常用指标及意义；四型单纯型酸碱平衡紊乱的原因和发生机制；代谢性酸中毒和呼吸性酸中毒的血气指标变化对机体的影响。

应用：通过学习酸碱平衡失调，使医学生能运用理论知识来分析临床病例并能将所学的知识应用于防治酸碱失衡的患者。

实验：用乳酸中毒来复制动物代谢性酸中毒的模型；也可采用临床病例分析讨论。

由于各种原因所导致的酸碱平衡失调，贯穿于多种疾病的病理过程中。一旦患者出现酸碱平衡紊乱，不仅加重原发疾病，而且使临床诊断与治疗变得更为复杂。

人体在进行正常的新陈代谢和生理活动时，必须要在适宜的体液环境中进行，这个适宜的体液环境即人体血液的酸碱度必须维持 pH 在 7.35～7.45，其变动范围十分狭窄。人体在代谢过程中不断产生酸性或碱性物质，在生活中也经常摄入一些酸性或碱性物质，而体液酸碱度却能保持相对稳定。这种在生理条件下，依靠血液各种缓冲系统，以及肺、肾的调节活动来维持体液酸碱度相对稳定的过程，称为酸碱平衡(acid-base balance)。而对在病理情况所致的酸碱超负荷、严重不足或调节机制障碍等造成的体液内环境酸碱度稳态的破坏，则称为酸碱平衡紊乱(acid-base disturbance)。

第一节　酸碱平衡的调节

一、酸和碱的概念

在化学反应中，凡是能释放出 H^+ 的化学物质称为酸，如 HCl、H_2SO_4 和 H_2CO_3 等；反之，凡是能接受 H^+ 的化学物质称为碱，如 OH^-、NH_3、HCO_3^- 等。根据释放 H^+ 的难易程度可将酸分为强酸和弱酸；根据接受 H^+ 并与之结合的程度分为强碱和弱碱。

二、体内酸碱物质的来源

体液中的酸碱物质主要来源于细胞的新陈代谢活动，少部分从食物中获得。在生理条件下，机体所产生的酸性物质多于碱性物质。

(一) 酸性物质的来源

1. 挥发酸(volatile acid) 即碳酸，是机体在代谢活动中产生最多的一种酸性物质。由糖、脂肪和蛋白质氧化分解的终产物 CO_2 与 H_2O，经碳酸酐酶(CA)的催化而生成。由于碳酸既可以释出 H^+，又可以转变为 CO_2 经肺排出体外，即主要由肺部来调节，故被称为挥发酸。

2. 固定酸(fixed acid) 指只能经肾随尿排除而不能经肺呼出的一类酸性物质，分别来源于蛋白质分解代谢产生的磷酸、硫酸和尿酸；糖酵解产生的甘油酸、丙酮酸和乳酸；脂肪代谢产生的β-羟丁酸、乙酰乙酸等。其中蛋白质分解代谢生成的酸性物质是固定酸的主要来源。此外，少量的酸性物质来源于机体摄入的酸性药物如水杨酸、氯化铵等。

(二) 碱性物质的来源

碱性物质主要来源于机体所摄入的食物，如蔬菜、瓜果中含有的柠檬酸钠、苹果酸钠和草酸钠等有机酸盐。其次来源于体内物质代谢产生的碱性物质，如氨基酸脱氨基所生成的 NH_3，但这种氨经肝脏代谢后生成尿素，故一般情况下对体液酸碱度影响不大。

三、酸碱平衡的调节

(一) 体液缓冲系统及其调节作用

1. 缓冲系统基本组成 由一种弱酸(缓冲酸)和相对应的缓冲碱组成的混合溶液，称为缓冲系统，其中的酸与碱构成缓冲对，分别具有缓冲酸和碱的能力。

(1) 碳酸氢盐缓冲系统：按其分布可分为两种，即 $NaHCO_3/H_2CO_3$，$KHCO_3/H_2CO_3$ 组成。它们是血液中最重要的缓冲系统，其作用特点为：①缓冲能力强。含量最高，对固定酸的缓冲能力达全血缓冲总量的53%。②缓冲潜力大。对固定酸缓冲后所生成的 H_2CO_3，可转化成为 CO_2 经肺排出，所消耗的 HCO_3^- 通过肾的调节来补充。③只能缓冲固定酸和碱，不能缓冲挥发酸。④对血液 pH 具有决定作用，根据 Henderson-Hasselbalch 方程式为：

$$pH = pKa + \lg[HCO_3^-]/[H_2CO_3]$$

$$\text{即：} pH = 6.1 + \lg 24/1.2 = 6.1 + \lg 20/1 = 6.1 + 1.3 = 7.4$$

由此可见，血浆 pH 主要取决于血浆 HCO_3^- 与 H_2CO_3 的比值，无论两者的绝对浓度如何变化，只要该缓冲对的比例在 20∶1 左右，血浆 pH 就可保持在正常范围内。

(2) 非碳酸氢盐缓冲系统：指除碳酸氢盐缓冲对以外的各缓冲对，主要缓冲挥发酸。具体包括：①磷酸盐缓冲系统。基本组成为 $HPO_4^{2-}/H_2PO_4^-$，在细胞内、外均有分布，主要在细胞内发挥缓冲作用。②蛋白质缓冲系统。基本组成为 Pr^-/HPr，存在于血浆及细胞内。③血红蛋白缓冲系统。为红细胞独有的缓冲对，主要是 $HbO_2^-/HHbO_2$。

2. 缓冲系统的调节过程 酸碱平衡紊乱时，体液缓冲系统以接受 H^+ 或释放 H^+ 的方式，将强酸转为弱酸，将强碱变为弱碱，其特点为反应迅速、维持时间短暂，减小血浆 pH 的变动范围。现以碳酸氢盐缓冲系统为例来说明它们的调节作用和过程。

如 HCl 作为一种强酸入血后，先受碳酸氢盐缓冲系统中的 $NaHCO_3$ 的作用，生成氯化钠和碳酸，使强酸变为弱酸(H_2CO_3)，后者将转化为 CO_2 经肺排出，缓冲的结果对血浆 pH 的影响不大。

$$HCl + NaHCO_3 \longrightarrow NaCl + H_2CO_3$$

$$H_2CO_3 \longrightarrow H_2O + CO_2\uparrow$$

同样，NaOH 作为一种强碱入血后，则由该缓冲系统中的 H_2CO_3 来缓冲，生成 $NaHCO_3$ 和

H_2O，将强碱转为弱碱，并由肾排出，使血浆 pH 仍在正常范围内波动。

$$NaOH + H_2CO_3 \longrightarrow H_2O + NaHCO_3$$

（二）肺的调节作用

肺以控制 CO_2 排出量的多少来调节血浆 H_2CO_3 浓度，使血液 pH 处于相对稳定状态。这种调节发生速度快，数分钟内即可使酸碱平衡紊乱得到调整，但仅限于对 CO_2 的调节作用。故当外呼吸功能障碍时，则肺难以发挥调节酸碱平衡的作用。

1. 呼吸运动的中枢调节　延髓呼吸中枢通过接受中枢和外周化学感受器的刺激来控制肺泡通气量，它对 $PaCO_2$ 的变动非常敏感，如脑脊液 H^+ 增加，呼吸中枢兴奋，肺泡通气量明显增多，使 CO_2 呼出量明显增多，血浆 H_2CO_3 相应降低，pH 变化不大。但当 $PaCO_2$ 超过 80 mmHg 时，呼吸中枢因受到抑制产生 CO_2 麻醉，其中枢调节功能反而丧失。

2. 外周化学感受器的调节　对 $PaCO_2$、血浆 pH 及 PaO_2 的变化，颈动脉体和主动脉体感受器反应较慢。只有当 PaO_2 低于 60 mmHg 时才能受到刺激，反射性兴奋呼吸中枢，增加肺泡通气量，使 CO_2 呼出量增加，血浆 HCO_3^- 下降，血浆 pH 保持正常。

（三）肾的调节作用

肾主要通过排酸保碱作用来排泄固定酸，维持血浆 HCO_3^- 浓度和正常的 pH。其作用特点为反应迟缓，但维持时间较长。

1. $NaHCO_3$ 的重吸收　在生理状态下，能自由通过肾小球滤液中的 $NaHCO_3$，其在原尿中的含量与血浆相同。其中在近端肾小管被重吸收占 85%～90%，在远端肾单位（包括远曲小管、连接段和集合管等）被重吸收为 10%～15%，随终尿排出体外的仅为 0.1%，几乎无 $NaHCO_3$ 的丢失。

2. NH_4^+ 的排泄　铵（NH_4^+）的排出量是随着酸中毒的加重而增多。通常，近曲小管上皮细胞是产生 NH_4^+ 的主要场所，在线粒体内由谷氨酰胺酶水解谷氨酸酰胺最终生成 NH_3。

$$谷氨酰胺 \longrightarrow NH_3 + 谷氨酸$$

$$谷氨酸 \longrightarrow NH_3 + \alpha\text{-}酮戊二酸$$

重度酸中毒时，磷酸盐缓冲系统不能发挥缓冲作用，近曲小管和远曲小管分泌 NH_3 明显增强。

（四）组织细胞的调节作用

组织细胞调节酸碱平衡主要以离子交换方式（H^+-K^+，H^+-Na^+，Na^+-K^+ 等）进行。如 H^+ 增高时，H^+ 入细胞，K^+ 出细胞，以维持电中性，因此酸中毒往往继发高钾血症。当细胞外液 HCO_3^- 升高时，可与细胞内的 Cl^- 进行交换，促使 HCO_3^- 排出。

综上所述，机体主要通过上述机制来调节酸碱平衡。其中血液缓冲系统反应迅速，但缓冲作用有限；肺的调节效能快而较强，30 分钟达到高峰，但仅对 CO_2 有调节作用；细胞的缓冲能力较强，3～4 小时发挥作用；肾的调节作用强而持久，但作用发挥比较缓慢。

第二节　反映酸碱平衡的常用指标及其意义

一、pH 与 H^+ 浓度

pH 与 H^+ 浓度均是判断溶液酸碱度的常用指标，由于血液 H^+ 浓度很低不便于计算，因此广泛使用 H^+ 浓度的负对数即 pH 来表示。它是表示溶液酸碱度的一个简明指标。

正常人动脉血 pH 为 7.35～7.45，平均为 7.4，相当于 H^+ 浓度 45～35 nmol/L。血浆 pH 可反映酸碱平衡紊乱的性质、程度和代偿状态。其值若低于 7.35 为失代偿性酸中毒；若高于 7.45 为失代偿性碱中毒。若正常，则为三种可能性：①酸碱平衡正常。②存在代偿性酸中毒或碱中毒，但经机体代偿调节，使血浆 HCO_3^-/H_2CO_3 比值维持在 20∶1 左右，因此 pH 仍在正常范围内。③同时有酸、碱中毒而相互抵消的混合型酸、碱平衡紊乱。故应综合分析判断。

二、动脉血二氧化碳分压

二氧化碳分压（PCO_2）是指血浆中物理溶解状态的 CO_2 分子所产生的压力（张力）。动脉血二氧化碳分压（$PaCO_2$）正常平均值为 40 mmHg (5.32 kPa)。

$PaCO_2$ 是反映呼吸性酸中毒和碱中毒的重要指标，$PaCO_2$ 升高，表示有 CO_2 潴留，见于呼吸性酸中毒或代偿后的代谢性碱中毒；$PaCO_2$ 降低，表明肺泡通气过度，CO_2 呼出过多，见于呼吸性碱中毒或代偿后的代谢性酸中毒。

三、标准碳酸氢盐和实际碳酸氢盐

1. 标准碳酸氢盐（standard bicarbonate, SB）　指全血标本在标准条件下（温度 38℃、血红蛋白氧饱和度 100%、用 $PaCO_2$ 为 40 mmHg 的气体平衡）所测得的血浆 HCO_3^- 含量。正常值为 22～27 mmol/L，平均为 24 mmol/L。由于 PCO_2 的变化可直接影响血浆 HCO_3^-，全血标本经上述标准化条件处理后，实际上已经消除了呼吸因素的影响，故 SB 是判断代谢性因素的指标。SB 降低，见于代谢性酸中毒或代偿后的呼吸性碱中毒；SB 增高，见于代谢性碱中毒或代偿后的呼吸性酸中毒。

2. 实际碳酸氢盐（actual bicarbonate, AB）　指隔绝空气的血液标本，在实际条件下（即实际的体温、$PaCO_2$ 与血氧饱和度）所测得的血浆 HCO_3^- 浓度。受呼吸和代谢双重因素的影响，正常人 AB＝SB，均为 22～27 mmol/L，平均为 24 mmol/L。代谢性酸中毒时，两者均降低；代谢性碱中毒时，两者均升高。若 AB＞SB，表明 $PaCO_2$ ＞40 mmHg，有 CO_2 潴留，见于呼吸性酸中毒；若 AB＜SB，表明 $PaCO_2$ ＜ 40 mmHg，CO_2 排出过多，见于呼吸性碱中毒。

四、缓冲碱

缓冲碱（buffer base, BB）是指血液中一切具有缓冲作用的负离子碱的总和，包括血浆和红细胞中的 HCO_3^-，Hb^-，HbO_2^-，Pr^-，HPO_4^{2-} 等。通常在标准条件下测定，正常值为 45～53 mmol/L，平均为 48 mmol/L。BB 亦是反映代谢因素的指标，代谢性酸中毒时 BB 减少，代谢性碱中毒时 BB 升高。但慢性呼吸性酸中毒或慢性呼吸性碱中毒，经肾代偿调节，BB 可出现继发性升高或降低。

五、碱剩余

碱剩余（base excess, BE）是指在标准条件下（$PaCO_2$ 为 40 mmHg，血红蛋白氧饱和度 100%、温度 38℃），用酸或碱滴定全血标本到 pH 7.4 所需的碱或酸的量（mmol/L）。正常为－3～＋3 mmol/L，也是一个反映代谢因素的指标。一般用酸滴定使血液 pH 达到 7.4，则反映被测血液中的碱过多，BE 用正值表示；若需用碱滴定，说明被测血液碱缺失，BE 用负值表示。当 BE 负值增加时，见于代谢性酸中毒或代偿后的呼吸性碱中毒。BE 正值增加时，见于代谢性碱中毒或代偿后的呼吸性酸中毒。

六、阴离子间隙

阴离子间隙（anion gap, AG）是指血浆中未测定阴离子（undetermined anion, UA）与未测定阳离子(undetermined cation, UC)的差值,即:AG = UA − UC。它是一项近年受到广泛重视的酸碱指标,由于血浆中阴、阳离子总当量数相等(均为150 mmol/L),两者保持着电中性。其中可测定阳离子为Na^+,占血浆阳离子总量的90%。可测定阴离子为HCO_3^- 和 Cl^-,占血浆阴离子总量的85%。AG可通过测算这些血浆中可测定阴、阳离子的差值算出。AG值的正常范围为10~14 mmol/L。AG作为衡量血浆中固定酸含量的指标,其增高的临床意义较大。目前认为,当AG > 16 mmol/L时,可形成AG增高型代谢性酸中毒,常见于乳酸、磷酸盐、酮体过多和水杨酸中毒等所致。AG的测定对区分不同类型的代谢性酸中毒和诊断某些混合性酸碱平衡失调有重要价值,但AG降低在酸碱失调诊断方面价值不大。

第三节 单纯型酸碱平衡紊乱

临床上单纯型酸碱平衡紊乱最为常见,根据其原发改变分为四种类型:①代谢性酸中毒。②呼吸性酸中毒。③代谢性碱中毒。④呼吸性碱中毒。

一、代谢性酸中毒

代谢性酸中毒(metabolic acidosis)是指血浆HCO_3^-浓度原发性减少,以致血浆pH下降的一种酸碱平衡失调。按AG值的变化情况,可将代谢性酸中毒分为AG增高型和AG正常型两类(图6-1)。

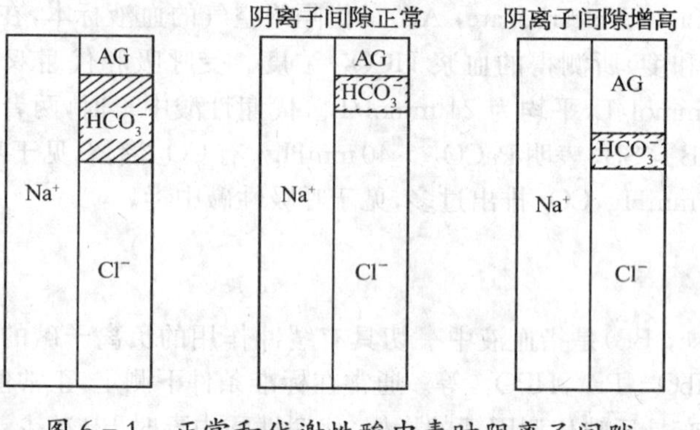

图6-1 正常和代谢性酸中毒时阴离子间隙

(一) 原因和机制

1. AG增高型代谢性酸中毒 即正常血氯性代谢性酸中毒,是指除含氯以外的任何一种固定酸血浆浓度增高时的代谢性酸中毒。因固定酸经碳酸氢盐缓冲后,使HCO_3^-减少,未测定阴离子增多。故其具有血浆固定酸增多、AG增高、血氯含量正常等特点,常见原因如下。

(1) 固定酸生成过多:①乳酸酸中毒,如休克、心力衰竭、低氧血症、严重贫血、肺水肿等,均可导致组织细胞缺血缺氧,产生大量乳酸,造成乳酸酸中毒。②酮症酸中毒,常见于糖尿病、严重饥饿、酒精中毒等。如严重饥饿时,机体动用大量脂肪供能,引发酮症酸中毒。糖尿病时,因胰岛素不足使葡萄糖利用减少,脂肪加速分解,生成大量酮体(β-羟丁酸、乙酰乙酸等),当超过外周组织氧化利用和肾脏排出能力时,可造成酮症酸中毒。

(2) 固定酸摄入过多:见于大量服用阿司匹林、氯化铵等,使血浆中有机酸离子增多而引起本型酸中毒。

(3) 固定酸排出量减少：严重肾功能障碍时，因肾滤过率明显减少，肾排泄障碍而导致固定酸在体内蓄积，加上肾小管泌 H^+ 泌 NH_4^+ 和重吸收 HCO_3^- 能力减弱，使血浆中的 H^+ 浓度增高、HCO_3^- 明显降低，而发生酸中毒。

2. *AG正常型代谢性酸中毒* 又称高血氯型代谢性酸中毒。此时，因 HCO_3^- 丢失过多而由重吸收的 Cl^- 替补，以维持阴离子的平衡。或含 Cl^- 药物摄入过多直接升高血浆 Cl^- 和降低 HCO_3^-，使AG保持不变，故其具有AG正常、血氯升高等特点，常见原因如下。

(1) 摄入含氯酸性药物过多：见于长期或大量服用氯化铵、盐酸、精氨酸等药物，这些药物易在体内代谢活动中生产 HCl，H^+ 消耗血浆中 HCO_3^-，导致AG正常代谢性酸中毒。

(2) 经消化道丢失 HCO_3^- 过多：多见于严重腹泻及小肠、胆囊引流等情况。大量 $NaHCO_3$ 随肠液丢失，使血浆和原尿 HCO_3^- 下降，而对 Cl^- 的重吸收增加，以致血浆 Cl^- 增高。

(3) 肾脏泌 H^+ 功能障碍：①肾功能不全时，可因肾小管泌 H^+ 和重吸收 HCO_3^- 减少而致酸中毒。②肾小管性酸中毒，由于受重金属(汞、铅)、药物(磺胺类)及遗传性缺陷等致病因素的影响，肾小管排 H^+ 功能障碍，血浆 H^+ 增高。

(二) 机体的代偿调节

1. *血液与细胞内的缓冲作用* 代谢性酸中毒时，血液中增加的 H^+ 可立即受到血液缓冲系统的缓冲，其作用过程为：

$$H^+ + HCO_3^- \longrightarrow H_2CO_3 \longrightarrow CO_2\uparrow + H_2O$$

经过上述反应，血浆 HCO_3^- 及其他缓冲碱消耗性减少，所形成的弱酸 H_2CO_3，可离解成 CO_2 经肺排出。2～4小时后，细胞内缓冲系统发挥作用，H^+、K^+ 交换增强，K^+ 从细胞内逸出，造成继发性高钾血症。

2. *肺的代偿作用* 血液 H^+ 浓度增加，直接刺激使颈动脉体和主动脉体化学感受器，反射性地引起呼吸中枢兴奋，呼吸运动增强，肺泡通气量明显增加，CO_2 排出增多，以维持 HCO_3^-/H_2CO_3 的浓度比值接近正常。酸中毒时肺的代偿反应十分迅速，约10分钟即可启动，但不持久，易出现失代偿。

3. *肾的代偿作用* 除肾性原因以外，其他任何原因引起的代谢性酸中毒，肾脏均可以发挥其排酸保碱的重要调节作用。当血液 H^+ 浓度升高时，肾小管泌 H^+、泌 NH_4^+ 和重吸收 HCO_3^- 增多，通过加速固定酸的排出和 HCO_3^- 的重吸收，使 HCO_3^-/H_2CO_3 的比值有所恢复。肾脏的这种调节作用较为缓慢，常常在酸中毒发生数小时后启动，3～5天才能达到最高峰。如果酸中毒是由肾功能障碍引起的，排酸代偿作用则丧失。

4. *各项血气指标变化* 代谢性酸中毒经上述代偿调节后，若 HCO_3^- 与 H_2CO_3 比值接近20∶1，血液pH正常，称代偿性代谢性酸中毒；若该比值减小，血液pH下降，则称失代偿性代谢性酸中毒。它们的血气参数变化为：HCO_3^- 原发性降低，AB、SB、BB均降低，AB＜SB，BE负值增大，通过呼吸代偿后，$PaCO_2$ 继发性下降。

(三) 对机体的影响

1. *心血管系统* ①心肌收缩力减弱：血液 H^+ 浓度增高，不仅使心肌代谢障碍，而且可妨碍心肌细胞 Ca^{2+} 内流和肌浆网的 Ca^{2+} 释放，竞争性抑制 Ca^{2+} 与肌钙蛋白结合，从而引起心肌收缩力减弱，心排出量减少。②心律失常：与血清 K^+ 升高密切相关。由于血液 H^+ 升高，一方面促使细胞内外 H^+-K^+ 交换，H^+ 入细胞，K^+ 出细胞。另一方面肾小管上皮细胞泌 H^+ 且增加、排 K^+ 减少，于是形成继发性高钾血症，引起各种心律失常。尤其是重度传导阻滞、心室纤颤，甚至心脏停搏等。

③血管对儿茶酚胺的反应性降低：受血液 H^+ 增高的影响，毛细血管前括约肌及微动脉平滑肌对儿茶酚胺反应性降低，以致血管扩张，血压下降。因此，对休克引起的酸中毒，予以及时纠正来阻断休克病情恶化具有重要的临床意义。

2. 神经系统　酸中毒时既可妨碍氧化磷酸化，使脑组织所需的能量因 ATP 生成减少而供应不足，又可提高谷氨酸脱羧酶活性，使抑制性介质 γ-氨基丁酸生成增多，从而引起中枢神经系统代谢障碍，患者产生意识障碍、嗜睡、昏迷等临床表现，甚至因呼吸中枢和血管运动中枢麻痹而死亡。

（四）防治的病理生理基础

1. 治疗原发病　及时去除发病原因，同时注意采取适量输液措施纠正水、电解质紊乱，恢复有效循环血量和改善肾功能。

2. 合理应用碱性药物　这是纠正代谢性酸中毒的主要措施，首选碳酸氢钠。应根据酸中毒程度，在血气监护下分次补碱，使用时量宜小不宜大。此外，也可选用作用较慢的乳酸钠，但乳酸酸中毒及肝病患者应该慎用或者不用。

二、呼吸性酸中毒

呼吸性酸中毒(respiratory acidosis)是指 $PaCO_2$（或血浆 H_2CO_3）原发性升高，以致血浆 pH 下降的一种酸碱平衡紊乱。根据病程可将其分为急性呼吸性酸中毒和慢性呼吸性酸中毒两类。

（一）原因和机制

1. CO_2 排出减少　常见于以外呼吸通气障碍所致的 CO_2 排出受阻。

(1) 呼吸中枢抑制：见于颅脑损伤、脑炎、脑血管意外、呼吸中枢抑制剂（吗啡、巴比妥类）应用过量、酒精中毒等。主要通过抑制呼吸中枢，造成体内 CO_2 潴留，而致急性呼吸性酸中毒。

(2) 呼吸肌麻痹：如急性脊髓灰质炎、脊神经根炎、重症肌无力、有机磷中毒及重度低钾血症等，可使呼吸运动动力不足，肺泡扩张受限，以致 CO_2 排出障碍。

(3) 呼吸道阻塞：可因喉头痉挛、水肿、溺水、异物阻塞气管等引起急性呼吸性酸中毒，也可因支气管哮喘、慢性阻塞性肺部疾患导致慢性呼吸性酸中毒。

(4) 呼吸机使用不当：如通气量设置过少，使 CO_2 排出减少。

2. CO_2 吸入过多　较少见。如矿井塌陷，被阻塞区通气不良，空气中 CO_2 增多，使机体吸入过量 CO_2 而发病。

（二）机体的代偿调节

呼吸性酸中毒由于肺通气功能障碍所致，故碳酸氢盐缓冲系统与肺均不能进行及时缓冲和代偿调节。急性呼吸性酸中毒只能靠血液非碳酸氢盐缓冲系统来调节，而慢性呼吸性酸中毒则可以由肾脏发挥调节作用。

1. 细胞内外离子交换和细胞内缓冲　这是急性呼吸性酸中毒的主要代偿方式，其代偿调节能力十分有限，往往表现为失代偿状态。CO_2 在血浆中转化为 HCO_3^- 是由于 CO_2 潴留，血浆 H_2CO_3 不断升高，H_2CO_3 离解成 H^+ 和 HCO_3^-，使血浆 HCO_3^- 相应增多，有利于维持 HCO_3^- 与 H_2CO_3 比值，具有一定的代偿作用。H^+ 与细胞内 K^+ 交换，进入细胞的 H^+ 被 Pr^- 缓冲，K^+ 外移则继发高钾血症。但上述代偿调节难以维持 HCO_3^- 与 H_2CO_3 正常比值，故血浆 pH 常常低于正常。

2. 肾的调节作用　这是慢性呼吸性酸中毒的主要代偿方式，由于 $PaCO_2$ 和 H^+ 升高，肾小管上皮细胞中的碳酸酐酶或谷氨酰胺酶活性增强，肾小管泌 H^+ 和重吸收 HCO_3^- 明显增多。结果，酸性物质随尿排出体外，而血浆 HCO_3^- 继发性增高，如果 HCO_3^- 与 H_2CO_3 比值接近 20∶1，则为代偿性呼吸性酸中毒。

3. 各项血气指标变化

(1) 急性呼吸性酸中毒：CO_2 急剧潴留，肾脏来不及发挥代偿作用，HCO_3^- 与 H_2CO_3 比值减少，血浆 pH 下降，为失代偿性呼吸性酸中毒。其血气参数变化为：$PaCO_2$ 原发性增高，AB $>$ SB，BB、BE 变化不大。

(2) 慢性呼吸性酸中毒：虽有 CO_2 潴留，但已被肾脏充分代偿，可使 HCO_3^- 与 H_2CO_3 比值接近或达到 20∶1，血浆 pH 略低或正常，形成代偿性或失代偿性呼吸性酸中毒。其血气参数变化为：$PaCO_2$ 原发性增高，AB、SB、BB 均升高，AB$>$SB，BE 正值增大。

(三) 对机体的影响

呼吸性酸中毒对心脏的影响与代谢性酸中毒时相似，所不同的是 PCO_2 升高可引起一系列血管运动和神经精神障碍。

1. CO_2 对血管的直接舒张作用　由于脑血管壁无 α 受体，体内的 CO_2 可直接扩张脑血管，使脑血流量增加，颅内压及脑脊髓液压力增高，引起持续性头痛，尤以夜间和晨起为甚。

2. 中枢神经系统功能障碍　主要由于高碳酸血症所致。常见于 $PaCO_2 > 80$ mmHg 时，早期症状为头痛、不安、焦虑等；晚期可见震颤、精神错乱、嗜睡、昏迷等“二氧化碳麻醉”表现，严重时可产生肺性脑病。

(四) 防治的病理生理基础

1. 改善肺泡通气功能　这是防治本型酸中毒的关键性措施，应针对病因处理，并保持呼吸道畅通。如对慢性阻塞性肺疾病患者，要及时控制感染、强心、解痉和祛痰。对呼吸道梗阻者，应尽早排除气道异物或解除支气管平滑肌痉挛。对呼吸中枢抑制者，需果断应用呼吸中枢兴奋药或人工呼吸机。

2. 正确使用碱性药物　呼吸性酸中毒时应慎用碱性药物，尤其是在通气尚未改善前要严加控制。一般在通气改善后可慎重应用三羟甲基氨基甲烷(THAM，一种不含钠的有机碱)，而不用碳酸氢钠，以免加重高碳酸血症和并发代谢性碱中毒。

三、代谢性碱中毒

代谢性碱中毒(metabolic alkalosis)是指血浆 HCO_3^- 原发性增高，以致血浆 pH 升高的一种酸碱平衡紊乱。

(一) 原因和机制

1. H^+ 丢失过多

(1) 胃液丢失 H^+：常见于幽门梗阻或高位肠梗阻时的剧烈呕吐等，引起含 HCl 的胃液大量丢失，导致分泌进入肠液的 $NaHCO_3$ 难以被 HCl 中和，而被小肠黏膜吸收入血，使血浆中 HCO_3^- 上升，而导致代谢性碱中毒。胃液丢失常伴有 Cl^- 和 K^+ 的丢失，引起低氯血症和低钾血症。

(2) 肾脏丢失 H^+：①由于长期使用利尿剂或醛固酮分泌增加引起。醛固酮能促进远曲小管和集合管排出 H^+ 及 K^+，增强 Na^+ 的重吸收，因此引起 H^+ 排出增多，$NaHCO_3$ 重吸收增加，引起代谢性碱中毒。②盐皮质激素过多(肾上腺皮质增生或肿瘤等)时，促进 H^+ 分泌增加和保 Na^+ 排 K^+，可造成低钾性碱中毒。③库欣(Cushing)综合征也可发生代谢性碱中毒。

2. 碱性物质输入过多　常为医源性因素所致，如给肾衰竭的患者输入过多碳酸氢钠，或大量输入库存血(含柠檬酸盐)，由于肾小管对 HCO_3^- 的排泌障碍而使血浆 HCO_3^- 原发性增高。

3. H^+ 向细胞内转移　低钾血症时，因血钾降低，引起细胞内、外 K^+ - H^+ 交换，K^+ 出细胞，H^+ 入细胞，血浆 H^+ 下降，引起代谢性碱中毒。

4. 缺氯　由于长期使用利尿剂(呋塞米和依他尼酸等),从而抑制了髓襻升支粗段对 Cl^-、Na^+ 和水的重吸收,引起肾远曲小管内 $H^+ - Na^+$ 交换增加,$NaHCO_3$ 重吸收增多。同时,Cl^- 则以 NH_4Cl^- 形式从尿液排出,引起低氯性碱中毒。

(二) 机体的代偿调节

1. 体液的缓冲作用和细胞内外离子交换　代谢性碱中毒时,体液缓冲系统中的弱酸(H_2CO_3、HHb、$HHbO_2$、Hpr、$H_2PO_4^-$)可直接缓冲增多的 OH^-;使血浆 HCO_3^- 及 Buf^- 升高。同时,细胞内、外 $H^+ - K^+$ 交换增强,H^+ 出细胞,K^+ 入细胞,于是出现继发低钾血症。

2. 肺的代偿调节　为代谢性碱中毒的主要调节方式。具有代偿反应迅速(发病后数分钟启动),12～24 小时可达到代偿高峰的特点。其调节过程为,当血浆 H^+ 降低时,可抑制呼吸中枢,使呼吸运动减弱,肺泡通气量减少,$PaCO_2$(或 H_2CO_3)继发性增高,以达到维持 HCO_3^- 与 H_2CO_3 比值接近 20∶1。因肺的上述调节作用往往有限,故难以达到代偿完全的程度。

3. 肾的调节作用　作用缓慢,3～5 天方可达到代偿高峰。碱中毒时,血浆 H^+ 下降,使肾小管上皮细胞中的碳酸酐酶和谷氨酰胺酶活性降低,肾小管泌 H^+、泌 NH_4^+ 和重吸收 HCO_3^- 减少,使血浆 HCO_3^- 继发性减少,尿液因 HCO_3^- 排出增多,而呈碱性尿(低钾性碱中毒除外)。

4. 各项血气指标变化　经过上述代偿调节,血浆 pH 正常或值增高,出现代偿性或失代偿性代谢性碱中毒。其血气参数变化为:HCO_3^- 原发性升高,AB、SB、BB 均增高,AB > SB,BE 正值加大,pH 升高。

(三) 对机体的影响

1. 中枢神经系统功能障碍　重度代谢性碱中毒时常出现烦躁不安、精神错乱、谵妄、意识障碍等临床表现。其发生机制与血浆 H^+ 下降时,脑组织内 γ-氨基丁酸氨基转移酶活性增高而谷氨酸脱羧酶活性降低,以致 γ-氨基丁酸生成减少,对中枢神经系统抑制减弱和血红蛋白氧离曲线左移所致的脑组织缺氧等有关。

2. 血浆游离 Ca^{2+} 降低　常见于急性代谢性碱中毒,因血浆 H^+ 骤降,血浆游离钙转化为结合钙,使血浆游离钙浓度降低,造成神经肌肉应激性增高,出现面部和肢体肌肉抽动、手足搐搦、惊厥等症状。

3. 低钾血症　为代谢性碱中毒所致。其发生机制在于:血浆 H^+ 降低时,细胞内外 $H^+ - K^+$ 交换,H^+ 出细胞,K^+ 入细胞,可直接降低血钾浓度。同时,肾小管上皮细胞泌 H^+ 减少,出现 $K^+ - Na^+$ 交换增强,尿 K^+ 排出增多,导致低钾血症。

(四) 防治的病理生理基础

代谢性碱中毒患者除积极治疗原发病外,轻者输入足量的生理盐水即可得到纠正,严重者可视病情适当选用酸性药物。伴有严重缺钾者,只有补 K^+ 后才能纠正代谢性碱中毒。

四、呼吸性碱中毒

呼吸性碱中毒(respiratory alkalosis)的基本特征是血浆中 H_2CO_3 原发性减少,而使 pH 升高。

(一) 原因和机制

1. 低氧血症　见于肺炎、肺淤血、肺水肿等引起的呼吸功能障碍,以及吸入气的氧分压过低,均可导致 PO_2 降低而引起过度通气。

2. 肺疾患　肺炎、肺梗塞、间质性肺疾病等均可引起呼吸性碱中毒。其发生机制除低氧血症外,还有许多其他因素参与。因此,输氧并不能完全纠正过度通气。实验表明,牵张感受器和肺毛细血管旁感受器在这些疾患的过度通气中具有重要作用。

3. 中枢神经系统疾病　脑炎、脑膜炎、脑肿瘤、脑血管意外和颅脑损伤等中枢神经系统疾病可刺激中枢引起过度通气。癔病发作时的过度通气，水杨酸、革兰阴性杆菌败血症等也能直接刺激呼吸中枢，使其兴奋性升高而发生过度通气。

4. 其他　人工呼吸机使用不当，常因通气量过大而引起严重呼吸性碱中毒。

（二）机体的代偿

1. 急性呼吸性碱中毒　主要依靠细胞内外离子交换和细胞内液缓冲。

（1）细胞内外 H^+ - K^+ 交换：当血浆 H_2CO_3 迅速降低，HCO_3^- 相对增高。此时通过 H^+ - K^+ 交换，细胞内 H^+ 逸出细胞外，H^+ 与细胞外液中 HCO_3^- 结合形成 H_2CO_3，使血浆中 H_2CO_3 回升。由于细胞外 K^+ 进入细胞内，故碱中毒常伴低钾血症。

（2）细胞内外 HCO_3^- - Cl^- 交换：当细胞内外溢的 H^+ 与细胞外的 K^+ 和 Na^+ 交换时，血浆中的 HCO_3^- 进入红细胞，Cl^- 和 CO_2 溢出红细胞，使血浆 H_2CO_3 浓度升高，HCO_3^- 降低。

2. 慢性呼吸性碱中毒　主要依靠肾脏的充分代偿调节。由于这种代偿作用缓慢，难以在急性呼吸性碱中毒时奏效。通常使肾小管上皮细胞泌 H^+、泌 NH_4^+ 和重吸收 HCO_3^- 均减少，血浆 HCO_3^- 下降，尿液呈碱性。

3. 各项血气指标变化　$PaCO_2$ 原发性降低，pH 升高，AB、SB、BB 继发性降低，但 AB＜SB。

（三）对机体的影响

1. 中枢神经系统功能改变　急性呼吸性碱中毒时，患者有头痛、头晕、耳鸣、昏厥，甚至意识障碍。这主要是由于低碳酸血症时，$PaCO_2$ 降低引起脑血管收缩和血流量减少所致。

2. 对神经肌肉的影响　急性呼吸性碱中毒时，可因血浆中游离 Ca^{2+} 降低而引起神经肌肉的应激性增高，表现为面部和肢体肌肉抽动和手足抽搐等。

3. 低钾血症　呼吸性碱中毒时，可因细胞内外离子交换和肾排钾增加而发生低钾血症。

（四）防治的病理生理基础

呼吸性碱中毒时，轻者无需特殊处理，明显者可用纸袋罩于患者口鼻，使其吸入呼出的 CO_2，症状即可控制，必要时给予镇静剂。

综合上述内容，四型酸碱平衡紊乱比较见表 6-1。

表 6-1　四型酸碱平衡紊乱比较

项目	代谢性酸中毒	呼吸性酸中毒	代谢性碱中毒	呼吸性碱中毒
原发性变化	HCO_3^- 下降	H_2CO_3 升高	HCO_3^- 升高	H_2CO_3 下降
pH	下降	下降	升高	升高
$PaCO_2$	下降	升高	升高	下降
AB	下降	升高	升高	下降
SB	下降	升高	升高	下降
AB 与 SB	AB＝SB，同时降低	AB＞SB	AB＝SB，同时增高	AB＜SB

第四节　混合型酸碱平衡紊乱

临床上有些患者不是单一的酸碱平衡紊乱，可同时发生两种及两种以上类型的酸碱平衡紊乱，称为混合型酸碱平衡紊乱，主要类型有双重性酸碱平衡紊乱和三重性酸碱平衡紊乱。

(一) 双重性酸碱平衡紊乱

双重性酸碱平衡紊乱是指患者同时发生两种类型的酸碱平衡紊乱。一般分为两类，即酸碱一致型和酸碱混合型。酸碱一致型的特点是指机体内同时存在着两种酸中毒或两种碱中毒。酸碱混合型是指机体内既发生了酸中毒也出现了碱中毒。

(二) 三重性酸碱平衡紊乱

三重性酸碱平衡紊乱是指患者体内同时发生三种类型的酸碱平衡紊乱。三重混合型酸碱紊乱通常并非同时存在，往往是三种原发的酸碱紊乱先后发生，在病程的某一阶段同时出现。由于同一患者不可能同时有呼吸性酸中毒和呼吸性碱中毒存在，因此三重混合型酸碱紊乱只有两种形式存在，即有两种类型：①呼吸性酸中毒合并代谢性酸中毒和代谢性碱中毒。②呼吸性碱中毒合并代谢性酸中毒和代谢性碱中毒。

三重混合型酸碱紊乱比较复杂，需要根据病史、血气和电解质变化做全面分析，对合并高 AG 代酸的三重混合型酸碱紊乱，要根据 AG 及血清 K^+、Cl^- 变化作出判断。

临床混合型酸碱平衡紊乱非常复杂，要在充分了解原发疾病的基础上，根据气血指标，综合分析病情，作出正确结论和治疗。

小结

正常人体维持酸碱平衡是通过血液缓冲对和肺、肾的调节，保持血液 pH 在 7.35～7.45。pH<7.35，说明患者发生了代谢性或呼吸性酸中毒；pH>7.45 说明患者发生了代谢性或呼吸性碱中毒。临床上常见的酸碱平衡失调多见单纯性，也可混合存在。

代谢性酸中毒是指血浆 HCO_3^- 浓度原发性减少，以致血浆 pH 下降，分为 AG 增高型和 AG 正常型。常见原因有：①固定酸生成过多。②固定酸排出减少。③经消化道丢失碱过多等。代谢性酸中毒对心血管和神经系统都有程度不同影响，可使心肌收缩力减弱、心律失常、血压降低等。

呼吸性酸中毒是指 $PaCO_2$（或血浆 H_2CO_3）原发性升高，以致血浆 pH 下降。主要见于外呼吸通气障碍，导致 CO_2 排出减少，少数情况是由于 CO_2 吸入过多。急性呼吸性衰竭，只能通过细胞外离子交换和细胞内缓冲。慢性呼吸性衰竭，则可以通过肾脏的调节来代偿。呼吸性酸中毒常可致机体出现“二氧化碳麻醉”的表现，严重时出现肺性脑病。

代谢性碱中毒是指血浆中 HCO_3^- 原发性增高，以致血浆 pH 升高。主要见于 H^+ 丢失过多、碱性物质摄入过多、H^+ 向细胞内转移及缺氧等。临床上主要引起中枢神经系统功能障碍、低钙和低钾血症。

呼吸性碱中毒是指血浆中 H_2CO_3 原发性减少，而使 pH 升高。主要原因是由于低氧血症、肺部疾病、中枢神经系统疾病等引起的过度通气。临床表现与代谢性碱中毒基本相似，防治措施不尽相同。

附 实验实训（病例分析）

1. 某男 糖尿病病史患者，因昏迷状态入院。体验：血压 94/60 mmHg、脉搏 101 次/min、呼吸 28 次/min。血气检查结果如下：pH 7.13、HCO_3^- 36 mmol/L、$PaCO_2$ 31 mmHg、PaO_2 75 mmHg、

BE－18.0 mmol/L、AG 35 mmol/L；其他检查未见异常。

试判断该患者有无酸碱平衡紊乱？如果有，类型是什么？依据是什么？

2. 某患者　男，65岁，因呼吸困难处于昏迷状态而急诊入院，患者有10年吸烟史，患慢性支气管炎30余年，近5年来病情逐渐加重。血气检查结果如下：pH 7.24，HCO_3^- 26 mmol/L，$PaCO_2$ 60 mmHg，PaO_2 45 mmHg，BE 3.0 mmol/L。肾功能正常，尿偏酸性。

根据该患者的临床表现和气血分析其属于哪一种类型的酸碱平衡紊乱？试从病理生理学角度分析其临床表现和气血变化。

第七章

炎　症

导学

了解：炎症的原因及炎症介质。

熟悉：炎症的概念；炎症的基本病理变化；急性炎症和慢性炎症的类型及特点。

应用：炎症的病理分型及特点；炎症的局部及全身临床表现。

实验：观察常见炎症的大体标本及镜下图像。

第一节　概　　述

一、炎症的概念

炎症(inflammation)是指具有血管系统的活体组织对致炎因子所发生的一种以防御性为主的综合性反应。致炎因子可以引起机体细胞和组织的损伤性变化，同时机体的局部和全身也发生一系列抗损伤反应。变质、渗出和增生是炎症的基本病理变化。

局部血管反应是炎症过程中的中心环节。它不仅能局限和消灭致炎因素，也能清除坏死组织，最终修复受损组织。因此，炎症是损伤和抗损伤的对立统一过程。

二、炎症的原因

任何能引起组织损伤的因子都能成为炎症的原因。炎症的原因种类繁多，归纳为以下几类。

1. 生物性因素　这是炎症中最常见、最重要的原因，包括细菌、病毒、立克次体、螺旋体、支原体、真菌和寄生虫等。其致炎作用主要是代谢产物和毒素通过对组织的直接损伤，或其产生的抗原诱发的机体免疫反应。由生物性因素引起的炎症又称为感染。

2. 物理因素　主要包括高温(烧伤、烫伤)、低温(冻伤)、放射性损伤和机械性切割、挤压、挫伤等。如紫外线引起的电光性眼炎、食管擦伤引起的食管炎、暴饮暴食诱发的胰腺炎等。

3. 化学因素　不仅包括强酸、强碱等外源性化学性物质，还包括由组织坏死产生的崩解产物及在某些病理情况下堆积于体内的代谢产物等内源性化学物质，如尿酸、尿素等。

4. 免疫反应　免疫反应所引起的组织损伤常见于各型超敏反应性炎症，如过敏性鼻炎、荨麻疹及某些肾小球肾炎等。

三、炎症的基本病理变化

各种炎症性疾病在临床上表现各异，但不论是何种致炎因子，或是发生在何种组织，炎症局部均表现为变质（alteration）、渗出（exudation）和增生（proliferation），其中以血管反应为中心的渗出性病变是炎症的重要标志。急性炎症或炎症早期一般以变质和渗出为主，慢性炎症或炎症后期常以增生为主。一般认为变质是损伤性过程，而渗出和增生是抗损伤和修复的过程。不同炎症或炎症的不同阶段，三者的病变程度不同，有时也可互相转化。

（一）变质

炎症局部组织和细胞的变性和坏死称为变质。变质既可以发生在实质细胞，也可以发生在间质细胞。

1. 形态变化　实质细胞常出现的变质性变化包括细胞水肿、脂肪变性、凝固性坏死和液化性坏死等。间质细胞常出现的变质性变化包括黏液样变性和纤维蛋白样坏死等。

2. 发生机制　变质可由致病因子直接作用，或由血液循环和免疫机制介导，以及炎症反应产物的间接作用引起。因此，炎症反应的轻重，一方面取决于致炎因子的性质和强度，另一方面也取决于机体的反应性。

（二）渗出

炎症发生时，血管内的液体成分、细胞成分、纤维蛋白原及蛋白质通过血管壁进入组织、体腔、体表和黏膜表面的过程称为渗出。渗出的液体和细胞称为渗出液或渗出物。渗出主要以血管反应为中心，是炎症重要的形态学标志，渗出的成分在局部病变发展中具有重要的防御作用。

渗出是炎症最具特征性的变化。其渗出过程包括：①炎性充血。②血管通透性增高。③白细胞渗出和聚集。

（三）增生

在致炎因子、组织坏死的崩解产物或某些理化因子的刺激下，炎症局部的巨噬细胞、血管内皮细胞和成纤维细胞发生增生性病变。在某些情况下，炎症病灶周围的上皮细胞或实质细胞也出现增生。实质细胞和间质细胞的增生与细胞因子的作用有关，如表皮生长因子等。炎性增生具有限制炎症扩散和修复的作用。

四、炎症的局部表现和全身反应

（一）炎症的局部表现

炎症局部临床表现主要以体表或腔道表面最为明显，表现为红、肿、热、痛和功能障碍。

1. 红　由于炎症早期动脉性充血，局部血液中的氧合血红蛋白较多，局部组织呈鲜红色；之后由于静脉性充血，血流缓慢，氧合血红蛋白减少而转化为暗红色。

2. 肿　急性炎症时主要是由于渗出物，特别是炎性水肿所致。慢性炎症时，组织和细胞的增生也可引起局部肿胀。

3. 热　主要由于动脉性充血，组织代谢增强，产热增多所致。白细胞产生的白细胞介素-1(IL-1)、肿瘤坏死因子-α(TNF-α)及前列腺素 E(PGE)也可引起发热。

4. 痛　局部疼痛与多种因素有关：①神经末梢受到肿胀组织的压迫可引起疼痛。②渗出物中的某些化学物质（如缓激肽、PGE_2、白三烯、K^+、组胺、5-HT 等）刺激可引起疼痛。③K^+可刺激神经末梢，痛阈降低，对疼痛的敏感度增高。

5. *功能障碍* 发生原因及临床表现多样,主要与疼痛发生时反射性地抑制肌肉活动,以及局部水肿使活动受限有关。

(二)炎症的全身反应

1. *发热* 炎症时,各种病原体及其代谢产物等作为发热激活物,刺激机体产生并释放内生致热原,使体温调节中枢的调定点上移,体温升高,引起发热。发热是炎症最重要的全身反应之一,一定程度的发热可促进抗体的形成、增强单核巨噬细胞系统的功能和肝脏的解毒功能,具有重要防御意义。但高热或长期发热,可引起各系统尤其是中枢神经系统功能紊乱。如果炎症明显,而体温上升不明显,表明机体反应性差,抵抗力低,是预后不良的征兆。

2. *血液中白细胞的变化* 急性炎症特别是细菌感染引起的急性炎症,末梢血中白细胞数目增多,可达$(1.2\sim2.0)\times10^9/L$以上。如果是化脓菌感染,以中性粒细胞增多为主;严重感染时可出现幼稚的中性粒细胞(称"核左移");肉芽肿性炎以单核细胞增多为主;寄生虫感染或超敏反应性炎以嗜酸性粒细胞增多为主;病毒感染以淋巴细胞、单核细胞增多为主;慢性炎症以淋巴细胞和浆细胞增多为主。在伤寒、病毒感染性疾病,血中白细胞数目反而减少。因此,对血中白细胞进行计数和分类检查,对诊断疾病、判断病情及病程具有重要意义。

3. *单核巨噬细胞系统的增生* 病原微生物引起的炎症性疾病,可引起单核巨噬细胞系统不同程度的增生,表现为局部淋巴结、肝和脾的肿大。单核-巨噬细胞系统增生是机体防御功能的重要表现。此外,淋巴组织中的T、B淋巴细胞也发生增生,同时分泌抗体和释放淋巴因子,参与炎症反应。

4. *实质器官病变* 炎症较严重时,心、肝、肾、脑等器官的实质细胞可发生不同程度变性或坏死,并产生相应的临床症状和体征。

第二节 急 性 炎 症

炎症根据病程长短通常分为:急性炎症(acute inflammation)和慢性炎症(chronic inflammation)。急性炎症是机体对致炎因子的即刻和早期反应,持续数天,一般不超过1个月,以渗出性病变为主,表现为中性粒细胞浸润。慢性炎症病程较长,多为数月至数年,以增生性病变为主,伴淋巴细胞、浆细胞和单核细胞浸润。

一、炎症充血

当各种致炎因子引起急性炎症,伴组织发生损伤时,首先出现血流动力学改变,即血流量和血管口径改变。血流动力学变化按如下顺序发生(图7-1,彩图,见插页)。

(一)细动脉短暂收缩

炎性因子作用于机体后,机体通过神经反射产生各种炎性介质,作用于局部血管,引起细动脉短暂收缩,使血流减少,但此期仅持续几秒钟。

(二)血管扩张和血流加速

动脉端的毛细血管括约肌舒张,毛细血管床开放,血流加速,发生动脉性充血。这种变化与神经轴突反射和组胺、缓激肽和前列腺素类化学介质有关。此时炎症区组织代谢增强,温度升高,呈鲜红色。

(三)血流缓慢

随着动脉性充血的不断发展,毛细血管和小静脉进一步扩张,通透性升高,血浆及白细胞渗出，红细胞漏出。血液浓缩，黏滞度增加，血流变慢，血液淤积，以致血流停滞发生静脉性淤血。

二、血管通透性升高

由于致炎因子的作用，血流动力学变化使血管内流体静脉压升高，随之血管通透性增加，大量液体及细胞成分渗出。血管通透性增加是渗出的主要原因。

（一）血管通透性增加的主要机制

血管通透性增高的主要机制是：①组胺、缓激肽、干扰素与血管内皮细胞受体结合后，迅速引起内皮细胞收缩，使其连接处缝隙加大。②缺氧、白细胞介素、肿瘤坏死因子等引起血管内皮细胞骨架重构，内皮细胞收缩。③血管内皮生长因子、组胺、缓激肽等使内皮细胞穿胞通道的数量增加和内皮细胞间隙加大，引起血管通透性增加。④严重的烧伤或细菌感染可直接致使血管内皮细胞坏死脱落，迅速发生血管通透性升高（图 7－2，彩图，见插页）。

（二）液体渗出

由于血管通透性增高，血液中的液体成分通过细静脉和毛细血管壁到达血管外的过程，称为液体渗出。渗出的液体称为渗出液。渗出液积存于组织间隙称为炎性水肿，积存在体腔称为积液。

炎症时的渗出液与单纯血液循环障碍引起的漏出液有本质上的不同。由于血管流体静脉压升高（如心衰引起的静脉淤血）或低蛋白血症，血浆胶体渗透压降低（如肝硬化、肾炎），也可使组织间隙或体腔内液体含量增多，这种液体称漏出液。渗出液与非炎性漏出液在发生机制上和成分上有所不同。临床上，区分渗出液与漏出液对于明确诊断、制订合理的治疗方案具有重要意义（表 7－1）。

表 7－1　渗出液与漏出液的区别

区别点	渗出液	漏出液
原因	炎症	非炎症
透明度	混浊	澄清
比重	＞1.018	＜1.018
蛋白质	0.30 g/L 以上	0.30 g/L 以下
细胞数	$>0.50\times10^9$/L	$<0.50\times10^9$/L
凝固性	常能自凝	不能自凝
黏蛋白试验	阳性	阴性

（三）液体渗出的作用

渗出液具有重要的防御作用：①稀释毒素及有害物质，减轻局部损伤。②为炎症病灶带来营养物质，并带走代谢产物。③渗出物中含有抗体、补体等，可消灭病原体。④渗出的纤维蛋白原转变成纤维蛋白，交织成网，可限制细菌扩散，并有利于巨噬细胞发挥吞噬作用。⑤有利于组织的修复，炎症后期时纤维蛋白网可成为修复支架，对组织的修复有重要价值。⑥渗出物中的病原微生物及毒素随淋巴液被携带至局部淋巴结可刺激机体产生体液免疫和细胞免疫反应。

但渗出物过多可压迫邻近器官，影响局部组织器官功能。如大量心包腔积液可影响心脏的舒缩功能。如果纤维蛋白渗出过多，不能完全吸收则发生机化，可引起心包粘连、胸膜粘连等。

三、白细胞渗出和吞噬作用

白细胞的渗出是炎症反应的重要形态学特征。各种白细胞通过血管壁游出到血管外的过程称为白细胞渗出。渗出的白细胞,吞噬、消灭病原体,降解坏死组织和抗原。同时,通过释放化学介质、自由基和酶,引起组织损伤。白细胞的渗出及其在局部的防御作用是一个极为复杂的连续过程,白细胞的边集、附壁、黏附和游出,在损伤部位发挥着重要的防御作用。

(一) 白细胞边集和附壁

在正常情况下,血液在血管内流动,血液中的有形成分在血流中心带流动称轴流。血浆成分在血流的边缘带流动,称为边流。炎症发生时,血管扩张、血管通透性增加使血流缓慢,白细胞进入边流,靠近血管壁,并沿内皮细胞滚动并附壁,最后黏附于血管内皮细胞上(图 7-3,彩图,见插页)。

(二) 白细胞黏附

白细胞黏附和游出是由白细胞表面的黏附分子介导完成的。黏附分子包括选择素、免疫球蛋白超家族分子和整合素类分子。黏附分子通过受体再分布,诱导新的黏附分子产生和增加黏附分子间亲和性等,使白细胞紧紧黏附于内皮细胞。

(三) 白细胞游出

白细胞穿过血管壁进入周围组织内的过程,称为白细胞游出(emigration)。白细胞附壁后,伸出伪足插入内皮细胞的连接处,然后以阿米巴样运动方式从内皮细胞间隙主动游出。白细胞的游出以中性粒细胞最快,淋巴细胞运动能力最差。不同类型的炎症,游出的白细胞不同,化脓菌感染以中性粒细胞渗出为主,病毒感染以淋巴细胞渗出为主,超敏反应或寄生虫病则以嗜酸性粒细胞渗出为主。关于白细胞游出的机制,目前还不完全清楚,可能与致炎因子、组织坏死的崩解产物及炎症介质的刺激有关。

(四) 趋化作用

某些化学物质能使游出的白细胞主动向炎症病灶作定向移动的现象,称为趋化作用。吸引白细胞作定向移动的化学物质称为趋化因子。中性粒细胞与单核细胞对趋化物质反应明显,淋巴细胞反应较弱,而不同的趋化因子吸引不同的白细胞到炎症灶中。关于趋化作用的机制,目前认为白细胞表面有一种能与趋化因子结合的特殊受体,当两者结合后,引起一系列信号传导活动和细胞外钙进入细胞内,导致白细胞内游离 Ca^{2+} 增多,刺激胞质内的收缩蛋白,促使白细胞定向运动。

(五) 白细胞的局部作用

1. 吞噬作用　白细胞到炎症灶内对病原体和组织崩解碎片进行吞噬消化的过程,称为吞噬作用(phagocytosis)。中性粒细胞又称小吞噬细胞,数量最多,能清除和杀灭病原生物。巨噬细胞又称大吞噬细胞,能吞噬中性粒细胞不能吞噬的某些病原生物,如结核杆菌、伤寒杆菌、寄生虫和较大的组织碎片、异物等。吞噬过程大致分为三个阶段:

(1) 识别和黏着:在炎症灶内吞噬细胞与病原体或组织崩解碎片接触、黏着后,借助表面的 Fc 和 C3b 受体,识别被抗体或补体包裹的病原体,经抗体或补体与相应受体结合后,病原体就黏着在吞噬细胞表面。

(2) 包围吞入:吞噬细胞伸出伪足或内陷将吞噬物包围,然后伪足互相融合进行包围,吞噬物移入细胞内部与溶酶体融合,形成吞噬溶酶体。

(3) 杀灭和降解:病原体和异物在吞噬溶酶体内被杀灭和消化,主要通过吞噬细胞的溶酶体酶及代谢产物来完成。吞噬过程使白细胞的耗氧量增加,可达正常的 2～20 倍。

2. 免疫作用　单核细胞(巨噬细胞)、淋巴细胞及浆细胞可以发挥免疫作用。抗原进入机体后，巨噬细胞能够处理和传递抗原给 T、B 淋巴细胞，免疫活化的淋巴细胞分别产生淋巴因子和抗体，发挥杀伤病原微生物的作用。淋巴细胞和浆细胞浸润常见于慢性炎症，尤其是与细胞免疫有关的慢性肉芽肿性炎症，如结核和梅毒等。

3. 组织损伤作用　白细胞在化学趋化、激活和吞噬过程中，释放溶酶体酶、前列腺素、白三烯等，这些产物均可引起细胞损伤，加重致炎因子的损伤作用。白细胞介导的组织损伤在许多人类炎症性疾病中均能见到，如类风湿关节炎。

(六) 炎细胞的种类及功能

炎症时各种炎细胞主要来自于血液，如中性粒细胞、单核细胞、嗜酸性粒细胞、淋巴细胞等。部分炎症细胞由局部组织增生产生，如淋巴细胞、巨噬细胞、浆细胞等。炎细胞的种类、来源、形态特征、主要功能及临床意义见表 7-2。各种炎症细胞形态见图 7-4。

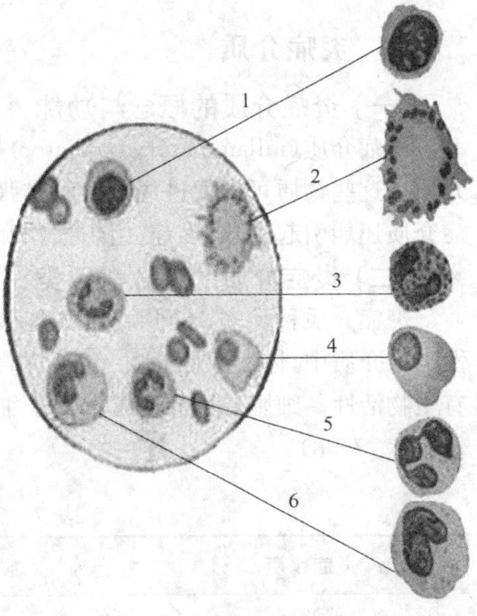

图 7-4　各种炎症细胞形态

1. 淋巴细胞　2. 朗汉斯巨细胞　3. 嗜酸性粒细胞　4. 浆细胞　5. 中性粒细胞　6. 单核细胞

表 7-2　常见炎细胞的种类、功能及临床意义

种类	来源	形态特征	主要功能	临床意义
中性粒细胞	血液	核呈分叶状(2～5个叶)，胞质内有中性颗粒	运动活跃，吞噬能力较强；细胞崩解后，释放多种蛋白溶解酶，溶解坏死组织和纤维蛋白；并释放内源性致热原和炎症介质	见于急性炎症，尤其是化脓性炎症。炎细胞吞噬病原体后变性、坏死后成为脓细胞
单核巨噬细胞	血液及单核巨噬细胞系统	细胞体积较大，胞质丰富，核椭圆形或肾形	运动及吞噬能力很强，能吞噬中性粒细胞不能吞噬的非化脓菌、较大组织碎片、异物等；可演变为类上皮细胞和多核巨细胞；释放内源性致热原和炎症介质；能处理抗原，传递免疫信息	主要见于急性炎症后期，肉芽肿性炎症(结核、伤寒等)，病毒和寄生虫感染等
嗜酸性粒细胞	血液	核分叶少或呈杆状，胞质内有大量粗大嗜酸性颗粒	游走能力较弱，有一定吞噬能力；吞噬抗原-抗体复合物及组胺	主要见于寄生虫感染及超敏反应性炎症
淋巴细胞	血液及淋巴组织	体积小、圆形、胞质少	游走能力弱，无吞噬能力；T 细胞参与免疫反应，致敏后产生淋巴因子	主要见于慢性炎症，病毒感染和某些细菌感染，是参与免疫反应的主要细胞
浆细胞	B 淋巴细胞转化而来	椭圆形，核圆、偏于细胞一侧，染色质粗，排列成车辐状	游走能力弱，无吞噬能力；B 细胞受抗原刺激转变为浆细胞	主要见于慢性炎症
嗜碱性粒细胞	血液	细胞呈球形，细胞核常分叶，着色较浅，胞质浅粉红色，含有嗜碱性颗粒	无明显游走和吞噬能力；释放组胺、5-羟色胺和肝素	主要见于超敏反应性炎症

四、炎症介质

(一) 炎症介质的概念与功能

炎症介质(inflammatory mediator)是指参与炎症反应的具有生物活性的化学因子,又称为化学介质。这些物质可以促进局部血管扩张、血管壁通透性增加、白细胞趋化性和炎细胞渗出,某些炎症介质还能引起发热、疼痛、组织损伤和免疫反应。

(二) 炎症介质的来源与种类

炎症介质种类多,有外源性(如细菌及其产物)和内源性(来源于体液和细胞)两大类。在内源性炎症介质中,体液源性介质一般以前体形式存在,经过一系列蛋白水解酶等裂解后被激活而具有生物活性。细胞源性介质常存在于细胞的颗粒中,在炎症刺激作用下分泌或在体内合成后发挥作用(表 7－3)。

表 7－3　主要炎症介质及其作用

炎症作用	主要介质种类
血管扩张	组胺、缓激肽、前列腺素、NO
血管通透性增加	组胺、缓激肽、C3a、C5a、白三烯、P 物质、血小板激活因子
趋化作用	C5a、细菌产物、阳离子蛋白
发热	IL－1、IL－6、TNF、PGE_2
疼痛	PGE_2、缓激肽
组织损伤	氧自由基、溶酶体酶、NO

1. 细胞释放的炎症介质

(1) 血管活性胺:包括组胺和 5－羟色胺(又名血清素),是炎症发生过程中首先释放的介质。组胺主要存在于肥大细胞、嗜碱性粒细胞的颗粒中,也存在于血小板。致炎因子可使上述细胞脱颗粒而释放组胺。5－羟色胺主要存在于血小板和肠嗜铬细胞中。两者均可使细动脉扩张、细静脉内皮细胞收缩、血管通透性升高,组胺还对嗜酸性粒细胞具有趋化作用。

(2) 花生四烯酸的代谢产物:包括前列腺素(PG)和白三烯(LT)。具有扩张血管、增加血管通透性的作用,并能引起白细胞渗出、发热和疼痛。某些抗炎药物如阿司匹林、吲哚美辛和类固醇能抑制花生四烯酸代谢,减轻炎症反应。

(3) 溶酶体成分:急性炎症时,中性粒细胞和单核巨噬细胞释放的溶酶体酶,具有增加血管通透性,趋化单核巨噬细胞,损伤组织,促进脓肿形成和发热的作用。

(4) 细胞因子:激活的淋巴细胞、单核细胞和内皮细胞能够产生细胞因子,细胞因子除了参与免疫反应外,还具有促进白细胞黏着和白细胞趋化的重要作用,并可引起发热和组织细胞变性坏死。化学趋化因子是重要的细胞因子,作为一组小分子蛋白质,对单核细胞、嗜碱性粒细胞和淋巴细胞有明显的化学趋化作用。

2. 血浆源性炎症介质

(1) 补体系统:补体系统由 20 种蛋白质组成,是病原微生物的抵抗因子。C3 和 C5 是补体系统最重要的炎症介质,可促进肥大细胞和血小板释放组胺,引起血管通透性升高和血管扩张。C5a 具有强烈的趋化中性粒细胞和单核细胞的作用,使之进一步释放炎症介质。C3b 具有调理素作用,可增强吞噬细胞的吞噬活性。

(2) 激肽系统：激肽系统激活的最终产物是缓激肽，可以激活凝血系统和激肽系统，使激肽原裂解为缓激肽。缓激肽具有扩张小血管、增加血管通透性和较强的致痛作用。激肽释放酶还具有化学趋化性的活性，促使 C5 转变成 C5a。

(3) 凝血系统和纤溶系统：Ⅻ因子的活化可激活凝血系统和纤溶系统。凝血系统启动后形成纤维蛋白，随后生成的纤维蛋白多肽具有增加血管通透性和趋化白细胞的作用。凝血酶能增加白细胞的黏附性和促进成纤维细胞的增生。Xa 因子通过与效应细胞的蛋白酶受体结合，引起血管壁通透性增加和白细胞的渗出。内皮细胞、白细胞等释放的纤溶酶原激活物促使纤溶系统激活，可以降解纤维蛋白产生纤维蛋白降解产物，增加血管壁的通透性。

五、急性炎症的类型及其病理变化

变质、渗出和增生是炎症最基本的病变。急性炎症时由于组织受损伤程度、致炎因子作用部位和免疫功能状态不同，其病理变化也不完全相同。根据急性炎症所发生的器官组织不同、组织反应的轻重程度不同以及炎症性致病因子的不同，可以分为如下类型。

(一) 变质性炎

变质性炎(alterative inflammation)是以局部组织和细胞变性、坏死为特征的炎症。各种炎症均有不同程度的变质性变化，但在变质性炎症时，组织的变性坏死范围大，而渗出和增生相对较少。

变质性炎症多发生在重症感染、中毒和超敏反应时，由于组织器官实质细胞的变性、坏死明显，常引起相应器官功能障碍。例如，急性重型病毒肝炎时，肝细胞广泛变性坏死，引起严重的肝功能障碍；流行性乙型脑炎时，神经细胞变性、坏死及脑软化灶形成，引起严重的中枢神经系统功能障碍。

(二) 渗出性炎

渗出性炎(exudative inflammation)是指以渗出为主要病变的炎症，以炎症灶内大量渗出物形成为主要特征。渗出性炎症根据渗出物的不同分为浆液性炎、纤维蛋白性炎、化脓性炎和出血性炎等。

1. 浆液性炎　是以浆液渗出为主的炎症，渗出物中含有多量白蛋白、少量白细胞和纤维蛋白。引起浆液性炎症的主要原因有烧伤、烫伤、强酸、强碱及各种细菌毒素等，主要发生于浆膜(如胸膜、腹膜和心包膜)、皮肤、黏膜、滑膜和疏松结缔组织等处。常见的浆液性渗出物在表皮内和表皮下可形成水疱(图 7-5)，其他如皮肤Ⅱ度烫伤、毒蛇咬伤引起的局部水肿等。渗出的少量浆液在炎症痊愈时较易被吸收，可不留痕迹。若渗出物过多可导致较严重后果，如胸腔、心包腔的大量积液，可引起较重的并发症。

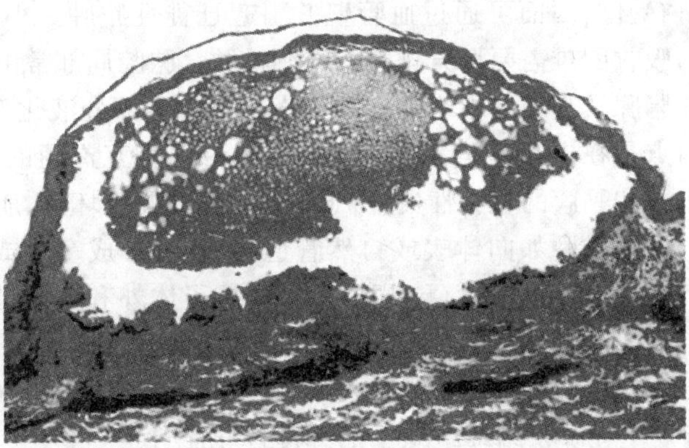

图 7-5　皮肤浆液性炎(水疱)

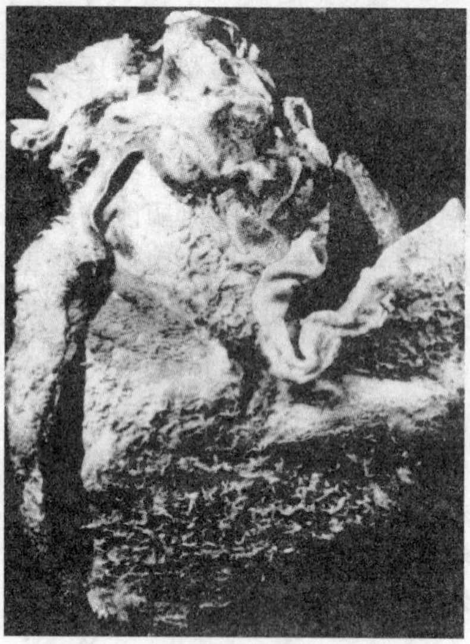

图 7-6　纤维蛋白性心包炎
心外膜表面有大量纤维蛋白渗出，呈绒毛状

2. 纤维蛋白性炎　是以大量纤维蛋白渗出为特征的炎症。纤维蛋白的大量渗出，提示毛细血管和小静脉损伤较重，通透性升高明显。纤维蛋白性炎常发生于黏膜、浆膜和肺等部位。HE染色切片中，渗出的纤维蛋白凝聚成红染的网状、条状或颗粒状，并可伴有中性粒细胞、坏死细胞碎片等。

(1) 黏膜的纤维蛋白性炎：发生于黏膜的纤维蛋白性炎由渗出的纤维蛋白、中性粒细胞、坏死组织脱落的上皮细胞及病原体等混合，形成灰白色的膜状物称为“假膜”，形成的炎症称为假膜性炎，如白喉、细菌性痢疾等。气管白喉时，位于气管、支气管表面的假膜容易脱落，阻塞气管或支气管，可引起窒息。

(2) 浆膜的纤维蛋白性炎：纤维蛋白性心包炎时，在心包脏、壁两层之间有大量纤维蛋白渗出，渗出的纤维蛋白随着心脏的搏动而形成无数绒毛状物，称为“绒毛心”(图 7-6)。渗出的过多纤维蛋白常因不能完全溶解吸收而发生机化，导致组织器官粘连。

(3) 肺的纤维蛋白性炎：发生于肺的纤维蛋白性炎主要见于大叶性肺炎，表现为肺泡内有大量的纤维蛋白渗出。纤维蛋白渗出较少时，可被中性粒细胞崩解释放的蛋白溶解酶溶解吸收。若渗出的中性粒细胞较少时，则不能完全被溶解吸收，可发生机化，引起心包粘连、肺肉质变。

3. 化脓性炎　是以中性粒细胞大量渗出并伴有不同程度的组织坏死和脓液形成为特征的一种炎症，常由葡萄球菌、链球菌、脑膜炎双球菌等化脓菌引起。

化脓是指炎症病灶内坏死组织被中性粒细胞或组织崩解产物释放的蛋白溶解酶溶解液化的过程。脓液(pus)由大量渗出的中性粒细胞和脓细胞(变性、坏死的中性粒细胞)，以及细菌、被溶解的坏死组织碎片和少量浆液组成。化脓性炎根据发生原因和部位的不同，分为以下三种类型。

(1) 脓肿：器官和组织内的局限性化脓性炎称为脓肿。可发生于人体任何部位，常见于皮下、肺、肝、肾、脑等，主要由金黄色葡萄球菌感染所致。金黄色葡萄球菌产生的毒素导致局部组织坏死，继而大量中性粒细胞渗出、浸润并释放蛋白溶解酶，将坏死组织溶解液化形成脓液。金黄色葡萄球菌还可产生血浆凝固酶，使渗出的纤维蛋白原转变为纤维蛋白，因而炎症局限。此外，金黄色葡萄球菌具有层粘连蛋白受体，因而可通过血管壁并引起迁徙性脓肿。小脓肿可以吸收消散，而较大脓肿由于脓液过多，吸收困难需要切开排脓或穿刺抽脓。脓腔局部常由肉芽组织包裹、修复。

疖是指单个毛囊、皮脂腺及其周围组织的化脓性炎。疖中心部分液化变软后，脓液便可破出。痈是多个疖的融合，其特点是在皮下脂肪和筋膜组织形成许多相互沟通的脓肿，必须及时切开引流、排脓后才能治愈。皮肤和黏膜的化脓性炎，由于局部皮肤或黏膜坏死、崩解脱落，可形成局部组织缺损，称溃疡(ulcer)。深部脓肿如向体表或自然管道穿破，可形成窦道或瘘管等。窦道(sinus)意指仅有一个开口的病理性管道；而瘘管(fistula)是指连接了体外和有腔器官之间或两个有腔器官之间，有两个以上开口的病理性管道。例如，肛门周围组织的脓肿，可向皮肤穿破，形成脓性窦道；也可既向皮肤穿破，又向肛管穿破，形成脓性瘘管。

(2) 蜂窝织炎：是指发生在疏松结缔组织中的弥漫性化脓性炎，常发生于皮下组织、肌肉和阑尾。主要由溶血性链球菌引起，病菌能分泌透明质酸酶，降解疏松结缔组织基质中的透明质酸；又能分泌链激酶，溶解纤维蛋白，使细菌易通过组织间隙和淋巴管扩散。表现为疏松结缔组织内明显水肿及大量中性粒细胞弥漫性浸润，病灶与周围组织无明显分界（图7-7）。蜂窝织炎轻者可完全吸收消散，重者可沿淋巴道扩散而引起全身淋巴结肿大及全身中毒症状。

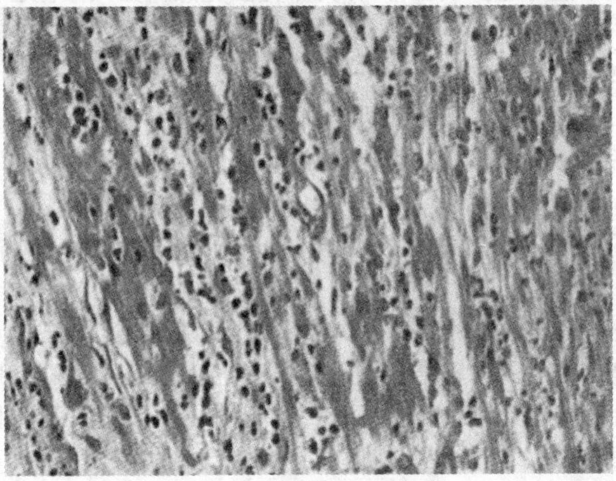

图7-7　蜂窝织性阑尾炎

肌层有大量中性粒细胞浸润，并伴有坏死

（3）表面化脓和积脓：表面化脓是指发生于黏膜或浆膜表面的化脓性炎。其特点是脓液向黏膜或浆膜表面渗出，而深部组织没有明显的炎细胞浸润。如化脓性支气管炎、化脓性尿道炎时，在支气管黏膜、尿道黏膜，渗出的脓液可沿支气管或尿道排出体外。发生于黏膜或浆膜腔者，脓液可积聚于腔道器官内或浆膜腔内，形成积脓。

4. 出血性炎　出血性炎病灶的血管损伤严重，渗出物中含有大量红细胞，常见于流行性出血热、钩端螺旋体病和鼠疫等急性传染病。

5. 卡他性炎　是指发生在呼吸道、胃肠道等黏膜的较轻的渗出性炎。“卡他”是希腊语“往下流”的意思，炎症中是指渗出物和分泌物沿黏膜表面顺势下流，常由病原菌或慢性刺激引起。临床根据渗出物的不同，可以将卡他性炎分为浆液性卡他、黏液性卡他和脓性卡他。

上述各型炎症既可单独发生，亦可合并存在，如浆液纤维蛋白性炎、纤维蛋白性化脓性炎等。在炎症的发展过程中一种炎症可转变成另一种炎症，如浆液性炎转变成纤维蛋白性炎、浆液性炎转变成化脓性炎等。

（三）增生性炎

增生性炎主要表现为成纤维细胞、血管内皮细胞和组织细胞增生为主的炎症，常伴有淋巴细胞、浆细胞和巨噬细胞等慢性炎细胞浸润。主要见于慢性炎症，但也有少数急性炎症是以细胞增生性改变为主，如伤寒、链球菌感染后的急性肾小球肾炎等。

六、急性炎症的结局

因致炎因子引起损伤与抗损伤反应及治疗情况不同，其炎症的结局也不同，主要有以下三种结局。

（一）痊愈

在炎症过程中，经过适当治疗，并随着机体抵抗力的增加，病原微生物被消灭，炎症区坏死组织及渗出物被溶解、吸收,通过周围健康细胞的再生,完全恢复其原有正常组织的形态和功能,称完全痊愈。如大叶性肺炎经适当治疗或随着机体抵抗力增强,可以完全痊愈。而组织损伤严重,坏死范围较多,渗出物及坏死组织不能完全被溶解吸收,主要由肉芽组织进行修复,最终形成瘢痕组织,在形态结构和功能上未能完全恢复正常,称为不完全痊愈。如风湿性心内膜炎、心瓣膜粘连、心瓣膜病等。

(二) 迁延不愈或转为慢性炎症

致炎因子如果不能在短时间内清除,在机体内持续起作用,或机体抵抗力较差,使炎症反复发作,经久不愈,则转为慢性炎症。如急性胆囊炎可迁延为慢性胆囊炎。

(三) 蔓延播散

当机体的抵抗力低下或感染的病原体数量多、毒力强时,炎症可向周围组织蔓延扩散或经血管、淋巴管播散全身。

1. *局部蔓延* 指炎症病灶内的病原微生物,沿组织间隙、血管、淋巴管周围间隙或自然管道向周围邻近的组织、器官蔓延扩展。如肾结核可沿泌尿道下行蔓延至输尿管和膀胱。

2. *淋巴道扩散* 指病原体及其毒素侵入淋巴管,随淋巴道扩散,引起淋巴管和局部淋巴结的炎症,常表现为局部淋巴结肿大、质地变硬伴压痛。例如,足部感染时,下肢可因淋巴管炎而出现红线,腹股沟淋巴结可肿大及疼痛。

3. *血道扩散* 病原微生物的毒性产物可以吸收入血,炎症灶中的病原微生物可直接或间接通过淋巴道进入血液循环,引起菌血症、毒血症、败血症和脓毒败血症。

第三节 慢性炎症

一、原因和分类

慢性炎症的病程较长,可达数月至数年以上。慢性炎症可发生在急性炎症之后,也可潜隐地逐渐发生,临床上开始并无急性炎症表现,或反应轻微。慢性炎症的原因有:①病原微生物的持续存在,常可激发免疫反应,特别是迟发性超敏反应,有时可表现为肉芽肿性炎。②长期接触内源性或外源性毒性因子如硅肺。③对自身组织产生免疫反应,如类风湿病和红斑狼疮等。

慢性炎症时,局部病变以增生性改变为主,变质和渗出较轻,以淋巴细胞、巨噬细胞和浆细胞浸润为主。根据形态特点的不同,慢性炎症可分为非特异性慢性炎和肉芽肿性炎等。

二、慢性炎症的类型及其病理变化

(一) 非特异性慢性炎

非特异性慢性炎常表现为慢性炎症的特点:①病灶内主要由巨噬细胞、淋巴细胞和浆细胞浸润。②主要是由炎症细胞引起组织破坏。③常有明显的成纤维细胞、血管内皮细胞及上皮细胞等实质细胞增生。

(二) 肉芽肿性炎

局部巨噬细胞及其衍生细胞增生,形成的境界清楚的结节状病灶,称为肉芽肿性炎,也称为炎性肉芽肿,是一种特殊类型的增生性炎症。

1. *肉芽肿的类型* 根据致炎因子的不同,肉芽肿性炎一般分为感染性肉芽肿和异物性肉芽肿。

(1) 感染性肉芽肿(infective granuloma):由生物性病原体如结核杆菌、伤寒杆菌、麻风杆菌、梅毒螺旋体、真菌和寄生虫等引起。感染性肉芽肿形成具有特殊结构的细胞结节,具有病理诊断意义。镜下结节内可见感染性多核巨细胞,表现为细胞体积增大,胞质丰富红染,多核,核有一定规律性。例如,结核性肉芽肿(结核结节)主要由干酪样坏死、上皮样细胞和朗汉斯巨细胞组成,伤寒肉芽肿(伤寒小结)主要由伤寒细胞组成。

(2) 异物性肉芽肿(foreign body granuloma):由外科缝线、粉尘、滑石粉、木刺等异物组成,病变以异物为中心,围以数量不等的巨噬细胞、异物巨细胞、成纤维细胞和淋巴细胞等形成结节。

2. 炎性息肉　由于致炎因子的长期作用,局部黏膜上皮、腺体和肉芽组织增生形成向外突出、根部带蒂的肿物,称炎性息肉(inflammatory polyp),如鼻息肉、大肠息肉等。

3. 炎性假瘤　在致炎因子作用下,由肉芽组织、纤维组织及炎细胞增生形成的境界清楚的肿瘤样团块称炎性假瘤,常发生在眼眶和肺。

小结

炎症是人类疾病中常见而又最重要的病理过程。其本质是以血管反应为主的防御反应,同时又引起细胞和组织的损伤。炎症介质在炎症的发展中具有重要的促进作用。

炎症的基本病理变化为变质、渗出和增生,渗出是急性炎症的重要形态学变化,液体和各种白细胞的渗出构成了机体的重要防御环节。急性炎症以变质、渗出为主,其中浆液性炎、纤维蛋白性炎和化脓性炎是急性炎症的重点;慢性炎症以增生为主,这是组织修复的基础,既可以形成肉芽组织,也可以有其他上皮和实质细胞的增生。注意肉芽组织和炎性肉芽肿的鉴别。

炎症的临床表现为红、肿、热、痛、功能障碍,并伴有发热、白细胞变化、单核巨噬细胞系统增生及实质细胞病变等全身反应。

附　实验实训

1. 观察肝(肾)脓肿、化脓性阑尾炎、急性重型肝炎和细菌性痢疾等大体标本的病变特点。
2. 识别炎性细胞、脓肿和蜂窝织炎的镜下特点。
3. 复制蟾蜍(或青蛙)肠系膜炎症模型,观察炎症时血流动力学的变化特点。
4. 利用多媒体课件进行演示。

第八章

发　热

导学

了解：发热的原因和机制；发热的时相及其热代谢特点。

熟悉：发热、发热激活物和内生致热原的概念；发热时机体的主要功能和代谢变化。

应用：临床上诊断发热的依据；发热的处理原则。

实验：组织学生到社区医疗点，观察发热患者发热的发展过程和临床表现。

发热(fever)是许多疾病所共有的以体温升高为主要临床表现的病理过程。发热是在外源致热原的诱导下，使内生致热原形成和释放并作用于体温调节中枢，通过一系列调节性介质的介导，引起体温调定点上移而导致体温升高。在发热过程中，机体的物质代谢过程增强，尤其是三大营养物质代谢增强；心血管、呼吸、泌尿、中枢神经系统功能可发生明显变化。

第一节　概　　述

发热是指在致热原的作用下，体温调节中枢的体温调定点上移而引起的调节性体温升高，是临床上常见的一种病理过程。常出现于许多疾病的早期，因此可视发热为许多疾病的早期信号。

正常成人体温维持在37℃左右，一昼夜上下波动不超过1℃。临床上常以腋下温度36.5℃，口腔温度37.0℃为正常标准。当体温超过正常值0.5℃时，称为发热。

发热不是体温调节障碍，而是将体温调节到较高水平。体温升高也不都是发热，它可分为调节性体温升高和非调节性体温升高，前者即发热。发热时体温调节功能仍正常，只不过是由于体温调定点上移，体温调节在高水平上进行而已。

非调节性体温升高时调定点并未发生移动，而是由于体温调节障碍或散热障碍及产热器官功能异常等，体温调节系统不能将体温控制在与调定点相适应的水平上，是被动性体温升高(非调节性体温升高)，故把这类体温升高又称为过热。例如，甲状腺功能亢进症引起的产热异常增多、环境高温引起的中暑及先天性无汗腺引起的散热障碍、颅脑损伤引起的体温调节障碍等，均属于非调节性体温升高。而某些生理条件下出现的体温升高，如月经前期、心理性应激、剧烈运动等，多为生理性的体温升高，故不属于发热的范畴(图8-1)。

- 体温升高
  - 生理性体温升高
    - 月经前期
    - 心理性应激
    - 剧烈运动
  - 病理性体温升高
    - 发热(调节性体温升高,与体温调定点相适应)
    - 过热(被动性体温升高,与体温调定点不相适应)

图 8-1 体温升高的分类

第二节 发热的病因和发病机制

一、发热激活物

发热是由发热激活物作用于机体,激活内生致热原细胞产生和释放内生致热原,再经一些后继环节引起体温升高。发热激活物是指能引起人或哺乳动物发热的物质,又称为EP诱导物,包括外致热原和某些体内产物。

(一) 外致热原

来自体外的致热物质称为外致热原。

1. 细菌 革兰阳性菌如葡萄球菌、链球菌、肺炎链球菌等和革兰阴性菌如伤寒沙门菌、淋球菌、脑膜炎球菌等菌体、代谢产物及毒素均是发热激活物。其中尤以革兰阴性菌细胞壁中的脂多糖(LPS),又称内毒素(endotoxin, ET)为最常见的外源致热原,耐热性强(一般需干热160℃,2小时才能灭活),普通方法难以清除,是血液制品和输液过程中的主要热源污染物。此外,结核杆菌的菌体及细胞壁中所含的肽聚糖、多糖和蛋白质都具有致热作用。

2. 病毒 常见的有流感病毒、麻疹病毒、SARS病毒等,由病毒引起的发热也很常见。病毒是以其全病毒体和其所含的血细胞凝集素致热的。

3. 其他 真菌的致热作用是全菌体及菌体内所含的荚膜多糖和蛋白质;螺旋体产生的代谢产物、裂解产物、毒素和细胞因子等具有致热作用;疟原虫能引起周期性红细胞破裂,大量的裂殖子和代谢产物(疟色素)释放入血,引起高热。

(二) 体内产物

1. 抗原抗体复合物 在自身免疫性疾病时如风湿病、系统性红斑狼疮等,常引起发热。

2. 类固醇 体内某些类固醇或其中间产物有明显的致热作用,如睾丸酮的中间代谢产物本胆烷醇酮是其典型的代表。

其他如尿酸盐结晶也具有致热作用。

二、内生致热原

内生致热原(endogenous pyrogen, EP)是指在发热激活物作用下,机体某些特定细胞产生释放的致热物质,因其首先发现于白细胞,又称为白细胞致热原(leukocyte pyrogen, LP)。目前认为,发热是由发热激活物作用于机体后,激活机体产生内生致热原的细胞,产生内生致热原。内生致热原再通过某些介质作用于体温调节中枢,使体温调定点上移,引起发热。因此,内生致热原的产生释放是发热激活物作用的关键环节。

(一) 内生致热原的种类

内生致热原是一组内源性的不耐热的小分子蛋白质,主要有以下几种。

1. 白细胞介素-1（interleukin-1，IL-1）　是由单核（巨噬）细胞、内皮细胞、星状细胞及肿瘤细胞等多种细胞在发热激活物的作用下产生的多肽类物质。给鼠、家兔等动物静脉内注射 IL-1［50 ng/(kg. W)］，短时间内就可引起典型的发热反应。在细菌内毒素（ET）引起发热的动物体内，循环血内含有大量的 IL-1。

2. 肿瘤坏死因子（tumor necrosis factor，TNF）　是由巨噬细胞、淋巴细胞等产生的小分子多肽。多种外源致热原，如葡萄球菌、链球菌、内毒素等都可诱导这些细胞产生和释放 TNF。其致热活性类似于 IL-1，可能是 TNF 作用于体温调节中枢，引起发热中枢介质产生和释放，从而引起发热。此外，TNF 在体内体外都可刺激 IL-1 的产生。

3. 干扰素（interferon，IFN）　主要由白细胞产生，是一组具有抗病毒、抗肿瘤作用的蛋白质。有多种亚型，与发热有关的是 IFN_{α}，IFN_{γ}。IFN 的致热作用有剂量依赖性，与 IL-1 和 TFN 不同的是反复注射可产生耐受性。

4. 白细胞介素-6（interleukin-1，IL-6）　是由单核细胞、成纤维细胞和内皮细胞等分泌的细胞因子。内毒素、病毒、IL-1、TNF 等都可诱导其产生和释放。IL-6 能引起各种动物的发热反应，但作用弱于 IL-1 和 IFN。

近年研究发现，IL-2、IL-8、巨噬细胞炎症蛋白-1、睫状神经营养因子、内皮素等与发热有一定关系，其作用有待进一步研究。

（二）内生致热原的产生和释放

EP 是产 EP 细胞被发热激活物激活后，产生和释放的内生致热物质。产 EP 细胞主要有：单核（巨噬）细胞、内皮细胞、淋巴细胞、星状细胞和肿瘤细胞等。当这些细胞与发热激活物结合后，经过一个复杂的细胞信息传递和基因表达调控过程，产生和释放内生致热原。如革兰阴性菌内毒素的致热物质脂多糖（lipopolysaccharide，LPS）先与血清中 LPS 结合蛋白（lipopolysaccharide binding protein，LBP）结合形成复合物，再与单核（巨噬）细胞表面的 CD14 结合，形成三重复合物，启动细胞内的产 EP 合成过程。EP 在细胞内合成后即释放入血。

（三）内生致热原的作用

目前认为体温调节的高级中枢位于视前区-下丘脑前部（preoptic anterior hypothalamus，POAH），该区含有温度敏感神经元，对来自外周和深部温度信息起整合作用，该区损伤可导致体温调节中枢障碍。内生致热原入血后，通过血液循环到达下丘脑，作用于 POAH，使体温调节中枢调定点上移而引起发热。内生致热原到达 POAH 的途径：①可能通过血脑屏障转运入脑内到达体温调节中枢 POAH，这是一种较直接的信号传递方式，因在血脑屏障的毛细血管床部位分别有 IL-1、TNF、IL-6 的可饱和转运机制，将 EP 特异性地转运入脑。②也可能通过血脑屏障外的终板血管器作用于体温调节中枢。终板血管器位于视上隐窝上方，紧靠 POAH，该处存在有孔毛细血管，对大分子物质有较高的通透性。EP 也可能由此入脑。③作为细胞因子的 EP 也可能从脉络丛部位渗入和易化扩散入脑，通过脑脊液循环分布到 POAH。

三、发热中枢的调节介质

进入脑内的内生致热原首先作用于体温调节中枢，引起发热中枢介质的释放，继而引起体温调节中枢调定点上移的改变。常见与发热有关的中枢调节介质有以下两类。

（一）正调节介质

1. 前列腺素 E（prostaglandin E，PGE）　实验中将 PGE 注入猫、鼠、兔等动物的脑室内可引起明显的发热反应。内生致热原诱导的发热期间，动物脑脊液中 PGE 水平明显升高。PGE 合成抑制剂(如阿司匹林、布洛芬等)都具有解热作用,同时也使脑脊液中 PGE 浓度降低。在体外实验中,内毒素和内生致热原都能刺激下丘脑组织合成和释放 PGE。

2. Na^+/Ca^{2+} 比值　实验显示,给动物脑室内注入 Na^+ 可使体温很快升高,灌注 Ca^{2+} 则使体温很快下降。脑室内灌注降钙剂(EDTA)也引起体温升高。研究资料表明,Na^+/Ca^{2+} 比值的改变可能在发热机制中起着重要的中介作用,EP 可能先引起体温中枢内的 Na^+/Ca^{2+} 比值升高,然后再引起脑室内 cAMP 增高而促使体温调定点上移。

3. 环磷酸腺苷(cAMP)　当外源性 cAMP 注入猫、鼠、兔等动物的脑室内可迅速引起发热反应,其潜伏期明显短于 EP 引起的发热。如促进 cAMP 的降解,则可减轻发热。在内毒素、葡萄球菌、病毒、EP 以及 PGE 诱导的发热期间,动物脑脊液中的 cAMP 均明显增高,与发热的效应呈正相关。因此,cAMP 可能是更贴近终末环节的发热介质。

4. 促肾上腺皮质激素释放素(corticotrophin releasing hormone, CRH)　CRH 可能是一种双向调节介质。IL-1、IL-6 等能刺激下丘脑释放 CRH,给动物脑中注入 CRH 也可引起体温明显升高。但在使用 CRH 单克隆抗体中和 CRH 或用 CRH 受体拮抗剂阻断 GRH 作用时,则可抑制 IL-1、IL-6 等 EP 的致热作用。

5. 一氧化氮(nitric oxide, NO)　是一种与发热有关的新型神经递质。其引起发热的机制与三种因素有关:①通过作用于视前区下丘脑前部、终板血管器等部位,介导发热时的体温升高。②通过刺激棕色脂肪组织的代谢活动导致产热增加。③抑制发热时负调节介质的合成与释放。

(二) 负调节介质

临床和动物实验发现,在通常情况下,发热时体温很少超过 41.0℃,即使增加致热原剂量也难越此热限,从而表明机体必然存在自我限制发热的因素。现已证实,机体内存在一类对抗体温升高或降低体温升高的物质。这类物质主要包括:精氨酸加压素(AVP)、黑色素细胞刺激素(α-MSH)、膜联蛋白 A_1(annexin A_1)等,它们主要是通过加强散热功能使体温下降的(图 8-2)。

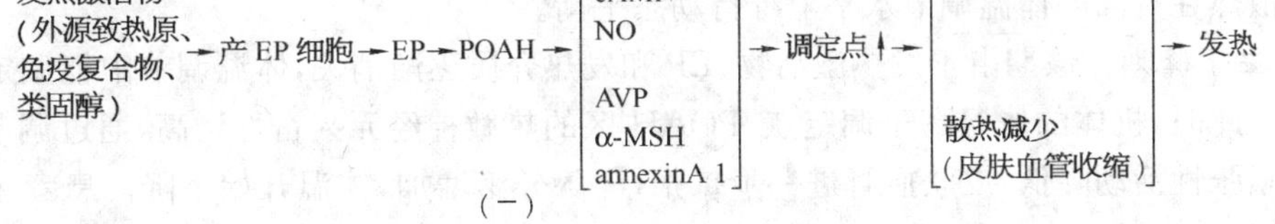

图 8-2　发热机制示意图

四、发热时体温调节的方式及发热的发展过程

(一) 发热时体温调节的方式

调定点理论认为,在体温调节中枢 POAH 内设有体温调定点。正常值设定在 37.0℃左右,发热时,发热激活物作用于产 EP 细胞,产生和释放 EP,EP 再通过血液循环入脑,作用于 POAH 释放发热介质,使调定点上移,机体的产热及散热活动则按调定点的变化来调节体温。此时,冷敏神经元兴奋,机体产热增加;热敏神经元抑制,机体散热减少,致使体温上升,到与调定点相一致的水平。与此同时,负调节介质被激活释放,对调定点的上移和体温的上升产生限制作用。由此可见,发热激活物的作用、EP 产生以及中枢发热介质的释放是发热过程中三个最基本的因素和环节。

(二)发热的发展过程

发热是多种疾病的重要病理过程,常发生于众多疾病的早期,尤其是传染病和急性炎症引起的发热。其临床经过大致分为体温上升期、高温持续期、体温下降期三个阶段(图8-3)。

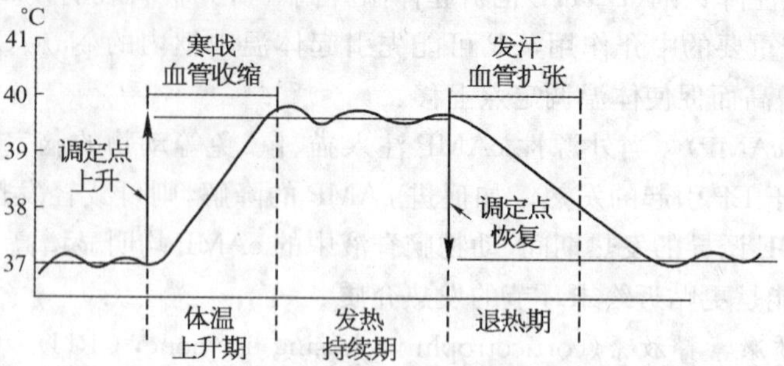

图8-3　发热的发展过程

1. 体温上升期　该期是发热的开始阶段。在致热原的作用下,体温调节中枢调定点的上移,原先正常的体温变成了"冷刺激",使冷敏神经元兴奋,中枢对"冷"信息起反应,发出指令到达散热中枢,引起交感神经兴奋,皮肤血管收缩和血流量减少,导致皮肤散热下降,温度降低,皮肤表现为苍白;同时指令经运动神经元到达产热器官,引起寒颤和物质代谢的加强,产热随之增加。寒颤是由于骨骼肌不随意的节律性收缩造成的,寒颤时产热率较高,是正常的4～5倍。交感神经的兴奋还可导致立毛肌收缩,皮肤出现"鸡皮疙瘩",患者感到发冷。此期的热代谢特点是产热大于散热,机体体温逐渐向体温调定点的水平调整。

2. 高温持续期　当体温升高到调定点的新水平时,便不再继续上升,而是在这个与新调定点相适应的高水平上波动,故称高温持续期。该期持续的时间长短不一,因疾病不同而异,短者几小时如疟疾,长者几天如大叶性肺炎,甚至数周如结核。由于此时体温已与调定点相适应,机体寒颤停止,皮肤"鸡皮疙瘩"消失,皮肤血管扩张、血流量增加,温度开始上升。患者不再感到寒冷,反而因皮肤温度高于正常有酷热的感觉,皮肤和口唇也因水分的蒸发而有点干燥。此期的热代谢特点是产热与散热在升高的体温调节水平上维持动态平衡。

3. 体温下降期　该期由于发热激活物、EP和发热介质逐渐消失,体温调节中枢调定点回降到正常水平。此时,机体的体温高于调定点,POAH区的热敏神经元兴奋性增高,通过调节作用使交感神经的紧张性活动降低,皮肤血管进一步扩张,汗腺分泌增加,体温开始下降。患者主要临床表现为皮肤潮红,大量出汗,严重者可导致高渗性脱水。此期的热代谢特点是散热大于产热,体温逐渐恢复到正常调定点水平。

第三节　发热时机体代谢和功能变化

一、物质代谢的变化

体温升高时,物质代谢加快。一般体温每升高1℃,基础代谢率可提高13%。所以,较长时间的发热,物质消耗增加,患者会因营养补充不足而导致消瘦。

(一)糖代谢

发热时,由于产热的需要,能量消耗大大增加,故对糖的需求增多,肝脏及肌肉中的糖原大量分解,糖原储备减少。尤其寒颤时,糖消耗更大,机体氧供应相对不足,肌肉活动所需的能量大部分来自无氧酵解,糖酵解产物乳酸在血中增加。因此,发热时患者肌肉酸痛与此相关。

(二) 脂肪代谢

发热时,因能量消耗增大,糖原储存减少,再加上患者食欲较差,营养摄入不足,机体动员脂肪储备,使脂肪分解明显增强,血中游离脂肪酸及脂肪氧化不全产物增多,患者可出现酮血症和酮尿。长期发热的患者,体内脂肪消耗增加,日渐消瘦。

(三) 蛋白质代谢

正常成人每日需摄入 30～45 g 蛋白质才能维持总氮平衡。发热时,由于高体温和 EP 的作用,患者体内蛋白质分解加强,尿素氮比正常人增加 2～3 倍。此时,如果未能及时地补充足够的蛋白质,将产生负氮平衡,患者抵抗力下降,组织修复能力减弱。

(四) 水、盐及维生素代谢

体温上升期时,肾血流量减少,尿量明显减少,Na^+、Cl^- 排泄量减少,导致 Na^+ 和 Cl^- 在体内潴留。但到了体温下降期时因尿量的恢复和大量的出汗,Na^+ 和 Cl^- 排出增加。高温持续期和体温下降期时,由于皮肤和呼吸道水分蒸发增加及大量出汗,导致水分大量丢失,严重者可引起脱水。因此,高热患者在退热期应及时补充水分和适量的电解质。

此外,发热时,患者食欲不振和消化液分泌减少,导致维生素的摄取和吸收减少,而糖、脂肪和蛋白质的分解代谢加强,使得维生素的消耗增多,故长期发热患者往往发生维生素缺乏。因此,要适当地补给多种维生素。

二、生理功能的变化

(一) 中枢神经系统功能改变

发热使中枢神经系统兴奋性增高,尤其是高热(40～41.0℃)时,患者常出现头痛、失眠、烦躁不安、谵语和幻觉。有的高热患者大脑皮质可处于抑制状态出现淡漠、嗜睡等。小儿高热时易出现肌肉抽搐(热惊厥),主要与小儿中枢神经系统尚未发育成熟有关。

(二) 心血管功能改变

发热时机体常有心率加快,一般体温每升高 1℃,心率约增加 18 次/min。心率加快的机制主要与血温升高对心脏窦房结的刺激有关。心率加快在一定限度内可使心排血量增加,同时也使心肌耗氧量增加。所以,在心肌劳损或心脏有潜在病灶的患者,发热容易诱发心力衰竭。在体温上升期,由于心率加快和外周血管收缩,可使血压轻度升高。在高温持续期和体温下降期,由于外周血管扩张,血压可轻度下降。少数患者可因大汗而导致虚脱,甚至循环衰竭,应及时预防。

(三) 呼吸功能改变

发热时,由于血温升高和酸性代谢产物的刺激,呼吸中枢兴奋性增强,患者常出现呼吸加深加快。深而快的呼吸虽有助于机体散热,但由于通气过度,CO_2 排出过多,可发生呼吸性碱中毒。如果持续高热,可使大脑皮质和呼吸中枢发生抑制,以致呼吸变浅变慢或不规则。

(四) 消化功能改变

发热时,由于交感神经兴奋,副交感神经受抑制的原因,消化液分泌减少,胃肠蠕动减弱,各种消化液的分泌减少。患者表现出口干、舌燥、恶心、呕吐、食欲减退、腹胀、便秘等临床征象。

三、防御功能的变化

发热对机体防御功能的影响,既有有利的一面,也有不利的一面。

（一）对机体感染能力的影响

研究表明，高温能抑制或灭活某些病原微生物，如淋球菌和梅毒螺旋体等。

发热时，机体抗体生成增多，白细胞的吞噬活性及游走和包裹病灶能力均增强。同时，也有资料表明，发热可抑制自然杀伤细胞（NK细胞）的活性，降低了免疫细胞的免疫功能。

（二）对肿瘤细胞的影响

发热时EP细胞产生的大量内生致热原（如IL－1、TNF、IFN）除引起发热外，对肿瘤细胞具有一定程度的抑制和杀灭作用。此外，肿瘤细胞长期处于相对缺氧状态，对热比正常细胞敏感，当体温升高到41℃左右时，正常细胞尚可耐受，但肿瘤细胞生长受抑制并可部分灭活。目前发热疗法已被用于肿瘤的综合治疗。

（三）急性期反应

急性期反应是机体在细菌感染和组织损伤时所出现的一系列急性时相的反应，主要表现为蛋白合成增多、血浆微量元素浓度改变及白细胞计数的改变。发热时，白细胞计数增高，血浆中铜浓度也增高。

如上所述，中等程度的发热有助于提高机体的防御功能，但高热对机体是不利的。因此，发热对防御功能的影响利弊并存。

第四节　发热防治的病理生理基础

一、针对病因，治疗原发病

无论发热利弊如何，总是机体疾病的重要信号。因此，查明病因，针对病情给予积极治疗奏效后，发热则自退。

二、一般性发热的处理

（一）不急于退热

对于体温低于40℃又不伴有其他严重疾病的患者，可不急于退热。应补充足够的营养物质、维生素和水。如前所述，发热不仅能增强机体的某些防御功能，而且还是一些疾病的信号，体温曲线的变化可反映病情和有助于诊断原发病。此外，从某种意义讲，发热还可增强机体的抗病能力。

（二）及时退热

对于发热能够加重病情、促进疾病的发生发展或威胁生命的病例，应不失时机地及时解热。

1. *高热（＞40℃）患者*　高热患者，尤其是达到41℃以上者，中枢神经细胞和心脏可能受到较大的影响。高热引起昏迷、谵妄等中枢神经系统症状也是常见的。因此，对于高热患者，无论有无明显的原发病，都应尽早解热。尤其是小儿高热，容易诱发惊厥，应及早预防为佳。

2. *心脏病患者*　发热时心跳加速，循环加快，增加心脏负担，容易诱发心力衰竭。因此，对心脏病患者及有潜在的心肌损害者也需及早解热。

3. *妊娠期妇女*　妊娠妇女如有发热也应及时解热，理由如下：①已有临床研究报道，妊娠早期的妇女发热有致畸胎的危险。②妊娠中、晚期，心脏负担加重，发热会进一步增加心脏负担，有诱发心力衰竭的可能性。

（三）解热措施

1. *药物解热*　如应用阿司匹林、糖皮质激素等药物，可通过抑制EP的合成和释放、抑制免疫反应等发挥降热作用。

2. 物理降温 可采用冷敷、酒精擦拭皮肤、冰帽、冰袋等方法降温。

小结

为了适应正常生命活动的需要，人类体温具有相对稳定性。这种相对稳定性是在体温调节中枢的调控下实现的。

发热是指在致热原的作用下，体温调节中枢的调定点上移而引起的调节性体温升高。首先，在内生致热源诱导物的作用下，机体产生释放内生致热源，通过体温调节介质的作用，使体温调定点上移而发热。了解发热时相，通过体温曲线的变化来反映病情、评价疗效、估计预后。

发热时，机体在物质代谢、主要脏器和系统方面有不同程度的改变。小儿由于中枢神经系统发育未完善，高热时易发热惊厥。

第九章

缺 氧

导学

了解：常用血氧指标及意义；缺氧防治的病理生理基础。

熟悉：缺氧的类型、原因和发病机制；缺氧时机体功能和代谢的变化。

应用：严重缺氧时直接威胁机体生命的因素；不同类型的缺氧氧疗的效果不尽相同的依据；注意预防氧中毒。

实验：复制四种缺氧的模型，观察并比较各型缺氧的特点及对机体的影响。

氧是正常生命活动不可缺少的物质，任何原因使组织细胞供氧减少或利用氧障碍时，机体的功能代谢和形态结构可发生异常变化的病理过程称为缺氧(hypoxia)。

成年人在静息状态下，需氧量约为 250 ml/min，剧烈活动后增加 8～9 倍。而体内储存的氧大约为 1 500 ml，一旦呼吸、心跳停止，患者数分钟内就可死于缺氧，因此缺氧是许多疾病中常见的病理过程，也是临床上许多疾病引起死亡最直接的原因。此外，缺氧在航天飞行、宇宙医学、高原适应及运动医学中也是一个重要研究课题。

第一节 常用血氧指标及其意义

正常组织细胞氧的供应和利用是个复杂的过程，主要包括外呼吸、血液携带氧、气体运输和内呼吸 4 个环节。组织的供氧量＝动脉血氧含量×组织血流量，组织的耗氧量＝(动脉血氧含量－静脉血氧含量)×组织血流量。因此，熟悉血氧指标及其意义是十分必要的，这是一系列病理生理变化的基础。

一、血氧分压

血氧分压(partial pressure of oxygen，PO_2)指溶解在血液中的氧所产生的张力。正常人动脉血氧分压(PaO_2)约为 100 mmHg (13.33 kPa)，静脉血氧分压(P_vO_2)约为 40 mmHg (5.33 kPa)。动脉血氧分压取决于吸入气的氧分压和肺的呼吸功能。

二、血氧容量

血氧容量(oxygen binding capacity，CO_2max)指在标准条件下(温度 38℃，氧分压 150 mmHg，二氧化碳分压 40 mmHg)100 ml 血液中的血红蛋白被氧充分饱和时的最大带氧量，它取决于血红蛋白的质(与氧结合的能力)和量。血氧容量的大小反映血液携带氧的能力,正常约为 200 ml/L。

三、血氧含量

血氧含量(oxygen content, CO_2)指 100 ml 血液中的实际带氧量,主要指血液中的血红蛋白实际所结合的氧量(不包括少量的溶解氧)。血氧含量的大小取决于血氧分压和血氧容量,正常动脉血氧含量约为 190 ml/L,静脉血氧含量约为 140 ml/L。

四、血氧饱和度

血氧饱和度(oxygen saturation, SO_2)指血红蛋白与氧结合达到饱和程度的百分数,可以用下列分式表示。

$$血氧饱和度 = \frac{血氧含量}{血氧容量} \times 100\%$$

正常动脉血氧饱和度约为 95%,静脉血氧饱和度约为 75%,血氧饱和度的高低主要受氧分压的影响。血氧分压与血氧饱和度之间的关系呈 S 形曲线,称氧离曲线。当血液温度升高、酸中毒、PCO_2 升高或红细胞内 2,3 -二磷酸甘油酸(2,3 - DPG)含量增高时,都可使血红蛋白与氧的亲和力降低,以致在相同血氧分压下血氧饱和度降低,氧离曲线右移,使血液能释放更多的氧供组织利用;反之左移,血液释放氧减少引起组织缺氧(图 9 - 1)。

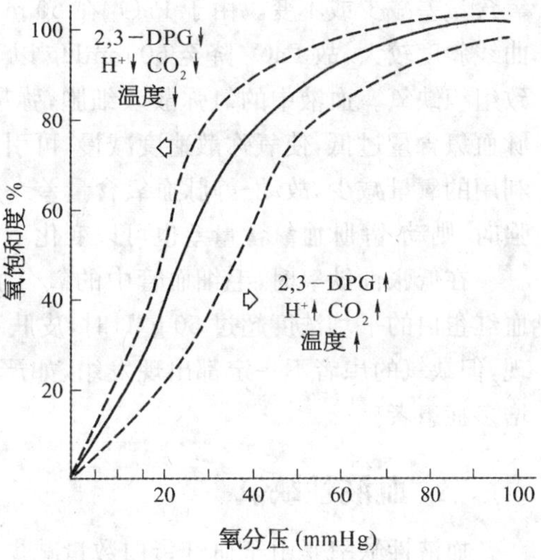

图 9 - 1 氧离曲线及其影响

第二节 缺氧的类型、原因和发生机制

人体呼吸时,空气中的氧,经过外呼吸过程被吸入肺泡,弥散入血,再与血红蛋白结合,通过血液循环输送到全身,最后经内呼吸被组织细胞摄取利用。其中任何一个环节发生障碍都可引起机体缺氧,根据氧的运输利用过程,一般将缺氧分为以下四种类型(图 9 - 2)。

空气中的氧	→	血红蛋白	→	血液循环	→	全身组织细胞
动脉血氧分压降低		血红蛋白质或量异常		血液循环障碍		组织细胞利用氧障碍
↓		↓		↓		↓
低张性缺氧		血液性缺氧		循环性缺氧		组织性缺氧

图 9 - 2 氧气的运输及缺氧发生的原因和类型

一、低张性缺氧

以动脉血氧分压降低为基本特征的缺氧称为低张性缺氧(hypotonic hypoxia),又称乏氧性缺氧。

(一) 原因与机制

1. 吸入气氧分压过低 多发生在海拔 3 000 米以上的高原或高空,也可见于通风不良的矿井、坑道内。此时,人体从外界吸入的氧气减少,进入肺泡交换的氧不足,使血液向组织弥散氧的速度减慢,以致供应组织的氧不足,造成组织细胞缺氧。

2. *外呼吸功能障碍* 由肺的通气功能障碍或换气功能障碍所致,使血液流经肺部时,不能摄取足够的氧输送给组织细胞而引起的缺氧。例如,慢性支气管炎、广泛性的肺纤维化、胸腔积液等。

3. *静脉血分流入动脉* 多见于先天性心脏病,如室间隔或房间隔缺损并伴肺动脉狭窄时,出现右向左分流,未经氧合的静脉血流入左心或动脉,导致动脉血氧分压降低。

(二) 血氧变化的特点

低张性缺氧时,动脉血氧分压、血氧含量和血氧饱和度均下降,血氧容量一般正常,动-静脉血氧含量差减少或不变。由于 PaO_2 在 60 mmHg 以上时氧离曲线近似水平线,在 60 mmHg 以下时曲线斜度较大,故 PaO_2 降至 60 mmHg 以下才会使动脉血氧饱和度及动脉血氧含量显著减少,导致组织缺氧。血液中的氧弥散入细胞,弥散的速度取决于血液与细胞的氧分压差。若 PaO_2 与动脉血氧含量过低,使氧弥散速度减慢,可引起细胞缺氧。低张性缺氧时,由于同量血液弥散给组织利用的氧量减少,故动-静脉血氧含量差一般是减小的。当慢性缺氧使组织利用氧的能力代偿性增强时,则动-静脉血氧含量差也可以变化不显著。

在低张性缺氧时,毛细血管中的氧合血红蛋白减少,脱氧血红蛋白增多。当毛细血管中脱氧血红蛋白的平均浓度超过 50 g/L 时,皮肤和黏膜呈青紫色,称为发绀。发绀是缺氧常见的临床表现,但缺氧的患者不一定都出现发绀,如严重贫血的患者;有发绀的患者也可以无缺氧,如红细胞增多症患者。

二、血液性缺氧

血液性缺氧是由于血红蛋白数量减少或性质发生改变,使血液携带氧的能力降低所引起的缺氧称为血液性缺氧(hemic hypoxia)。这种类型的缺氧因氧分压正常,又称等张性缺氧。

(一) 原因与机制

1. *血红蛋白数量减少* 见于各种原因引起严重贫血,患者血红蛋白数量减少,血液携氧量减少,导致组织细胞供氧不足。严重贫血的患者面色苍白,即使合并低张性缺氧,其脱氧血红蛋白也不容易达到 50 g/L,故不会出现发绀。

2. *血红蛋白性质改变* 主要是形成变性血红蛋白。

(1) 一氧化碳中毒:一氧化碳与血红蛋白结合形成碳氧血红蛋白。一氧化碳与血红蛋白的亲和力比氧大 210 倍。故一氧化碳中毒时,大量碳氧血红蛋白形成而使血红蛋白失去携带氧的能力。此外,一氧化碳还能抑制红细胞内的糖酵解过程,使 2,3-二磷酸甘油酸(2,3-DPG)生成减少,从而使氧离曲线左移,氧合血红蛋白释放氧减少,加重组织缺氧。一氧化碳中毒常见于煤炭、汽油、煤油等燃烧不完全时,产生大量的一氧化碳,尤其在密闭的环境中蓄积时,易发生中毒。碳氧血红蛋白呈樱桃红色,故一氧化碳中毒的患者,皮肤、黏膜及血液呈樱桃红色。但是一氧化碳严重中毒时,呼吸中枢严重抑制,则因严重的缺氧使外周血管收缩,患者皮肤、黏膜呈苍白色。

(2) 高铁血红蛋白血症:血红蛋白中的二价铁在氧化剂如亚硝酸盐、高锰酸钾、硝基苯等的作用下,可氧化成三价铁,形成高铁血红蛋白而失去携带氧的能力,导致缺氧。不新鲜的蔬菜或新腌渍的咸菜,含较多的硝酸盐,在肠道内经细菌作用还原成亚硝酸盐,亚硝酸盐可使大量血红蛋白氧化为高铁血红蛋白。如食入过多,可引起肠源性高铁血红蛋白血症(或称肠源性紫绀)。

高铁血红蛋白呈咖啡色或青石板色,当血液中高铁血红蛋白超过 15 g/L 时,其血液呈咖啡色或青石板色,故中毒患者的皮肤、黏膜类似发绀的青紫色。

(二) 血氧变化的特点

由于血红蛋白数量减少或性质的改变，血液携带氧量减少，因此血氧容量、血氧含量降低。因吸入气中氧分压和外呼吸功能正常，故动脉血氧分压、血氧饱和度正常。此外，氧向组织细胞弥散的动力是由血液与细胞之间的氧分压梯度决定的，即组织获得的氧量取决于毛细血管中的平均氧分压与组织细胞之间的氧分压差。贫血患者虽然 PaO_2 正常，但因其血氧含量少，在毛细血管释放出一定量的氧后，其血氧饱和度和血氧分压都下降较快，因而氧向组织弥散的速度也很快减慢，导致组织缺氧和动-静脉血氧含量差低于正常。

少部分患者的血液性缺氧比较特殊，其血红蛋白与氧的亲和力异常增强，结合的氧不易释放，故血氧容量和血氧含量可正常或轻度增加。主要见于输入大量库存血、输入大量碱性液体和多种血红蛋白病。

三、循环性缺氧

循环性缺氧(circulatory hypoxia)指组织器官血液灌流量减少或血流速度减慢而引起的组织供氧不足。常见于血液循环障碍，又称低血流性缺氧。

(一) 原因与机制

1. *局部血液循环障碍* 如血栓形成、栓塞、动脉硬化、局部血管痉挛与受压、静脉淤血等。其后果取决于发生部位，如心肌梗死和脑血管意外是常见的死亡原因。

2. *全身血液循环障碍* 如休克、心力衰竭等。因心排血量减少可造成全身各器官供血不足，缺氧严重，患者可死于多器官功能衰竭。

循环性缺氧是由于动脉原因使组织器官动脉血液灌流量不足而引起的缺氧，称为缺血性缺氧；由于静脉回流受阻，血液淤滞在毛细血管内造成的组织器官缺氧，称为淤血性缺氧。

(二) 血氧变化的特点

单纯的循环性缺氧时，动脉血氧分压、氧含量、血氧饱和度及氧容量均正常。由于血流缓慢，血液流经毛细血管的时间延长，组织细胞从单位容量血液中摄取的氧量增多，故静脉血氧含量下降，致使动-静脉血氧含量差增大。淤血性缺氧的患者，由于静脉血的氧含量和氧分压较低，毛细血管内脱氧血红蛋白增多，因而引起发绀。缺血性缺氧的患者，因组织供血不足，皮肤可苍白。

四、组织性缺氧

在供氧正常的情况下，因组织细胞不能有效地利用氧而导致的缺氧，称组织性缺氧(histogenous hypoxia)，又称组织中毒性缺氧。

(一) 原因与机制

1. *生物氧化过程障碍* 主要见于氰化物、硫化氢、磷等毒物引起的组织中毒，其中最为典型的是氰化物中毒。氰化物能使细胞色素氧化酶失去传递电子的功能，以致呼吸链中断，生物氧化不能进行，组织不能利用氧。

2. *线粒体功能抑制* 重症感染、过热、大剂量放射线可能通过氧自由基生成过多损伤线粒体，引起氧的利用障碍。

3. *呼吸酶合成障碍* 某些维生素(维生素 B_1、维生素 B_2、泛酸和尼克酰胺)是生物氧化过程中氧化还原酶的辅酶，当这些维生素严重缺乏时，生物氧化过程将发生障碍，使组织细胞利用氧障碍。

(二) 血氧变化的特点

组织性缺氧时,动脉血氧分压、氧含量、血氧饱和度及氧容量一般均正常。因组织利用氧障碍,故静脉血氧含量升高,动-静脉血氧含量差小于正常。同时,毛细血管内氧合血红蛋白量高于正常,患者皮肤、黏膜呈红润或玫瑰红色。

缺氧虽可分为以上四种类型,但在临床上所见的缺氧往往是混合性的。例如,失血性休克时,既有血红蛋白量减少所致的血液性缺氧,又有循环障碍所致的循环性缺氧,若发生休克肺时还可有低张性缺氧,当线粒体受损时可出现组织性缺氧。现将各型缺氧的特点总结为表 9-1。

表 9-1　各型缺氧的血氧变化特点

缺氧类型	动脉血氧分压	血氧容量	动脉血氧含量	动脉血氧饱和度	动-静脉血氧含量差
低张性缺氧	↓	N 或 ↑	↓	↓	↓ 或 N
血液性缺氧	N	↓ 或 N	↓	N	↓
循环性缺氧	N	N	N	N	↑
组织性缺氧	N	N	N	N	↓

注:↓ 降低;↑ 升高;N 正常。

第三节　缺氧时机体功能和代谢的变化

缺氧时引起机体的功能和代谢变化,取决于缺氧的原因、发生速度、持续时间和机体的功能状态。轻度和慢性缺氧主要引起代偿性反应;重度和急性缺氧主要以损伤性变化为主。不同类型缺氧所引起的变化既有相似之处,又各具特点。以下主要以低张性缺氧为例,说明缺氧对机体的影响。

一、呼吸系统的变化

(一) 代偿性反应

当低张性缺氧时,动脉血氧分压低于 60 mmHg,可刺激颈动脉体和主动脉体的外周化学感受器,反射性地引起呼吸加深、加快。呼吸运动加强,不仅使肺泡通气量增加,还可使吸气时胸腔负压加大,促进静脉血回流,增加肺血流量,从而加强氧的摄取和运输。久居高原或慢性缺氧的患者,由于外周化学感受器对缺氧刺激的敏感性降低,代偿性呼吸运动加强多不明显,这也是一种慢性适应性反应。

血液性缺氧、循环性缺氧和组织性缺氧的患者,如果不合并动脉血氧分压降低,呼吸系统代偿不明显。

(二) 损伤性变化

1. 急性肺水肿　如快速登上 4 000 米以上高原时,发生急性低张性缺氧,机体可在 1～4 天内发生急性肺水肿。临床表现为头痛、胸闷、呼吸困难、咳血性泡沫痰、皮肤与黏膜发绀、肺部有湿性啰音等,又称为高原肺水肿。其发病机制尚不清楚,可能与肺血管收缩、肺动脉高压和肺毛细血管通透性增高有关。

2. 中枢性呼吸衰竭　当动脉血氧分压低于 30 mmHg 时,缺氧可直接抑制呼吸中枢。表现为呼吸抑制、呼吸节律和频率不规则,肺通气量减少,导致中枢性呼吸衰竭而死亡。

二、循环系统的变化

(一) 代偿性反应

1. *心排血量增加* 缺氧时,由于交感-肾上腺髓质系统兴奋性增强,儿茶酚胺分泌增多,作用于心脏肾上腺素能受体,使心率加快,心肌收缩力增强,加之呼吸加深、加快,胸廓呼吸运动增强,使回心血量增多,从而使心排血量增加。

2. *血液重新分布* 缺氧时,由于皮肤、腹腔内脏(特别是肾脏血管)收缩,这些组织内的血流量减少。而脑和冠状动脉血管舒张,血流量增加,有利于保证重要生命器官功能的正常进行。这种改变一方面是由于交感神经兴奋引起皮肤和内脏血管的收缩;另一方面是局部组织在缺氧时产生的乳酸、腺苷等代谢产物使心、脑血管舒张,两种因素的平衡关系决定了该器官的血流量。

3. *肺血管收缩* 缺氧时,肺泡缺氧及动脉血氧分压降低,均可引起肺小动脉收缩,从而使缺氧的肺泡血流量减少,有利于维持肺泡通气与血流比例的正常。这是一种代偿性的保护机制。

缺氧引起肺血管收缩的机制比较复杂,一般认为是多因素综合作用的结果。

4. *毛细血管增生* 长期缺氧引起血管内皮细胞生长因子(VEGF)等基因表达增加,导致毛细血管增生,尤其是心、脑和骨骼肌的毛细血管增生更显著。毛细血管数量的增加有利于缩短血液中的氧弥散至细胞间的距离,增加对细胞的供氧量。

(二) 损伤性变化

1. *肺动脉高压* 缺氧致肺血管广泛而持久地收缩,肺循环阻力增加,导致肺动脉高压;另外,缺氧所致红细胞增多,使血液黏度增高,也增加肺血流阻力。肺动脉高压和肺血流阻力增高,都增加右心室的负荷,导致右心室肥大而出现右心衰竭。

2. *心肌舒缩功能降低* 严重缺氧时,可损伤心肌的收缩和舒张功能,引起心功能不全。发生机制是:①缺氧可直接抑制心、血管运动中枢。②缺氧造成心肌细胞变性、坏死。③缺氧导致心肌能量代谢障碍、ATP生成减少及酸中毒和高血钾等。

3. *回心血量减少* 缺氧严重时,乳酸、腺苷等代谢产物在体内蓄积,直接舒张外周血管,发生淤血,回心血量减少,使心排血量减少,组织的供血供氧量减少。

三、血液系统的变化

(一) 代偿性反应

1. *红细胞增多* 急性缺氧时,可反射性地使储血器官(肝、脾)等血管收缩,使储备血入体循环,从而增加血内红细胞数目。慢性缺氧时,可刺激肾脏产生大量促红细胞生成素,使骨髓生成红细胞增多,血液携带氧能力增强,提高动脉血血氧容量和血氧含量,增加组织供氧具有一定代偿意义。

2. *红细胞向组织释放氧的能力增强* 缺氧时,红细胞内糖酵解增强,其中间代谢产物2,3-二磷酸甘油酸(2,3-DPG)增多;同时血液pH降低。这些因素导致氧离曲线右移,即血红蛋白与氧的亲和力降低,有利于血红蛋白将结合的氧释放供组织利用。

(二) 损伤性变化

1. 缺氧时,如果血液中红细胞过度增加,引起血液黏滞度增高,血流阻力增大,容易发生心力衰竭。

2. 缺氧时,如果动脉血的氧分压低于60 mmHg,氧离曲线过度右移,使血液通过肺泡时结合的氧量明显减少,动脉血氧饱和度下降,供应组织的氧将严重不足。

四、中枢神经系统的变化

中枢神经系统对缺氧十分敏感。脑重仅为体重的2%左右,而脑血流量约占心排血量的15%,脑耗氧量占总耗氧量的23%,但脑内氧的储存量却很少。因此,中枢神经系统对缺氧的耐受性最差,在缺氧时最易受损伤。

1. 急性缺氧　表现为头痛、情绪激动和思维力、记忆力与判断力下降,以及运动不协调等。严重者可导致烦躁不安、惊厥、昏迷甚至死亡。

2. 慢性缺氧　精神神经症状比较缓和,可表现为易疲劳、注意力不集中、嗜睡、轻度精神抑郁等症状。

缺氧引起脑组织的形态变化主要是脑细胞的变性、坏死和脑间质水肿。其发生机制为:①脑细胞能量生成障碍。②脑内缺氧和酸中毒。③颅内压增高。④脑内毛细血管破裂出血等。

五、组织细胞的变化

(一) 代偿性反应

慢性缺氧时,组织细胞可通过增强利用氧的能力和增强无氧酵解过程来发挥代偿适应作用,表现如下。

1. 细胞利用氧的能力增强　缺氧时,细胞内线粒体数目和膜的表面积均增多,氧化还原酶活性增强,使组织细胞利用氧的能力增强。

2. 无氧酵解增强　缺氧时,三羧酸循环受阻,ATP生成减少,ATP/ADP比值降低,可激活磷酸果糖激酶(糖酵解的限速酶),使糖酵解增强,在一定程度上补偿能量的不足,但同时乳酸生成也增加。

3. 肌红蛋白增多　慢性缺氧时,可使肌肉中的肌红蛋白含量增多,以储备较多的氧。当氧分压进一步下降时,肌红蛋白将储备的氧释放供细胞利用。

4. 低代谢状态　缺氧使细胞的耗能过程减弱,细胞处于低代谢状态,有利于细胞在缺氧状态下的生存。

(二) 损伤性变化

1. 细胞膜的损伤　细胞膜是缺氧最早发生损伤的部位,主要表现为细胞内外离子及水的分布异常。由于缺氧,ATP生成减少,Na^+-K^+泵运转失灵和酸中毒:①使细胞内Na^+增加,继而水增加,导致细胞水肿。②K^+外流致使细胞内酶生成减少,能量代谢障碍。③Ca^{2+}内流促进氧自由基的形成,加重对细胞的损害。

2. 线粒体的损伤　细胞水肿时,线粒体也吸水肿大,使能量(ATP)生成不足,这是组织器官功能障碍的基础。

3. 溶酶体的损伤　缺氧使溶酶体膜的通透性增高,严重时可以使溶酶体膜破裂,大量溶酶溢出,引起细胞本身及其周围组织的溶解和坏死。

总之,严重缺氧时,组织、细胞氧化磷酸化过程减弱,ATP生成减少,乳酸生成增加,可发生代谢性酸中毒。细胞膜、线粒体和溶酶体的损伤,最终导致细胞变性、坏死,器官功能损害。

第四节　缺氧防治的病理生理基础

去除病因或消除缺氧的原因是治疗缺氧的关键。如先天性心脏病患者,应及时进行手术治疗；应用亚甲蓝和维生素C等还原剂促进高铁血红蛋白还原；对急性组织性缺氧的患者，应及时解毒。

吸氧是治疗缺氧的基本方法，但不同类型的缺氧，氧疗的效果不完全相同。对低张性缺氧的患者吸氧的效果最好，能提高肺泡气氧分压和动脉血氧分压，增加组织的供氧量。对于通气功能障碍引起的缺氧，应采取低流量、低浓度、持续性吸氧。因为这类患者呼吸的兴奋主要靠缺氧对化学感受器的刺激，如缺氧得以纠正，必将减少通气量，使二氧化碳蓄积加重。由贫血引起的缺氧，吸氧的效果不明显。由CO中毒引起的缺氧，吸入纯氧使血液中氧分压升高，氧可与CO竞争和血红蛋白结合，加速碳氧血红蛋白的解离，有治疗作用。组织中毒性缺氧是因为组织利用氧的能力发生障碍，因而一般情况下吸氧效果不明显。

值得注意的是，氧虽为生命活动所必需，但0.5个大气压以上的氧对任何细胞都有毒性作用，可引起氧中毒。氧中毒的发生取决于氧分压而不是氧浓度。主要表现为肺淤血、水肿、肺不张、出血等，临床上出现胸骨后疼痛、咳嗽、呼吸困难等症状。中枢神经系统中毒症状主要表现为视觉和听觉障碍、恶心、抽搐、晕厥等，严重者可昏迷、死亡。目前对氧中毒尚无有效的治疗方法，应以预防为主。

小结

氧是生命活动必须物质之一。当组织供氧不足或用氧障碍时，均可发生缺氧。缺氧在临床上极为常见，是多种疾病引起死亡最直接的因素。

反映血氧的常用指标有血氧分压、血氧容量、血氧含量、血氧饱和度、动-静脉氧含量差。通过了解常用的血氧指标，对于熟悉四种缺氧类型的原因和特点有指导作用。

缺氧的类型包括低张性缺氧、血液性缺氧、循环性缺氧、组织性缺氧。类型不同，血氧变化的特点及皮肤、黏膜的颜色也不相同，注意鉴别。

机体在缺氧时，全身各系统功能和代谢均会表现出异常。其中呼吸系统、循环系统、血液系统、中枢神经系统和组织、细胞的变化尤为重要。

对各类缺氧的治疗，除了消除引起缺氧的原因以外，必要时可采取吸氧治疗即氧疗，但要注意预防氧中毒。

附 实验实训

1. 在动物身上复制出四种缺氧的模型，并了解缺氧的类型，即低张性缺氧（窒息法）、血液性缺氧（一氧化碳和亚硝酸钠中毒）、循环性缺氧（失血性休克）、组织中毒性缺氧（氰化钾中毒）。

2. 观察并比较各型缺氧的特点及对机体的影响。

第十章

休 克

导学

了解：休克的病因和分类。

熟悉：休克的概念；休克的发生机制和微循环变化的意义及临床表现；休克时细胞损伤与器官功能障碍。

应用：休克的防治原则。

实验：用白兔或犬模拟失血性休克的动物模型。

休克是外来语 shock 的音译，原意为震荡、打击。在医学上，曾主要用于描述患者病情处于危险严重状态。经过 200 多年的认识和研究，从最初的血压降低，现已发展为微循环功能障碍的细胞分子研究。

休克是指机体在严重失血失液、感染、创伤等强烈致病因素作用下，有效循环血量急剧减少，组织血液灌流量严重不足，以致各重要生命器官功能衰竭、细胞代谢障碍和结构损伤的全身性病理过程。

临床上休克的主要表现为烦躁不安、神志淡漠或昏迷、面色苍白或紫绀、脉搏细速、皮肤湿冷、尿量减少或无尿、血压下降等。休克是临床上常见的危重病理过程，患者病情常迅速恶化，若不及时抢救，机体重要组织器官将发生不可逆性损伤而危及生命。

第一节　休克的原因和分类

各种强烈的致病因子作用于机体均可引起休克，常见的分类有以下几种。

一、根据休克的原因分类

（一）失血失液性休克

失血失液性休克指大量失血或失液引起的休克。常见于：①失血性休克见于某些疾病引起的大出血，如门脉性肝硬化时食管静脉曲张出血、外伤性大出血、肝或脾破裂出血、宫外孕破裂出血和产后大出血等。失血性休克的发生取决于失血量和失血的速度，一般地说，成人 15 分钟内失血少于全血量 10％时，机体可通过代偿使血压和组织灌流量保持稳定，但若快速失血量超过全血量 20％左右即可导致失血性休克，超过全血量 50％则往往导致迅速死亡。②失液性休克见于大面积烧伤、剧烈呕吐、腹泻，大量出汗等引起的大量血浆和体液丢失等。

(二) 创伤性休克

创伤性休克是指严重创伤如战伤、挤压伤、骨折、大手术等，因失血过多和剧烈的疼痛等因素引起的休克。

(三) 烧伤性休克

大面积烧伤早期引起的休克称烧伤性休克(burn shock)。其发生主要与大量血浆、体液丢失和剧烈疼痛有关，晚期则可因继发感染而发展为感染性休克。

(四) 感染性休克

由细菌、病毒、立克次体等病原微生物的严重感染引起的休克称感染性休克。以革兰阴性菌感染引起的休克最为常见，如大肠埃希菌、志贺菌、脑膜炎链球菌等。其中革兰阴性菌产生的内毒素对休克的发生尤为重要，占感染性休克病因的70%～80%，又称内毒素性休克。

(五) 过敏性休克

过敏性休克是指过敏体质者，因注射某些药物(如青霉素)、血清制剂或疫苗后，引发的强烈超敏反应所致的休克。过敏性休克属Ⅰ型超敏反应，发病时过敏体质者的IgE和再次进入机体的Ag结合在肥大细胞表面，形成桥联，促使组胺、缓激肽和白三烯等生物活性物质的大量释放，使血管扩张和通透性增高，因血管容积扩大，血容量相对不足而引起休克。

(六) 心源性休克

心源性休克是指大面积急性心肌梗死、急性心肌炎、急性心包填塞及严重的心律紊乱等引起心排血量急剧减少，导致有效循环血量急剧下降而引起的休克。

(七) 神经源性休克

神经源性休克见于剧烈的疼痛、高位脊髓损伤或麻醉等，因阻力血管扩张，血压降低，循环血量相对减少而引起休克。

二、根据休克发生的始动环节分类

不同病因的休克都具有共同的发病基础，即有效循环血量减少。而机体有效循环血量的维持，是由三个因素共同决定的：①足够的循环血量。②正常的血管舒缩功能。③正常心泵功能。各种病因均通过这三个环节中的一个或几个来影响有效循环血量，继而导致微循环障碍，引起休克。因此，血容量减少、血管床容量增加、心泵功能障碍这三个环节称为休克的始动环节，按此分为以下三类。

(一) 低血容量性休克

血容量减少是低血容量性休克的始动环节，如失血或失液性休克、创伤性休克的早期、烧伤性休克等均属于此型休克。由于大量的失血、失液，导致微循环血量减少，血压下降，使重要器官和组织的微循环灌流量急剧减少，致使休克发生。

(二) 心源性休克

心泵功能障碍是心源性休克的始动环节。各种原因引起的急性心功能障碍均可引起心排血量急剧减少，使组织和器官微循环灌流严重不足而导致休克。

(三) 血管源性休克

外周血管扩张、血管床容量扩大是血管源性休克的始动环节。在正常情况下，机体仅20%毛细血管交替开放就能维持细胞的代谢需要，而80%的毛细血管处于关闭状态。但过敏性休克、神经源性休克和创伤性休克时，引起外周血管扩张，血管容量扩大，血液淤积在微循环内，回心血量骤减，以致有效循环血量减少、血压下降引起休克。

三、根据休克发生的血流动力学变化分类

（一）低排高阻型休克

低排高阻型休克又称低动力型休克，其血流动力学特点是心排血量降低，外周阻力升高。此时，由于皮肤血管收缩，血流量减少，使皮肤温度降低，故又称为“冷休克”。该型休克临床上最常见，如失血、失液性休克和心源性休克、大多数的感染性休克等。

（二）高排低阻型休克

高排低阻型休克又称高动力型休克，其血流动力学特点是心排血量高，外周血管阻力低。此时，由于皮肤血管扩张，血流量增多，皮肤温度高，故又称为“暖休克”。见于部分感染性休克。

（三）低排低阻型休克

低排低阻型休克的血流动力学特点是心排出量降低，外周血管阻力降低，血压也明显降低。这实际是休克失代偿的表现。

第二节　休克的发展过程及发病机制

休克的发生机制至今尚未完全阐明。目前认为休克的发生发展是在神经体液等因素的调控下，以急性微循环功能障碍为主要特征的病理过程。其始动环节表现为血容量减少、心排血量急剧下降和血管床容量扩大等变化。虽然引起休克的原因很多，但主要是通过影响这三个基本环节，使机体有效循环血减少，造成重要生命器官血液灌流不足和细胞功能障碍。

微循环是指微动脉和微静脉之间的血液循环，既是循环系统最基本的结构，也是血液与组织细胞之间进行物质交换的最小单位。其组成由微动脉、后微动脉、毛细血管前括约肌、真毛细血管网、微静脉、直捷通路和动静脉吻合支等构成，接受神经体液的调节。交感神经兴奋时，上述血管收缩，血流量减少；儿茶酚胺、血管紧张素Ⅱ、TXA_2 和内皮素等也引起血管收缩；组胺、乳酸、激肽、腺苷、PGI 和 NO 等物质则引起血管舒张(图 10－1)。

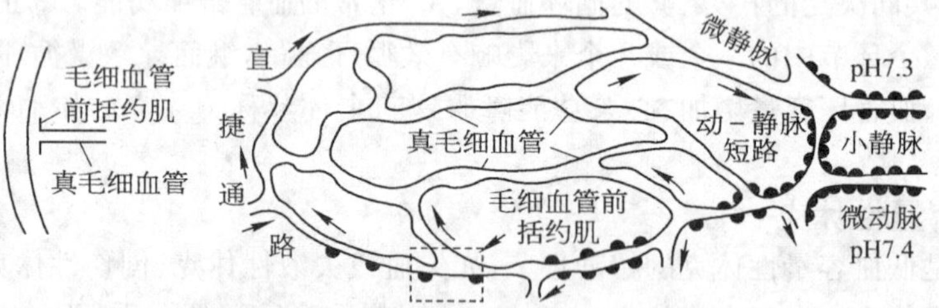

图 10－1　正常微循环结构示意图

在生理情况下，全身收缩血管物质的浓度很少变化，微循环的血管平滑肌，尤其是毛细血管前括约肌有规律地收缩与舒张，主要由局部产生的舒血管物质进行反馈调节，以保证毛细血管前括约肌交替性开放。

以典型的失血性休克为例，根据休克时血流动力学变化特点和微循环变化规律将休克过程分为三个期。

一、微循环缺血性缺氧期

这是休克的早期阶段，又称休克代偿期，主要表现是微循环灌流明显减少。

1. 微循环的变化 ①微动脉、后微动脉、毛细血管前括约肌和微静脉持续收缩，毛细血管前、后阻力增加，尤其是前阻力明显增加。②大量真毛细管网关闭，血流量减少，流速减慢。血液通过直捷通路和动-静脉吻合支回流。③微循环灌流量减少，出现“灌”少于“流”。此时，组织开始出现进行性缺血缺氧，故又称微循环缺血性缺氧期（图 10-2）。

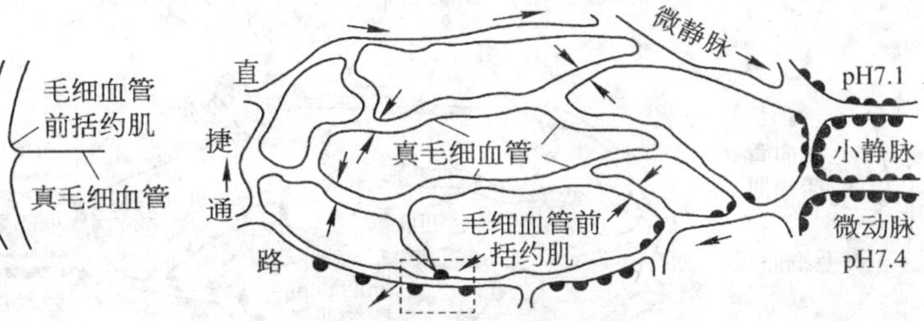

图 10-2 微循环缺血性缺氧期

2. 微循环变化的发生机制 ①交感-肾上腺髓质系统强烈兴奋：血液中儿茶酚胺大量释放入血，含量可达正常时的几十倍或几百倍。它既作用于 α-受体，又作用于 β-受体，但不同器官的血管，对交感神经兴奋和儿茶酚胺增多的反应是不同的。皮肤、内脏和肾血管，因 α-受体占优势，这些部位的微血管收缩，其中毛细血管前括约肌对儿茶酚胺的反应最强，收缩最为强烈，导致微循环灌流量急剧减少。当微循环上的 β-受体被激活，使微循环的动-静脉吻合支开放，流经真毛细血管网的血流减少，该处组织发生严重的缺血缺氧。但脑血管、冠状动脉因 α-受体密度低，心、脑血管口径无明显变化，缺血则不明显。②缩血管活性物质增多：此时，机体也可产生大量的缩血管物质，如血管紧张素Ⅱ、心肌抑制因子、TXA_2 和内皮素等，促使小血管痉挛、收缩。

3. 微循环改变的代偿表现

（1）自身输血：休克代偿期由于交感-肾上腺髓质系统强烈兴奋，大量儿茶酚胺释放入血。肌性微静脉和小静脉、肝脾储血库收缩，血管床容量减少，回心血量增加，起到“自身输血”的作用，这是休克时增加回心血量和循环血量的“第一道防线”。

（2）自身输液：由于毛细血管前阻力血管比微静脉收缩强度要大，前阻力大于后阻力，致使毛细血管流体静压下降，大量组织液从组织间隙回收进入血管，起到“自身输液”的作用，这是休克时增加回心血量的“第二道防线”。

（3）血液重分布：由于不同器官血管对儿茶酚胺增多的反应不一致。其中皮肤、腹腔内脏、骨骼肌和肾脏血管的 α-受体分布密度高，对儿茶酚胺的敏感性较高，此处血管明显收缩。而冠状动脉和脑动脉 α-受体分布较少，血管口径则无明显改变，因而心、脑血流量能维持正常或增高，微血管灌流量稳定在一定水平。这种不同器官微循环反应的差异性，导致了血液的重新分布。血液重分布，虽以牺牲皮肤、腹腔内脏等器官的血液供应为代价，并建立在非重要生命器官微循环缺血缺氧的基础上，但保证了心、脑重要生命器官的血液供应，故对机体有一定的代偿意义。

4. 微循环改变的代偿意义 ①有利于维持动脉血压。②有利于心、脑的血液供应。

5. 主要临床表现 此期患者的主要临床表现有面色苍白、烦躁不安、四肢湿冷、大汗淋漓、尿量减少、脉搏加快。动脉血压维持在正常范围之内，但脉压差减小。这是休克的代偿期，如果采取适当救治，患者康复；反之，进入休克失代偿期。

二、微循环淤血性缺氧期

此期微循环障碍的进一步发展，主要表现是微循环淤血缺氧，又称休克失代偿期或休克期。

1. 微循环的变化 ①微血管对儿茶酚胺的反应性减低：当休克持续一段时间后，微血管因对儿茶酚胺的反应性开始减弱，这时毛细血管前括约肌变得松弛，毛细血管因后阻力大于前阻力而使大量血流涌入真毛细血管网。②微静脉血流开始变缓，红细胞聚集，白细胞滚动、附壁、嵌塞，血小板聚集，造成微循环血液“灌”大于“流”，血液在组织中淤滞，出现淤血性缺氧（图 10－3）。

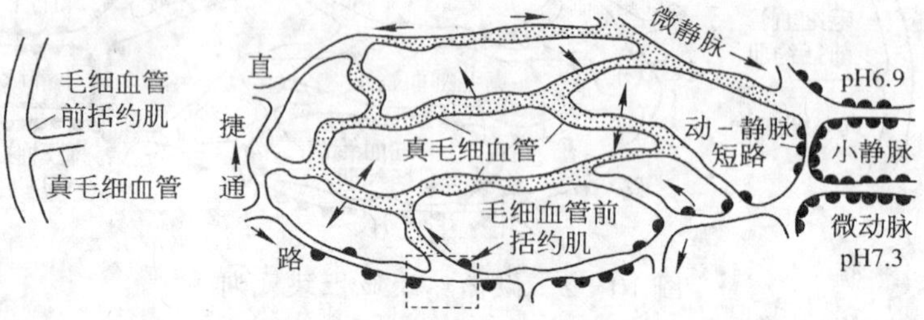

图 10－3 微循环淤血性缺氧期

2. 微循环变化的发生机制 该过程形成主要与下列因素有关。①酸中毒：在休克期微循环持续缺血，使这些组织因缺氧糖酵解加强，乳酸产生增多、蓄积，继而发生代谢性酸中毒。而酸中毒又导致微动脉及毛细血管平滑肌对儿茶酚胺的反应性降低，促使血管舒张。微静脉因比较耐受酸性物质，仍处于收缩状态，于是大量血液淤积在毛细血管内。②局部扩血管代谢产物增加：长时间的组织淤血缺氧，微血管周围的肥大细胞释放组胺增多，ATP 的分解产物腺苷及细胞损伤后释出的 K^+ 等扩血管物质大量形成，引起小血管扩张和毛细血管通透性增高。③内毒素作用：休克时血液中的内毒素来自于肠源性感染，患者肠道细菌产生的内毒素，通过因缺血缺氧而通透性增高的肠黏膜吸收入血，使补体系统和激肽释放酶系统激活，使 C3a、组胺和激肽等扩血管物质释放，血管平滑肌舒张，血压持续下降。④血流动力学改变：休克期大量血浆外渗，血液浓缩，红细胞聚集，白细胞贴壁、嵌塞，血小板黏附聚集，致使血流阻力增大，血流缓慢、淤滞，甚至血流停止，致使回心血量减少，加重微循环障碍，休克开始恶化。

3. 微循环失代偿的表现

（1）真毛细血管开放数增加：此期微循环血管床大量开放，血液淤滞在各内脏器官中，造成循环血量锐减，回心血量减少，心排血量和血压进行性下降，机体失代偿。

（2）毛细血管流体静力压升高：由于此期毛细血管后阻力大于前阻力，血管内流体静力压升高，不但自身输液停止，而且血浆外渗到组织间隙中，造成回心血量进一步减少。

（3）微血管通透性增加：此期由于组织持续缺血缺氧使组胺、激肽等扩血管物质生成增多，导致毛细血管通透性增高，血浆外渗。大量血浆外渗致使血液浓缩，血细胞比容上升，红细胞、血小板聚集，血液黏度增加。

（4）组织间隙亲水性增高：促使血浆外渗，引起血液浓缩。

4. 微循环改变的后果 由于淤血、缺氧、酸中毒逐渐加重，互为因果，病情不断恶化，有效循环血量锐减，回心血量减少，心排血量和血压进行性下降。血液灌流进行性减少，组织缺氧日趋严重，形成恶性循环。这时的心、脑因失去自身调节而出现功能障碍。

5. 主要临床表现 休克期患者的动脉血压进行性下降、心搏无力、脉搏细速；神志淡漠、意识模糊，甚至昏迷；少尿、无尿；皮肤呈花斑纹等。这些是机体失代偿的表现，此期积极救治，患者仍可康复；如持续时间过长，则进入微循环衰竭期。

三、微循环衰竭期

微循环衰竭期为休克晚期，是休克的最后阶段，又称休克难治期，主要表现是发生弥散性血管内凝血(DIC)和机体重要器官功能衰竭。

1. 微循环改变 ①微血管扩张、麻痹，对所有的血管活性物质失去反应。②血液高度浓缩，黏度增大，血流更加缓慢甚至停止，表现为不灌不流。③DIC发生：微血管内皮细胞肿胀，白细胞嵌塞严重，血小板黏附和聚集，红细胞聚集，微血管内微血栓形成，导致DIC。随后由于凝血因子耗竭，纤溶活性亢进，可有继发性出血(图10-4)。

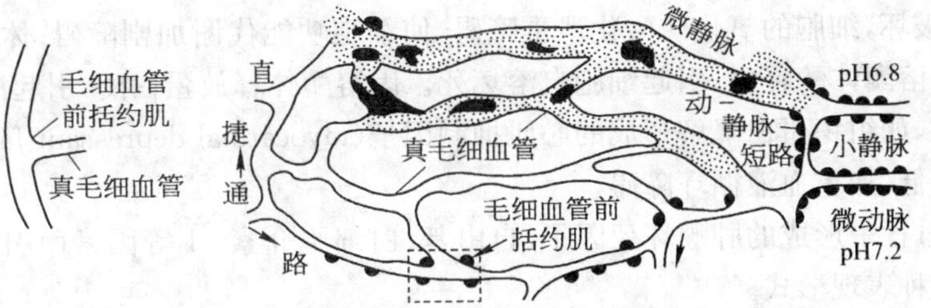

图10-4 微循环衰竭期

2. 微循环变化的发生机制 ①微血管反应性降低、麻痹：这可能与严重缺氧、酸中毒及血管平滑肌细胞受损有关。②DIC发生：是因微循环淤血的不断加重，使血液浓缩，黏度增大，血细胞比容和纤维蛋白原增加，血流更加缓慢，血小板更易聚集，促使微血栓形成；严重的缺血缺氧、酸中毒、内毒素等因素的作用，使血管内皮受损，胶原纤维暴露，激活了内源性凝血系统；在创伤、烧伤等所致的休克，组织细胞因损伤释放大量组织因子入血，激活了外源性凝血系统；此外，异型输血引起的溶血也可诱发DIC，这些均为微血栓形成创造了有利的条件。感染性休克时，病原微生物及毒素也可使单核巨噬细胞合成释放大量组织因子，从而促使DIC的发生。

3. 微循环变化的后果 ①DIC发生的严重后果：表现为血压下降、出血、器官功能衰竭和微血病性溶血性贫血等。但是，并非所有休克在晚期才发生DIC。烧伤性休克、创伤性休克、感染性休克在休克早期也可发生DIC，失血性休克则在较晚发生DIC。此外，有些休克患者由于治疗及时也可不发生DIC。②重要器官功能衰竭：主要发生在心、脑、肾、肺、肝等重要器官，患者常因两个或两个以上重要器官相继或同时功能障碍，出现多系统器官功能障碍综合征而导致死亡。主要原因是：该期微循环淤血、缺氧、酸中毒的不断加重及DIC的发生，使组织细胞发生不可逆性损伤乃至死亡。机体各重要器官代谢、功能发生障碍也愈加严重，加上休克时许多体液因子如溶酶体酶、细胞因子的释放和自由基的形成，加重了器官不可逆性的损伤，甚至发生多系统多器官的功能障碍，给治疗造成较大的困难，该期为休克难治期。

4. 主要临床表现 患者主要临床表现为动脉血压进一步下降，出血、器官功能衰竭、微血管病性溶血性贫血等DIC的临床表现。

第三节 休克时细胞损伤与器官功能障碍

休克时细胞的损伤，主要是休克过程中组织的低灌流、缺氧及酸中毒造成的继发性损害，也可由休克的原始动因直接损伤细胞造成。如感染性休克时，细菌内毒素直接作用于细胞引起的原发性损害。由此提出了休克过程中的细胞损伤机制和休克细胞(shock cell)的概念,认为细胞损伤是器官功能障碍的基础,使人们对休克时细胞分子水平进一步加深了认识。

一、细胞损伤及代谢改变

(一)细胞损伤

细胞损伤是休克时各组织器官功能障碍的基础,细胞膜是休克最早发生损伤的部位。缺氧、淤血、酸中毒、ATP合成减少、溶酶体酶释放及自由基的脂质过氧化等,均可造成细胞膜的损伤,使细胞膜通透性增加,钠泵功能障碍,引起 K^+ 向细胞外释出,细胞外的 Na^+、Cl^-、水内流,导致细胞水肿;休克时,线粒体肿胀,致密结构和线粒体嵴消失,ATP合成减少,细胞能量产生严重不足,直至线粒体肿胀、破坏,细胞的氧化磷酸化严重障碍,使细胞功能代谢加剧障碍;休克时,溶酶体膜通透性增高、肿胀、溶酶体酶释出,引起细胞自溶坏死。因溶酶体释放蛋白酶,引起激肽系统的激活和毒性多肽的形成,如组织蛋白降解形成的心肌抑制因子(myocardial depressant factor, MDF)等,引起心肌收缩力降低,加重血液循环障碍。

此外,休克过程中形成的肿瘤坏死因子、自由基、白细胞介素-1等因素而引发的细胞凋亡,是细胞损伤的另一种表现形式。

(二)细胞代谢障碍

1. *细胞能量代谢障碍* 休克时因微循环障碍,组织低灌流,细胞缺氧,糖酵解增强,乳酸生成增多,ATP生成显著减少。而能量代谢障碍使得细胞膜上 Na^+—K^+ 泵运转失灵,以至细胞内 Na^+、水增多,细胞外 K^+ 增多,导致细胞水肿和高钾血症。

2. *代谢性酸中毒* 休克时,一方面组织缺氧,糖酵解增强,乳酸生成增多;另一方面肝细胞受损,乳酸利用障碍,乳酸堆积,形成高乳酸血症,发生代谢性酸中毒。此外,肾血流量减少导致肾功能障碍,使肾排酸保碱的功能减弱,进一步加重了代谢性酸中毒。

二、主要器官功能障碍

在休克过程中,由于器官血液的灌流明显降低,缺血缺氧、细胞损伤及代谢的改变导致了心、肾、肺、脑等重要器官先后或同时发生功能障碍,这是休克难治的重要因素,也是休克患者死亡的常见原因。

(一)心功能的变化

除心源性休克有原发性心功能不全外,其他类型的休克初期,因机体的代偿,心泵血功能仍可维持在正常状态。随着休克的发展,在休克期和休克晚期可出现心功能下降,心排血量减少,甚至发生急性心力衰竭,促进休克的恶化。

发生机制是:①血压进行下降和心率过快使心脏的舒张期缩短,冠状动脉血液灌流量锐减,心肌缺血缺氧;同时交感神经的兴奋使心率加快,心肌耗氧量增加,加重心肌缺氧。②酸中毒、高钾血症、心肌抑制因子等引起心肌收缩力降低;内毒素、氧自由基等使心肌受损。③心肌内微血栓形成可引起心肌局灶性坏死。这些均可导致急性心功能不全的发生。

(二)肾功能的变化

各种类型的休克常伴有急性肾功能不全,既往称"休克肾"(shock kidney)。严重的肾功能不全是休克患者死亡的主要原因。临床表现主要为少尿、无尿、氮质血症、高钾血症和代谢性酸中毒。

在休克早期,由于肾灌流不足,肾小球滤过率降低,导致功能性急性肾功能不全。如能及时诊治，恢复肾灌流量，肾功能可恢复正常。如休克持续发展，可因严重肾缺血而发生急性肾小管坏死，导致器质性急性肾衰竭发生，甚至危及患者生命。

在临床上，通常将尿量的变化作为判断内脏微循环灌流量变化的指标，故当尿量少于 20 ml/h 时，提示微循环灌流不足。因此，在休克监护过程中，观察尿量的变化是十分重要的。

（三）肺功能的变化

肺是休克时最常发生损伤的器官。早期当肺功能障碍较轻时，称为急性肺损伤。休克晚期病情恶化，发生的急性呼吸功能不全既往称休克肺（shock lung），属于急性呼吸窘迫综合征（adult respiratory distress syndrome，ARDS）。肺的病理形态学特点为淤血、水肿、血栓形成、肺不张、肺泡透明膜形成等。病理生理学特点为进行性低氧血症。患者表现为严重缺氧和呼吸困难，并可伴有高碳酸血症，病死率甚高。据统计，休克死亡人数的 1/3 为急性呼吸窘迫综合征，是休克死亡的重要原因之一。其发生与氧自由基（超氧阴离子、羟氧自由基等）、致炎性细胞因子（TNF、IL－2 等）及多种血管活性物质（组胺、缓激肽等）的作用有关。

（四）脑功能障碍

休克早期，因全身血液重新分布和脑血管的自身调节保障了脑的血液供应。患者因轻度缺血缺氧、交感神经兴奋而表现为烦躁不安，无明显的脑功能障碍。在休克晚期，动脉血压低于 50 mmHg（6.67 KPa）或脑血管内发生 DIC 时，脑组织缺血、缺氧、酸中毒，患者出现一系列的脑功能障碍表现，如神志淡漠，意识模糊，嗜睡或昏迷。严重的脑缺血缺氧会引起脑水肿，并危及生命。

（五）肝和胃肠功能的变化

休克时，肝功能障碍仅次于肺，这与肝脏的解剖部位和组织学特点有关。由于肝淤血、缺氧或肝内微血栓形成，引起肝细胞损伤，导致解毒功能障碍。由肠道吸收入血的内毒素不能充分解毒而发生肠源性内毒素血症；同时肝细胞对乳酸的利用减弱，发生乳酸酸中毒。关于肝功能障碍的发生机制可能与肝细胞能量代谢障碍有关。

胃肠道因淤血、缺氧或微血栓形成使胃肠功能紊乱。引起胃肠黏膜水肿、糜烂，甚至发生应激性溃疡和出血。主要表现为消化液分泌减少、胃肠活动减弱、消化吸收不良。肠黏膜由于屏障功能削弱，肠道细菌大量繁殖，产生各种有害物质吸收入血，加重休克。

（六）多器官功能障碍综合征

多器官功能障碍综合征（multiple organ dysfunction syndrome，MODS）是指在严重创伤、感染性休克或休克复苏后，短时间内发生两个或两个以上的器官功能障碍。多器官功能障碍综合征的发病机制十分复杂，是多种因素综合作用的结果，这是休克早期器官出现的功能障碍。其原因可能是休克时，器官的微循环灌流障碍，引起器官的细胞损伤；微循环再灌注过程形成大量氧自由基引起细胞的损伤；内毒素和炎症介质的大量生成（如补体、蛋白水解酶等细胞因子）引起的全身炎症反应；肠黏膜屏障功能和肝解毒功能受损，使肠道细菌和内毒素入血，形成肠源性感染和肠源性内毒素血症等。如果 MODS 未得到及时救治，病情则更加严重，多器官功能障碍综合征就发展为多系统器官衰竭（multiple system organ failure，MSOF），是休克患者死亡的重要原因。

第四节 休克防治的病理生理基础

（一）防治原发病

积极防治引起休克的原发病因，去除休克的致病因素，如止痛、止血、补充血容量、控制感染等。

（二）改善微循环

这是休克治疗的中心环节，应尽早采取有效措施改善微循环，提高组织灌流量。

1. 补充血容量　大多数休克可有不同程度的有效循环血量不足。因此，充分补充血容量是提高心排血量和改善组织灌流的根本措施。补液时，应动态地观察患者静脉充盈程度、尿量、血压和脉搏等指标。把动态监测中心静脉压和肺动脉楔压作为监护输液的指标，正确的补液原则是“需多少，补多少”。

2. 合理使用血管活性药物　在纠正酸中毒和血容量得到充分补充的情况下，根据不同类型休克的血流动力的特点，使用不同的血管活性药物。血管活性药物分为收缩血管药物和舒张血管药物两类。对失血性休克、创伤性休克和高阻力型感染性休克，在补液的情况下，可使用扩血管药物降低血管阻力，改善组织的血液灌流。对过敏性休克和神经源性休克，是因血管容量扩大引起的休克，则应首选收缩血管药物，以提高动脉血压，保证心、脑等重要生命器官的血液灌流。

（三）纠正酸中毒

休克时，由于缺血缺氧导致代谢性酸中毒的发生，不仅加重微循环障碍，而且可使心肌收缩力减弱，引起高钾血症，使休克恶化。因此，纠正酸中毒是防治休克的重要措施之一。

（四）改善细胞代谢

保护细胞、改善细胞代谢是防治休克的重要措施。补充能量合剂如葡萄糖和胰岛素等，以改善细胞代谢和提供必需的能源物质；使用糖皮质激素以稳定细胞膜、溶酶体膜，防止和减轻细胞受损；使用超氧化物歧化酶（SOD）、维生素 C 等自由基清除剂，减少自由基引起的细胞损害。

（五）防治器官功能衰竭

休克时，如出现器官功能衰竭，除采用一般的治疗措施外，还应针对不同器官衰竭，采取不同的治疗措施。如发生肾衰竭时，应尽早利尿和透析；如出现 MODS 时，则应正压给氧，改善呼吸；当出现急性心力衰竭时，应减少或停止输液，并强心利尿，适当降低前后负荷。

小结

休克是临床上常见的危重病症。失血失液、创伤、感染、心力衰竭、神经刺激等病因，都可能使血容量减少、血管床容量增加或心泵功能障碍这三个不同的始动环节来影响休克的发生发展。尽管休克有多种类型，但大多数休克的发生都有一个共同的发病基础，这就是有效循环血量急剧减少，组织血液灌流量严重不足，进而导致全身组织细胞的功能代谢障碍及结构损伤。根据微循环的变化，可将休克分为微循环缺血性缺氧期、微循环淤血性缺氧期和微循环衰竭期。

微循环缺血性缺氧期表现为微循环缺血缺氧，全身血流重新分布，以保证心、脑血液供应；微循环淤血性缺氧期表现为微循环淤血性缺氧，组织血液灌流量进一步减少，代谢产物淤积；微循环衰竭期表现为微血管麻痹、DIC 形成或多器官功能衰竭。休克的发病机制十分复杂，除交感神经兴奋及体液因子大量产生所致的微循环障碍外，还与休克始动因素直接作用或微循环障碍发生后所引起的细胞损伤、微血管通透性增加等机制有关。在休克的防治上，应尽早消除休克始动因素，注重改善微循环，努力保护或恢复细胞与器官的功能。

附 实验实训

1. 在白兔或犬身上模拟失血性休克的模型。
2. 利用多媒体教学课件演示休克的发生发展过程。
3. 病例讨论:青霉素引起的过敏性休克。

第十一章
肿 瘤

导学

了解：肿瘤的特性；肿瘤的分类；肿瘤的病因和发病机制；肿瘤的防治原则。

熟悉：肿瘤概念；良性肿瘤与恶性肿瘤的区别；良性肿瘤与恶性肿瘤的命名原则；癌前病变；非典型增生；原位癌的概念。

应用：能够运用肿瘤的基本知识、基本理论和基本病变，来进行良、恶性肿瘤的区别；能初步具备对肿瘤临床病例分析的能力。

实验：观察、辨认、描述常见肿瘤的形态；到社区、乡镇进行肿瘤防治的卫生宣教。

肿瘤是一种常见病、多发病，可分为良性肿瘤和恶性肿瘤。其中恶性肿瘤严重危害人类健康，在死亡原因中占前列。据2009年统计，全球因恶性肿瘤死亡人数约800万人，中国每年以3%～5%的速度递增。

在我国，城镇居民死因居首位的是恶性肿瘤，如肺癌、胃癌、肝癌、食管癌、大肠癌、乳腺癌、白血病、宫颈癌、膀胱癌和鼻咽癌等，农村恶性肿瘤死亡率约第二或第三位。由于肿瘤的病因学和发病学尚未完全阐明，在21世纪，肿瘤的研究和防治仍是医学乃至整个生命科学领域的重点。

第一节 肿瘤的概念

肿瘤(tumor, neoplasm)是指在各种致瘤因素作用下，机体局部组织的细胞发生基因突变或基因表达调控异常，导致异常增生而形成的新生物。这种新生物常表现为局部肿块。

肿瘤细胞是由机体正常细胞转化而来，肿瘤细胞一旦形成，就会发生相对无限制性的失控性增生，并不同程度地丧失了分化成熟的能力，具有异常的形态、代谢和功能的改变。恶性肿瘤还具备侵袭破坏能力和转移特性，破坏原有组织器官甚至远隔组织器官的结构。肿瘤细胞的这些生物学特性可以通过遗传物质传递给子代细胞，即使致瘤因素的作用消失，肿瘤组织也会持续增生下去，给机体带来很大的危害。

显然，肿瘤性增生与炎性增生、组织修复时的再生性增生有着本质的不同。非肿瘤性增生的过程始终处于机体调控之下，增生的细胞可以分化成熟，保持原有组织细胞的形态结构、功能和代谢特征，增生的程度与机体相协调，只要原因消除，增生即可停止。

第二节 肿瘤的特性

一、肿瘤的形态和结构

(一) 肿瘤大体形态

肿瘤的大体形态在一定程度上可反映肿瘤的良恶性，是临床上初步判断肿瘤性质和来源的重要依据。

1. 肿瘤的形状　肿瘤形态一般与其发生的部位、组织来源、性质等有密切的关系。发生在深部组织或器官的良性肿瘤多呈结节状、分叶状、囊状等；发生在体表或空腔器官的良性肿瘤常突出于皮肤或黏膜表面，呈乳头状、息肉状等；恶性肿瘤发生在体表呈菜花状、溃疡状，发生在深部组织或器官因呈侵袭性生长常形成蟹足状肿块。一般肿瘤形状用形象的描述来表达(图 11－1)。

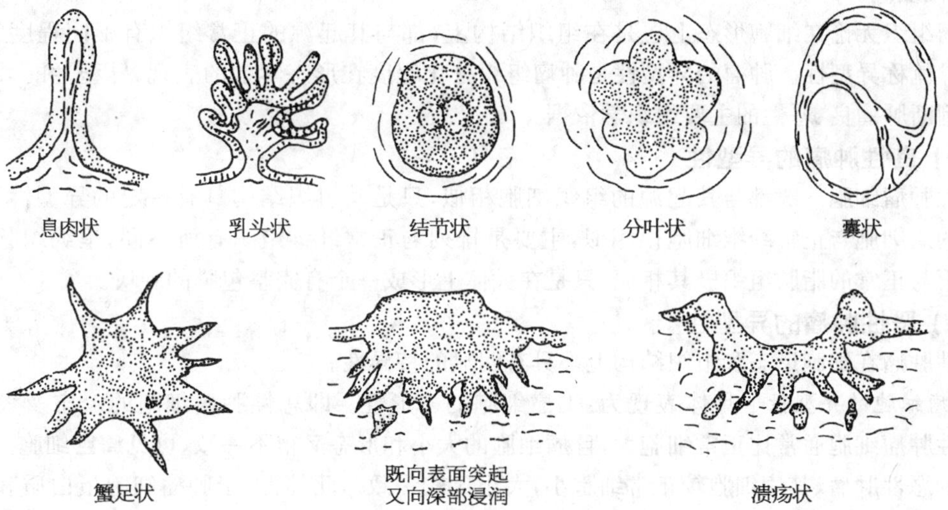

图 11－1　常见肿瘤形状的示意图

2. 肿瘤的大小　肿瘤大小差别很大，小者只能在显微镜下才能发现如原位癌，大者可重达数千克甚至数十千克。一般肿瘤的大小与肿瘤生长时间、肿瘤性质、生长部位等有关。生长于体表或腹腔内的肿瘤有时可以长得很大，生长于颅腔、椎管内的肿瘤一般较小。恶性肿瘤通常短期内即可带来不良后果甚至危及患者生命，故一般不会长得很大。

3. 肿瘤的颜色　肿瘤的颜色与其起源组织、有无坏死、出血等相关。大多数肿瘤切面呈灰白或灰红色，有时可从肿瘤的颜色大致推断其为何种肿瘤，如血管瘤多呈红色或暗红色、脂肪瘤呈黄色、黑色素瘤多呈黑褐色等。

4. 肿瘤的质地　通常与肿瘤的起源、肿瘤实质与间质的比例以及有无变性坏死等有关。如骨瘤较硬，脂肪瘤较软；实质丰富而间质较少的肿瘤一般较软，反之则较硬；肿瘤组织发生坏死时变软，继发钙化和骨化时则变硬。

5. 肿瘤的数目　通常为一个，也可多个，如多发性子宫平滑肌瘤(图 11－2，彩图，见插页)。

(二) 肿瘤的组织结构

肿瘤的组织结构多种多样，一般分为实质和间质两部分。

1. 实质 肿瘤实质是构成肿瘤的主要成分,决定肿瘤的良恶性。通常根据肿瘤实质的形态来识别各种肿瘤的组织来源,进行肿瘤的命名和分类。大多数肿瘤只有一种实质成分如平滑肌瘤等。少数肿瘤有两种或两种以上的实质成分,如乳腺纤维腺瘤、畸胎瘤等。

2. 间质 肿瘤的间质一般由结缔组织、血管、淋巴管等组成。不同肿瘤的间质成分基本相同,只有量的区别,没有质的差异,不具有特异性。肿瘤的间质对实质起着支持和营养的作用,因此采用栓塞血管阻断间质血液的来源可以使肿瘤坏死。此外,间质中可有淋巴细胞、浆细胞和巨噬细胞浸润,这是机体抗肿瘤免疫的反应。通常,浸润的这些细胞的数量与患者的预后有一定关系。

二、肿瘤的分化和异型性

肿瘤的分化是指肿瘤组织与其起源的正常组织在组织结构和细胞形态上的相似程度。分化程度高的肿瘤与正常组织相似性大,异型性小,恶性程度较低;分化程度低的肿瘤与正常组织相似性小,异型性大,恶性程度较高;未分化的肿瘤缺乏与正常组织的相似性,呈原始幼稚状态,又称间变,其恶性度高。

肿瘤组织无论在细胞形态上还是在组织结构上,都与其起源的正常组织有不同程度的差异,这种差异就称异型性。肿瘤的异型性是肿瘤组织分化程度在形态学上的表现,异型性的大小是病理学上判断肿瘤良、恶性的主要组织学依据。

(一) 良性肿瘤的异型性

良性肿瘤细胞一般都与其起源的组织细胞相似,只是其组织结构具有一定的异型性。例如,纤维瘤的瘤细胞与正常纤维细胞很相似,主要是排列与正常纤维组织有所不同,呈编织状。脂肪瘤在镜下与正常的脂肪组织极其相似,只是在大体上形成一个有完整包膜的肿块。

(二) 恶性肿瘤的异型性

恶性肿瘤在细胞形态和组织结构上都具有明显的特异性。

1. 瘤细胞的异型性 具体表现为:①瘤细胞的多形性。即恶性肿瘤细胞的形态及大小不一致。恶性肿瘤细胞通常比正常细胞大,且瘤细胞的大小和形态又很不一致,可见瘤巨细胞。少数分化很差的恶性肿瘤,其瘤细胞较正常细胞小,大小比较一致。此外,由于肿瘤细胞蛋白质和核酸合成代谢增强,胞质内游离的核蛋白体和 RNA 增多,故胞质多呈嗜碱性。②核的多形性。瘤细胞核的大小、形状及染色往往不一致。细胞核的体积增大,深染,核质比例增大,染色质呈粗颗粒状,常堆积在核膜下,使核膜显得增厚,核仁增大,数目也常增多。可出现巨核、双核、多核或奇异形的核。分化较差的肿瘤,核分裂象常增多,可见不对称性、三极或多极等病理性核分裂象(图 11－3,彩图,见插页)。核的多形性对于恶性肿瘤的诊断和鉴别诊断具有重要价值。

2. 组织结构的异型性 恶性肿瘤组织的异型性明显,表现为细胞排列紊乱,失去正常层次和结构。如鳞状细胞癌的癌细胞呈巢状排列,极向显著紊乱,并向上皮下浸润,与正常鳞状上皮明显不同(图 11－4,彩图,见插页)。

三、肿瘤的代谢特点

肿瘤细胞在物质代谢、能量代谢、酶含量及活性等方面都与正常细胞有明显不同。肿瘤细胞的代谢特点一方面是瘤细胞分化不成熟的表现,另一方面又是肿瘤持续性增生和对机体造成某些危害的物质基础。

(一) 核酸代谢

DNA 与细胞的分裂增生有关,RNA 与蛋白质合成有关。肿瘤细胞合成 DNA 和 RNA 聚合酶的活性均比正常细胞高，核酸合成代谢增强，尤其恶性肿瘤细胞 DNA 和 RNA 的含量均明显增高。这是肿瘤细胞增生的物质基础。

（二）糖代谢

肿瘤细胞即使在有氧的状况下也主要以糖酵解获取能量。而且恶性程度越高的肿瘤，糖酵解关键酶的活性一般也越高。糖酵解过程中生成的能量和中间产物又被肿瘤细胞利用，合成肿瘤细胞本身生长和增生必需的蛋白质、核酸等物质。

（三）蛋白质代谢

肿瘤细胞的蛋白质合成代谢及分解代谢都增强，摄取和利用氨基酸的能力也明显增强，蛋白质合成代谢超过分解代谢。因此，肿瘤要掠夺正常组织的营养，以合成肿瘤本身所需的蛋白质，结果导致机体出现恶病质。肿瘤细胞还可以合成肿瘤蛋白，作为肿瘤特异性抗原或肿瘤相关抗原，引起机体产生免疫反应。例如，肝细胞性肝癌能合成甲胎蛋白（AFP）、结肠癌可合成癌胚抗原（CEA）等。临床上检查这些抗原对于相关肿瘤的诊断具有一定价值，并可帮助判断肿瘤治疗后的效果。

（四）酶系统

肿瘤细胞酶的改变比较复杂，一般与核苷酸、DNA 和 RNA 合成有关酶的活性增强，以及与这些物质分解有关酶的活性减弱有关，且这种改变往往与肿瘤的恶性程度相平行。其他酶的改变在各种肿瘤间很少是共同的，与正常组织相比也只是含量或活性发生了改变。例如，前列腺癌癌组织中酸性磷酸酶增多，若伴有广泛骨转移，患者血清中的酸性磷酸酶也可以增加；骨肉瘤及肝癌患者的血清中碱性磷酸酶增加等。因此，进行酶学检查有助于临床上诊断和鉴别诊断某些肿瘤。

四、肿瘤的生长

肿瘤细胞具有相对无限制性增生的能力，这是肿瘤得以不断长大的基础。良性肿瘤和恶性肿瘤在生长速度和生长方式上都有明显差异。

（一）肿瘤的生长速度

肿瘤的生长速度主要决定于肿瘤细胞的分化程度。一般来讲，分化好的良性肿瘤生长较缓慢，几年甚至几十年都可以无明显变化。如果肿瘤生长速度突然加快，有可能发生恶变。分化程度低的恶性肿瘤生长较快，短期内即可形成明显的肿块，且由于供血相对不足，易发生坏死、出血等继发改变。

目前认为，肿瘤的生长速度主要取决于：①肿瘤的生长分数。生长分数是指肿瘤细胞群体中处于增殖状态的细胞占瘤细胞总数的比例，显然生长分数大的肿瘤生长速度快。②肿瘤细胞丢失因数。其指一个肿瘤群体内总的细胞丢失率占瘤细胞新生率的比例。如肿瘤细胞丢失因数越小，肿瘤生长速度越快，且肿瘤细胞的丢失与凋亡关系密切。如果肿瘤细胞诱导凋亡的基因失活和抑制凋亡的基因过度表达，则肿瘤细胞的凋亡减少，肿瘤生长速度加快。③肿瘤的血管形成。研究发现，如果没有新生的血管供应营养，肿瘤在直径达到 1～2 mm 后将不再增大。肿瘤有诱导血管生成的能力，肿瘤细胞和巨噬细胞能产生血管生成因子，如血管内皮细胞生长因子（vascular endothelial growth factor，VEGF），能够促进血管内皮细胞增生，形成新生的毛细血管。毛细血管长入瘤体后，肿瘤获得了充分的营养而迅速生长。因此，抑制肿瘤的血管生成，有望成为治疗肿瘤的新方法。④肿瘤的演进与异质性。恶性肿瘤在生长过程中恶性程度增高和侵袭性增强的现象称为肿瘤的演进，表现为肿瘤生长加快、浸润周围组织和远处转移等。肿瘤的异质性是指一个肿瘤内不同的瘤细胞亚群在侵袭能力、生长速度、对激素的反应和对放、化疗的敏感性等方面具有差异性。不同亚群的瘤细胞经过竞争和筛选，那些生长速度快、侵袭性强、抗原性弱而逃避了机体免疫监视作用的亚群生存下来，肿瘤的生长速度加快。

（二）生长方式

1. 膨胀性生长　这是大多数良性肿瘤的生长方式。瘤组织生长缓慢，不侵袭周围正常组织，肿瘤体积的增大好似逐渐膨胀的气球，向四周挤压正常组织（图 11－5a，彩图，见插页）。因此，肿瘤常形成结节状肿块，周围有完整包膜，与正常组织分界清楚。触诊时瘤体活动，易手术切除干净，切除后不易复发。

2. 外生性生长　发生在体表、体腔表面或自然管道内面的肿瘤，常向表面生长，形成突起的乳头状、息肉状、蕈状或菜花状的肿物，这种生长方式称为外生性生长。呈外生性方式生长的肿瘤可以是良性，也可以是恶性。但恶性肿瘤在外生性生长的同时，其基底部往往也呈侵袭性生长。

3. 浸润性生长　为大多数恶性肿瘤的生长方式。肿瘤组织生长速度快，如树根长入泥土，浸润并破坏周围组织，此类肿瘤常没有包膜，与正常组织无明显界限。触诊时，肿块固定不活动。手术不易切干净，术后容易复发（图 11－5b，彩图，见插页）。

五、肿瘤的扩散

扩散是恶性肿瘤的主要特性，包括直接蔓延和转移两种形式。

（一）直接蔓延

直接蔓延是指恶性肿瘤细胞沿着组织间隙、血管、淋巴管或神经束衣侵入邻近正常器官或组织，并继续生长的现象。如晚期宫颈癌向前蔓延至膀胱，向后蔓延至直肠，向两侧蔓延至子宫旁组织等。直接蔓延使得肿瘤病灶扩大，可破坏临近正常器官结构并发生肿瘤性粘连，增大了手术的难度和转移的可能性。

（二）转移

恶性肿瘤细胞从原发部位侵入淋巴管、血管或体腔，被带到他处并继续生长，从而形成与原发瘤同样类型肿瘤的过程称为转移(metastasis)。所形成的肿瘤称为转移瘤。常见的转移途径有以下几种。

1. 淋巴道转移　主要为癌的转移方式。如乳腺癌常首先转移到同侧腋窝淋巴结。当瘤细胞侵入淋巴管后，随淋巴回流到达局部淋巴结并继续生长繁殖，进而累及整个淋巴结，使淋巴结肿大，质地变硬，切面常呈灰白色。有时由于多个淋巴结受累且瘤组织侵入被膜而使它们互相融合成团块。局部淋巴结发生转移后，可随淋巴回流继续转移到下一站淋巴结，有时因受累淋巴窦或淋巴管阻塞，也可出现逆行性转移。最后经胸导管进入血流，再发生血道转移（图 11－6）。

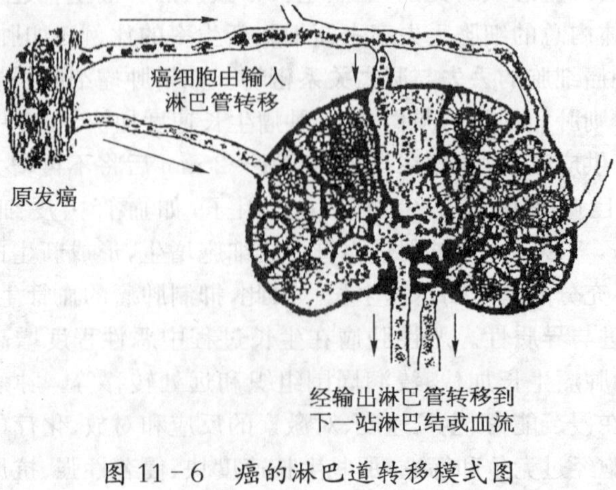

图 11－6　癌的淋巴道转移模式图

2. *血道转移* 主要为肉瘤的转移方式，如骨肉瘤肺转移。肿瘤细胞经毛细血管或小静脉入血，少数经淋巴道入血。侵入血流的瘤细胞随血流运行，到达相应部位后，损伤血管内皮细胞并穿出血管，侵入组织中继续生长，形成转移瘤。血道转移的部位与血液循环的途径基本相同。如侵入体循环静脉的瘤细胞经右心到肺，在肺内形成转移瘤，还可进一步通过肺毛细血管而进入肺静脉，再经左心随主动脉血流到达全身各器官，常见于脑、骨、肾及肾上腺等处。侵入门静脉系统的瘤细胞，首先形成肝转移。此外，侵入胸、腰、骨盆静脉的瘤细胞，可以通过吻合支进入脊椎静脉丛转移到脊椎，进而转移到脑，如前列腺癌的脑转移。

肿瘤血道转移的部位除与血液循环途径有关，还与局部组织器官的特性等有关。如软骨组织能产生抗侵袭因子和内皮细胞生长抑制因子，心肌和骨骼肌因为局部血流动力学的特点都较少发生转移瘤。

血道转移最常见于肺和肝，在临床上判断肿瘤有无血道转移，做肺和肝的影像学检查是非常有价值的。血道转移瘤常表现为边界清楚、多个散在分布的球形结节。

3. *种植性转移* 发生在体腔器官的恶性瘤组织浸润到器官表面时，肿瘤细胞脱落并种植在体腔的浆膜和体腔内各器官的表面，形成多发性转移瘤，称为种植性转移。如胃癌侵及浆膜后，可种植到大网膜、腹膜、肠、卵巢等处，如卵巢的 Krukenberg 瘤。种植性转移常引起浆膜腔的血性积液，抽吸积液做细胞学检查常可查见肿瘤细胞，这是一种简便的诊断方法。值得注意的是，手术也有可能造成种植性转移（称为人工种植），故应规范操作，尽量避免。

六、肿瘤的分级和分期

肿瘤的分级和分期一般用于表示肿瘤的恶性程度和进展情况，对于临床上确定治疗方案和判断预后有一定价值，但必须结合不同肿瘤的生物学特性和患者的全身情况等综合考虑。

（一）肿瘤的分级

恶性肿瘤根据其分化程度的高低和异型性大小一般分为三级。Ⅰ级为分化较好（高分化），低度恶性；Ⅱ级为分化中等（中分化），中度恶性；Ⅲ级为分化差（低分化），高度恶性。

（二）肿瘤的分期

肿瘤的分期有多种方法，目前应用比较广泛的是国际抗癌协会制订的 TNM 分期法。T 表示原发肿瘤的大小和浸润深度，依次用 $T_1 \sim T_4$ 来表示；N 表示淋巴结的转移情况，淋巴结没有转移的用 N_0 表示，随着淋巴结受累和程度的扩大，依次用 $N_1 \sim N_3$ 表示；M 通常指血道转移情况，无血道转移用 M_0 表示，有血道转移用 M_1 或 M_2 表示。

第三节 肿瘤对机体的影响

一、良性肿瘤对机体的影响

良性肿瘤因生长缓慢，停留在局部，一般不浸润，不转移，故对机体的影响较小，主要表现为局部压迫和阻塞引起的症状。但若发生在重要部位，则引起严重的后果。如颅内的良性肿瘤可压迫脑组织或阻塞脑室系统，引起颅内压升高和相应的神经系统症状。良性肿瘤也可出现继发性改变，如子宫黏膜下肌瘤、膀胱乳头状瘤、肠的乳头状腺瘤表面因溃疡引起出血和感染。内分泌腺发生的良性肿瘤能分泌相应激素，发挥其作用。如胰岛细胞瘤分泌过多的胰岛素，引起低血糖。

二、恶性肿瘤对机体的影响

恶性肿瘤不仅形成局部肿块，而且由于分化不成熟、生长较快、浸润且破坏组织器官的结构，并发生转移，因而对机体的影响往往很严重，甚至危及患者的生命。除了局部压迫和阻塞外，恶性肿瘤还有下列危害。

1. *浸润和破坏* 恶性肿瘤呈浸润性生长，可破坏正常组织器官的结构和功能。如骨肉瘤破坏骨质造成病理性骨折，肝癌破坏肝组织引起肝功能障碍等。

2. *坏死和出血* 恶性肿瘤可因侵犯血管或本身发生坏死而导致出血。如肺癌的痰中带血、直肠癌发生便血、膀胱癌出现无痛性血尿等。消化道癌肿坏死后还可形成溃疡，甚至发生穿孔。

3. *感染和发热* 部分恶性肿瘤患者可因肿瘤代谢产物或坏死分解产物的作用，合并感染引起发热。

4. *疼痛* 恶性肿瘤晚期，由于肿瘤组织浸润或压迫神经引起顽固性疼痛。

5. *恶病质* 恶性肿瘤的晚期患者，出现进行性消瘦、无力、贫血和全身衰竭的状态，称为恶病质。由于肿瘤的慢性消耗、进食减少、出血、感染和发热等，可致患者死亡。

6. *异位内分泌综合征和副肿瘤综合征* 某些恶性肿瘤如肺癌、肝癌、肾癌、胰腺癌等，能产生激素或激素类物质，如促肾上腺皮质激素（ACTH）、降钙素（calcitonin）、甲状旁腺素（PTH）、生长激素、胰岛素等10多种激素，引起相应激素过多的内分泌症状，称为异位内分泌综合征。

由于肿瘤的产物如异位激素、异常免疫反应或其他不明原因，引起机体内分泌、神经、消化、造血、骨关节、肾及皮肤等系统发生一系列的病变和临床表现，称为副肿瘤综合征。异位内分泌综合征也属于副肿瘤综合征的范畴。副肿瘤综合征与肿瘤的侵袭或转移无关，但可随肿瘤的缓解而减轻，也可随肿瘤的复发而加重。认识副肿瘤综合征有助于早期发现肿瘤，具有重要的临床意义。

第四节 良性肿瘤与恶性肿瘤的区别

根据肿瘤的生物学行为、分化程度、对机体的影响等将其分为良性和恶性两大类。正确地区分良、恶性肿瘤，对于临床上诊断和治疗肿瘤以及判断患者的预后都具有重要的意义。良性肿瘤与恶性肿瘤的主要区别见表11-1。

表11-1 良性肿瘤与恶性肿瘤的区别

区别点	良性肿瘤	恶性肿瘤
分化程度	分化好，异型性小，核分裂象少或无	分化差，异型性大，核分裂象多，可见病理性核分裂象
生长速度	缓慢	较快
生长方式	膨胀性生长，常有包膜形成，分界清楚，通常可移动	浸润性生长，无包膜，分界不清楚，通常不能移动
继发改变	很少发生出血、坏死	常发生出血、坏死
转移	不转移	常有转移
复发	很少复发	较易复发
对机体的影响	较小，主要为局部压迫或阻塞作用	较大，除压迫、阻塞外，可侵袭、扩散而破坏组织结构，引起坏死、出血等，甚至造成恶病质

必须强调，良性肿瘤与恶性肿瘤的区别并不是绝对的。如血管瘤为良性肿瘤，但无包膜，且呈浸润性生长；某些生长在颅内的良性肿瘤，由于无法切除或切除不彻底也可能危及患者的生命；基底细胞癌很少发生转移等。某些良性肿瘤如不及时治疗，可转变为恶性肿瘤，称为恶变。如结肠腺瘤性息肉可恶变为腺癌。偶尔可见恶性黑色素瘤，因机体免疫力加强等原因而停止生长甚至自然消退。此外，在良性肿瘤和恶性肿瘤之间存在一些中间型的肿瘤，它们在形态学和生物学行为上介于良性与恶性之间，称为交界性肿瘤。如卵巢交界性浆液性或黏液性乳头状囊腺瘤、涎腺多形性腺瘤、膀胱乳头状瘤等。此类肿瘤有发展为恶性肿瘤的倾向，故临床上应采取相应的治疗措施。

第五节 肿瘤的命名和分类

一、肿瘤的命名

人体几乎任何组织都可发生肿瘤。肿瘤种类繁多，统一命名有助于肿瘤的病理诊断、防治和研究交流。

肿瘤命名的原则是根据其组织来源和生物学行为。

(一) 良性肿瘤的命名

良性肿瘤的命名原则是在部位、起源组织名称后加“瘤”字，如子宫平滑肌瘤、甲状腺腺瘤、左肩部脂肪瘤等。有时还结合肿瘤的形态学特点命名，如卵巢浆液性乳头状囊腺瘤、皮肤乳头状瘤等。

(二) 恶性肿瘤的命名

1. 癌(carcinoma) 起源于上皮组织的恶性肿瘤统称为癌。命名原则是在部位、起源组织名称之后加“癌”字，如皮肤鳞状细胞癌、直肠腺癌等。有时也结合肿瘤的形态学特点命名，如卵巢浆液性乳头状囊腺癌等。此外，极少数的癌具有多种上皮成分，如个别肺癌的癌组织中既有腺癌的成分，又有鳞状细胞癌的成分，称为腺鳞癌。

癌(carcinoma)与癌症(cancer)是两个不同的概念，癌症泛指所有的恶性肿瘤。

2. 肉瘤(sarcoma) 起源于间叶组织(包括纤维结缔组织、脂肪、肌肉、脉管、骨、软骨组织、滑膜组织等)的恶性肿瘤统称为肉瘤，其命名方式是在部位、起源组织名称之后加“肉瘤”，如子宫平滑肌肉瘤、腹膜后横纹肌肉瘤等。

3. 癌肉瘤(carcinosarcoma) 肿瘤组织既有癌的成分，又有肉瘤的成分，称为癌肉瘤。

癌和肉瘤都属恶性肿瘤，但它们的形态学特点和生物学行为有所不同。掌握两者的区别，对于临床诊断和治疗工作有重要意义。癌和肉瘤的区别见表 11－2。

表 11－2 癌与肉瘤的区别

区别点	癌	肉 瘤
组织来源	上皮组织	间叶组织
发病率	较常见，约为肉瘤的 9 倍	较少见
好发年龄	多见于 40 岁以上成人	多见于青少年
大体特点	质较硬、脆，色灰白，较干燥	质软，色灰红，湿润，切面呈鱼肉状

（续表）

区别点	癌	肉　瘤
组织学特点	癌细胞多形成癌巢，实质与间质分界清楚，纤维组织常有增生	肉瘤细胞多弥漫分布，实质与间质分界不清，间质内血管丰富，纤维组织少。
网状纤维染色	网状纤维包绕癌巢，癌细胞间无网状纤维	肉瘤细胞间有网状纤维
转移	以淋巴道转移为主	以血道转移为主

（三）其他命名方式

有部分肿瘤不按上述原则命名，采取特殊的命名方法。

1. *母细胞瘤*　起源于幼稚组织的肿瘤称母细胞瘤，大部分为恶性，如神经母细胞瘤、肝母细胞瘤、肾母细胞瘤、视网膜母细胞瘤等；有的为良性，如肌母细胞瘤、骨母细胞瘤等。

2. *肿瘤名称前加“恶性”两字*　如恶性畸胎瘤、恶性淋巴瘤等。

3. *以“瘤”命名的恶性肿瘤*　因习惯将精原细胞瘤、无性细胞瘤、黑色素瘤、骨髓瘤等省去恶性两字，但本质仍属恶性。

4. *以人名或“病”命名的恶性肿瘤*　如尤文(Ewing)瘤、伯基特(Burkitt)淋巴瘤、霍奇金(Hodgkin)病；白血病、蕈样霉菌病等。

5. *以肿瘤细胞的形态命名*　如骨巨细胞瘤、肺的燕麦细胞癌等。

二、肿瘤的分类

肿瘤的分类主要以组织来源为基础，大多数类别又按照其分化程度和生物学行为分为良性与恶性两种。肿瘤的分类归纳见表11－3。

表11－3　肿瘤的分类

起源组织与细胞	良性肿瘤	恶性肿瘤
上皮组织		
鳞状上皮	乳头状瘤	鳞状细胞癌
基底细胞		基底细胞癌
腺上皮细胞	腺瘤	腺癌
	囊腺瘤	囊腺癌
	多形性腺瘤	恶性多形性腺瘤
移行上皮	乳头状瘤	移行上皮癌
间叶组织		
纤维结缔组织	纤维瘤	纤维肉瘤
纤维组织细胞	纤维组织细胞瘤	恶性纤维组织细胞瘤
脂肪组织	脂肪瘤	脂肪肉瘤
平滑肌组织	平滑肌瘤	平滑肌肉瘤
横纹肌组织	横纹肌瘤	横纹肌肉瘤
血管和淋巴管组织	血管瘤、淋巴管瘤	血管肉瘤、淋巴管肉瘤
骨组织	骨瘤	骨肉瘤

（续表）

起源组织与细胞	良性肿瘤	恶性肿瘤
	巨细胞瘤	恶性巨细胞瘤
软骨组织	软骨瘤	软骨肉瘤
滑膜组织	滑膜瘤	滑膜肉瘤
间皮	间皮瘤	恶性间皮瘤
淋巴造血组织		
淋巴组织		恶性淋巴瘤
造血组织		各种白血病
		多发性骨髓瘤
神经组织		
神经鞘膜组织	神经纤维瘤	神经纤维肉瘤
神经鞘细胞	神经鞘瘤	恶性神经鞘瘤
胶质细胞	胶质细胞瘤	恶性胶质细胞瘤
原始神经细胞		髓母细胞瘤
脑膜组织	脑膜瘤	恶性脑膜瘤
交感神经节	节细胞神经瘤	神经母细胞瘤
其他		
黑色素细胞	黑痣	恶性黑色素瘤
胎盘组织	葡萄胎	恶性葡萄胎、绒毛膜上皮癌
生殖细胞		精原细胞瘤
		无性细胞瘤
		胚胎性癌
性腺或胚胎剩件中的全能细胞	畸胎瘤	恶性畸胎瘤

第六节　癌前病变、非典型增生及原位癌

一、癌前病变

癌前病变（或疾病）是指那些具有癌变风险的良性病变（或疾病），有发展为恶性肿瘤的可能。因此，早期发现与及时治愈癌前病变，对肿瘤的预防具有重要意义。常见的癌前病变有以下几种。

1. *黏膜白斑*　常发生在食管、口腔、子宫颈及外阴等处的黏膜。主要病理改变是鳞状上皮过度增生、过度角化。若伴有异型增生，需手术切除。否则，长期不治愈就有可能转变为鳞状细胞癌。

2. *宫颈糜烂*　是慢性宫颈炎的一种类型，也是已婚妇女的常见疾病。子宫颈阴道部的鳞状上皮由于炎症而损伤，被来自子宫颈管内膜的单层柱状上皮取代，使该处呈粉红色或鲜红色，好像发生了黏膜上皮的缺损，称为宫颈糜烂（假性糜烂）。随后，病变处可发生鳞状上皮化生，称为糜烂愈

复。如果上述过程反复进行,则少数病例可转变为宫颈鳞状细胞癌。

3. *乳腺纤维囊性病*　又称乳腺囊性增生症。为内分泌失调引起,多发生于40岁左右的妇女,主要病变为乳腺小叶导管和腺泡上皮细胞的增生、大汗腺化生和导管囊性扩张,间质纤维组织也有增生。伴有导管上皮乳头状增生者易发生癌变。

4. *结肠、直肠的腺瘤*　无论单发还是多发,发生癌变几率大。多发性者常有家族史,若不治疗,癌变的可能性大。

5. *慢性萎缩性胃炎伴肠上皮化生*　与胃癌发生有关;慢性幽门螺杆菌性胃炎可能与胃黏膜相关淋巴组织来源的B细胞性淋巴瘤有关。

6. *慢性溃疡性结肠炎*　某些患者在反复溃疡和黏膜上皮增生的基础上可发生结肠腺癌。

7. *皮肤慢性溃疡*　经久不愈的皮肤溃疡,由于长期炎症刺激,溃疡边缘鳞状上皮增生,有时可发生癌变。

二、非典型增生

非典型增生又称异型增生,指上皮细胞增生并出现异型性,但还不足以诊断为恶性肿瘤。非典型增生的细胞大小不一,形态多样,核大而深染,核质比例增大,核分裂象增多。细胞排列紊乱,极向消失。非典型增生可发生于皮肤表皮、黏膜被覆上皮或腺上皮。根据病变程度和累及范围,分为轻度、中度和重度或者Ⅰ级、Ⅱ级和Ⅲ级。轻度(Ⅰ级)非典型增生时,异型上皮细胞累及上皮层下部的1/3;中度(Ⅱ级)非典型性增生时,异型上皮细胞累及上皮层下部的2/3;重度(Ⅲ级)非典型性增生时,异型上皮细胞累及上皮层2/3以上,但尚未累及上皮全层。轻度非典型增生经积极治疗,消除病因后可恢复正常。但中度和重度非典型性增生可发展为癌。

三、原位癌

原位癌一般指癌细胞累及上皮层内,没有突破基底膜向下浸润。如子宫颈、食管、皮肤等处的鳞状细胞原位癌、乳腺导管原位癌和小叶原位癌等。原位癌是最早期的癌,若能发现和积极治疗,可完全治愈。但临床上或肉眼观察多无明显异常,因此,确诊主要靠病理组织学检查(图11-7)。

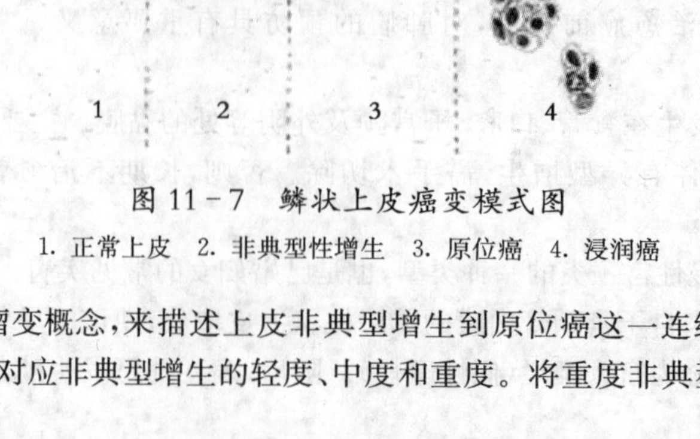

图11-7　鳞状上皮癌变模式图

1. 正常上皮　2. 非典型性增生　3. 原位癌　4. 浸润癌

目前,使用上皮内瘤变概念,来描述上皮非典型增生到原位癌这一连续发展过程。上皮内瘤变分Ⅰ级、Ⅱ级和Ⅲ级,对应非典型增生的轻度、中度和重度。将重度非典型增生和原位癌统称上皮内瘤变Ⅲ级,两者在临床上难以区分,故处置一样。

第七节 肿瘤的病因和发病机制

一、肿瘤的病因

肿瘤的病因非常复杂,多年来进行了广泛的研究,但至今尚未完全阐明。一般认为,肿瘤的发生既有外界致瘤因素的作用,也与机体内部某些因素有关。

(一) 外环境致瘤因素

1. 化学因素 目前已确定的有致癌作用的化学物质有 1 000 多种,其中少数不需要在体内进行代谢转化即具有致癌作用,称为直接致癌物。常见有烷化剂和酰化剂,它们在临床上既作为抗癌药(如环磷酰胺、氮芥等抗肿瘤药物),又用于自身免疫性疾病治疗。但可诱发恶性肿瘤,如粒细胞性白血病,因此应谨慎使用。绝大多数化学致癌物只有在体内进行代谢、转化后才具有致癌作用,称为间接致癌物。化学致癌物大多数是致突变剂,在化学结构上都具有亲电子基团,能与 DNA 的亲核基团共价结合,导致 DNA 的突变。化学致癌物引发肿瘤发生过程中的初始变化称为激发(启动)作用。主要间接致癌物有:

(1) 多环芳烃:致癌性特别强的有 3,4 -苯并芘,1,2,5,6 -双苯并蒽等。3,4 -苯并芘是煤焦油的主要致癌成分,有机物燃烧可以产生。它存在于工厂排出的煤烟、烟草燃烧后的烟雾中。近些年来,肺癌的发生率日益升高,可能与吸烟和大气污染有关系。此外,烟熏和烧烤的鱼、肉等食品中也含有多环芳烃,某些胃癌的发生可能与此有关。

(2) 芳香胺类与氨基偶氮染料:芳香胺类化合物如乙萘胺、联苯胺等,与印染厂工人和橡胶工人的膀胱癌发生有关。氨基偶氮染料如奶油黄(二甲基氨基偶氮苯)、猩红等,曾用作纺织品染料和食品的着色剂,在动物实验中可引起大鼠肝癌。

(3) 亚硝胺类:亚硝胺由亚硝酸盐和二级胺在胃内合成。合成亚硝胺的前体物质硝酸盐、亚硝酸盐和二级胺普遍存在于水和食物中。亚硝胺类物质致癌谱很广,可引起多种器官发生肿瘤,尤其是人的胃肠道癌症。流行病学调查发现,河南省林县的食管癌发病率高与食物中的亚硝胺含量高有关。

(4) 真菌毒素:黄曲霉菌广泛存在于霉变食品中,尤其以霉变的花生、玉米及谷类含量最高。黄曲毒素有许多种,其中黄曲毒素 B_1 的致癌性最强。黄曲毒素 B_1 的化学结构为异环芳烃,在肝内氧化成环氧化物,致使肿瘤抑制基因 *P53* 发生点突变而失去活性,进而诱发肝癌。

化学致癌物大多与环境污染、职业因素和不良行为有关,因此治理环境污染,防治职业病,改变不良行为习惯,对于减少恶性肿瘤的发病极其重要。

2. 物理因素

(1) 电离辐射:电离辐射能使染色体断裂、易位和发生点突变,激活癌基因或者灭活肿瘤抑制基因,进而导致肿瘤的发生。大量事实证明,长期接触放射线及各种放射性物质,可以引起恶性肿瘤。如放射工作者长期接触射线而又缺乏有效防护措施时,可发生皮肤癌和白血病;日本广岛和长崎在第二次世界大战时受原子弹爆炸影响的幸存居民,慢性粒细胞性白血病、甲状腺癌、乳腺癌、肺癌等发生率较高。

(2) 紫外线:阳光中的紫外线可引起 DNA 的损害和 DNA 修复障碍,引起皮肤鳞癌、基底细胞癌和恶性黑色素瘤。着色性干皮病(一种常染色体隐性遗传病)患者,由于缺乏修复 DNA 所需的酶,不能将紫外线所致的 DNA 损害修复,因而皮肤癌的发病率很高。

(3) 慢性刺激:慢性机械性和炎症性刺激可引起组织细胞增生,在此基础上基因易发生突变而发生肿瘤。如慢性皮肤溃疡、慢性宫颈炎等病变有时发生癌变,可能与此有关。

3. 生物性因素

(1) 病毒:人类某些肿瘤可能与病毒感染有关,如某些类型的人乳头状瘤病毒(HPV)与子宫颈和肛门生殖区域的鳞癌有关;EB 病毒与 Burkitt 淋巴瘤和鼻咽癌有关;乙型肝炎病毒(HBV)与肝细胞性肝癌有关。这些病毒可以直接致癌,也可能与其他因素协同作用而致癌。

(2) 寄生虫:慢性血吸虫病患者结肠内有大量血吸虫虫卵沉积,附近的黏膜可发生增生而形成息肉,在此基础上发生癌变。华支睾吸虫病患者肝胆管细胞癌的发生率较一般人群高,因为华支睾吸虫寄生在肝胆管内,可以引起胆管上皮腺瘤样增生并进一步发展为胆管细胞癌。

(3) 幽门螺杆菌:一些研究报道,幽门螺杆菌与慢性胃炎、胃癌和胃淋巴瘤的发生有关。

(二) 机体内部因素

肿瘤的发生是一个十分复杂的过程,除了外界致癌因素的作用外,机体内部因素起着十分重要的作用。与肿瘤发生有关的机体内部因素主要有以下几方面。

1. 遗传因素　遗传因素在某些肿瘤中起重要作用,它们以常染色体显性遗传的规律出现。研究表明,直接遗传的肿瘤不多,遗传因素在肿瘤的发生中,更多的是与环境因素协同发挥作用即遗传的易感性。

(1) 常染色体显性遗传的肿瘤:如视网膜母细胞瘤、肾母细胞瘤、神经纤维瘤等都属单基因遗传病,且以常染色体显性遗传的规律出现。家族性结肠多发性腺瘤性息肉病本身不是恶性肿瘤,但恶变率极高,几乎 100%在 55 岁以前恶变为多发性结肠腺癌,也属常染色体显性遗传。这些肿瘤和病变发病的分子基础是肿瘤抑制基因 *Rb*、*P*53 等发生了突变或缺失。

(2) 常染色体隐性遗传的肿瘤:毛细血管扩张性共济失调症患者易发生白血病和淋巴瘤、着色性干皮病患者经紫外线照射后易患皮肤癌。其发病的分子基础是由于 DNA 修复的基因突变,导致 DNA 修复缺陷,属常染色体隐性遗传病。

(3) 遗传因素与环境因素起协同作用的肿瘤:与这类肿瘤发生有关的遗传因素是属于多基因的,且环境因素的作用更为重要。这类肿瘤很多,如乳腺癌、胃癌、食管癌、肝癌、鼻咽癌等。

2. 免疫因素　免疫监视功能在抗肿瘤中发挥着重要的作用,在免疫缺陷病患者和接受免疫抑制治疗的患者中,恶性肿瘤的发病率明显增加,如 AIDS 患者的淋巴瘤及其他恶性肿瘤的发病率大大增加。如果没有免疫监视功能,则肿瘤的发生要多得多。肿瘤免疫反应以细胞免疫为主,参加细胞免疫的效应细胞主要有细胞毒性 T 细胞(CTL)、自然杀伤细胞(NK)和巨噬细胞等,抗体主要通过 ADCC 作用发挥抗肿瘤效应。肿瘤通过多种机制逃避免疫系统的监视,并破坏机体免疫系统而发生发展,造成对机体的危害。

3. 内分泌因素　内分泌紊乱与某些器官肿瘤的发生发展有关,如乳腺癌和子宫内膜癌的发生发展可能与患者体内雌激素水平过高有关;肾上腺皮质激素对某些造血系统的恶性肿瘤的生长和转移则有抑制作用。

4. 性别和年龄因素　肿瘤的发生在性别上也有很大差异,除生殖器官肿瘤及乳腺癌在女性明显多见外,胆囊、甲状腺等器官肿瘤也是女性多于男性,肺癌、食管癌、肝癌、胃癌、结肠癌等则以男性为多见。性别上的这种差异,除一部分与激素有关外,主要可能与接触致癌因子机会有关。年龄对肿瘤的发生也有一定的影响,如视网膜母细胞瘤、肾母细胞瘤、神经母细胞瘤等好发于儿童,骨肉瘤等多发生于青年人,癌以老年人多见。

二、肿瘤的发生机制

肿瘤的发生机制非常复杂。近年来，分子生物学的发展对肿瘤病理研究深入到基因水平，对肿瘤发生机制的认识有了很大的进展，肿瘤是一种基因病得到了比较一致的肯定。

1. 肿瘤的单克隆源性　指一个肿瘤中所有的瘤细胞都是一个细胞的后代。虽然有的肿瘤开始可能形成多个细胞克隆增殖，在基因损伤基础上，最有优势的一个克隆生存下来，即单克隆增殖；通过其他突变或异质化，形成具有不同生物学特性的亚克隆，获得了恶性肿瘤浸润和转移的特性。

2. 原癌基因的激活　癌基因是一类存在于病毒或细胞基因组中的核苷酸序列，在一定条件下被激活，使正常细胞转变为恶性肿瘤细胞。正常细胞内未活化的细胞癌基因称为原癌基因，原癌基因在环境因素或遗传因素作用下，发生突变（包括点突变、染色体重排或易位等）或基因表达调控异常而被激活为癌基因。由于癌基因编码的蛋白质（癌蛋白）与原癌基因的正常产物有质或量的不同，可以通过不同的机制调节细胞的代谢，使靶细胞过度生长并逐步转化为肿瘤细胞。目前研究得较多的癌基因有 *ras*、*myc*、*erb* 等。

3. 肿瘤抑制基因的失活　肿瘤抑制基因是正常细胞内存在的一类能够抑制细胞生长、促进细胞分化的核苷酸序列，因其正常表达的产物能抑制肿瘤的发生，故简称为抑癌基因。在某些致癌因素作用下，肿瘤抑制基因由于突变或缺失而失活，则可使那些遗传信息受损的细胞进入增殖周期，并因分化不成熟和过度增生而转化为肿瘤细胞。目前了解得最多的肿瘤抑制基因是 *Rb* 基因、*P*53 基因和 *ABC* 基因等。

4. 凋亡调节基因和 DNA 修复基因　近年来研究发现，抑制凋亡基因或促进凋亡基因的异常，使得那些遗传信息出错、有可能变为肿瘤的细胞不能被清除，进而发生肿瘤。目前研究较多的凋亡相关基因有 *Bcl*－2、*P*53 等。

当 DNA 发生损伤时，可以通过 DNA 修复机制予以修复，对维持机体遗传基因稳定非常重要，如 *BRCA*－1，*BRCA*－2 修复基因。在有遗传性 DNA 修复基因突变或缺失的人群中，肿瘤发病率高，如着色性干皮病患者，当紫外线引起的 DNA 损伤时，不能修复受损的 DNA 而引起皮肤癌。

5. 端粒、端粒酶和肿瘤　真核细胞染色体末端的结构称端粒，由 DNA 组成。端粒长度随分裂次数增多而缩短，直至细胞老化，增长停止。故端粒缩短，细胞衰老。

2009 年，三位美国科学家由于发现了端粒酶获得诺贝尔奖。端粒酶是使已缩短的端粒再延长的酶，是一种独特的 DNA 序列。它可以自身作为 RNA 模板，合成端粒片段，连接在染色体末端，除了生殖细胞以外，大多数成熟的体细胞不含端粒酶活性。在许多恶性肿瘤中，端粒酶具有明显活性，并与其恶性度有关。抑制肿瘤端粒酶活性的研究，将给以控制端粒酶活性为靶点的肿瘤治疗带来希望。

6. 肿瘤的发生是一个多因素、多步骤、多基因突变积累的过程　这个复杂的过程可分为三个阶段。①激发（启动）阶段：环境和遗传因素协同或依次作用，激活原癌基因和（或）灭活抑癌基因，也可引起 DNA 损伤。②促发阶段：凋亡调节基因和 DNA 修复基因异常，靶细胞中某些基因发生改变或表达水平异常，靶细胞进一步发生转化。③演进阶段：靶细胞逃避机体的免疫监视，先呈多克隆性增生，然后单克隆性增生。通过附加突变，选择性地形成不同的亚克隆（异质化）。此时，细胞分化障碍并失控性增生，还获得了浸润和转移的能力，形成恶性肿瘤，这就是恶性肿瘤发生的多阶段突变学说。此学说认为，一个正常细胞转变为癌细胞，要经过 10 次或更多次不同基因突变才能完成，结肠癌的发生就是一个很好的例子（图 11－8）。

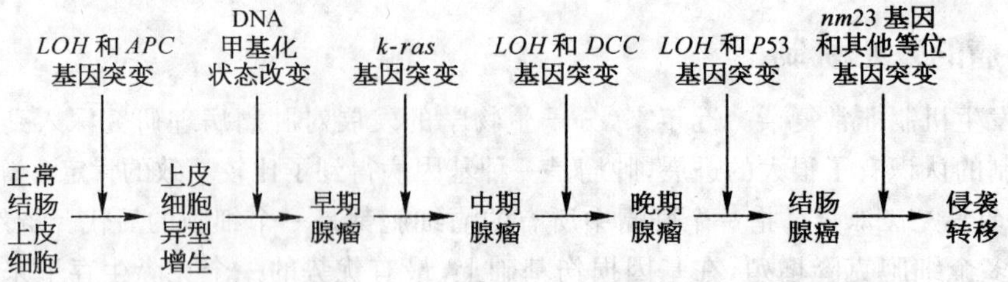

图 11－8　结肠癌发生的多步骤、多基因突变学说示意图

第八节　肿瘤的防治原则

由于肿瘤对人类危害非常大，因此，积极防治肿瘤是当前的重要任务。

1. 积极采取有效措施，预防肿瘤的发生　WHO早在1984年就指出，通过采取积极有效的措施，约有1/3的肿瘤是可以预防的。这些措施主要有：①开展肿瘤预防的健康教育，改变不良的生活方式。②保护环境，减少和消除环境中的致瘤因素。③加强劳动保护，消除职业性致瘤因素。④合理饮食和使用医药用品。

2. 强调“三早”，提高肿瘤的治愈率和存活率　WHO指出，大约1/3的肿瘤是可以治愈的，关键是要做到早期发现、早期诊断和早期治疗。

《中国常见恶性肿瘤筛查方案(1998)》提出早期肿瘤的十大症状：①任何部位有逐渐增大的肿块。②经久不愈的无外伤性溃疡。③不正常的出血或分泌物。④进食时，胸骨后闷胀、灼痛、异物感或进行性加重的吞咽不畅。⑤久治不愈的干咳、声音嘶哑或痰中带血。⑥长期消化不良、进行性食欲减退、消瘦，又未查出明确原因。⑦大便习惯改变或有便血。⑧鼻塞、鼻出血、单侧头痛或伴有复视。⑨赘生物或黑痣突然增大或破溃、出血，或原有毛发脱落。⑩无痛性血尿。在临床上若发现患者有上述症状，应尽早做病理学检查，以明确病变的性质。

病理学检查是最重要的肿瘤诊断方法之一，可以确定肿瘤的组织来源、性质、范围等，为临床治疗提供重要的依据。肿瘤的病理学检查主要有细胞学检查、活体组织检查、免疫组织化学检查等方法，应该根据患者的情况选择不同的方法。

3. 肿瘤的治疗

(1) 手术治疗：是大多数肿瘤首选的治疗方法，通过手术切除范围较局限的肿瘤或用来缓解症状。

(2) 化学疗法：应用化学药物来抑制、杀灭和清除瘤细胞。

(3) 放射疗法：利用一定剂量的放射线来损伤肿瘤细胞的DNA，以达到杀灭和清除瘤细胞的目的。

(4) 免疫疗法：通过使用一些免疫制剂，以启动或增强机体的抗肿瘤免疫反应或直接对瘤细胞产生细胞毒作用，以清除瘤细胞。

(5) 基因疗法：此方法是利用一些基因载体(如反转录病毒等)将有关基因直接导入人体以治疗肿瘤。

(6) 中医、中药治疗：可以直接杀灭瘤细胞或减轻其他疗法的不良反应。

(7) 其他疗法：进行适当的体育锻炼、注意饮食和营养、保持乐观情绪，以增强体质和免疫功能，提高机体对肿瘤的防御能力。

小结

肿瘤是一类常见病、多发病，其中恶性肿瘤严重危害人类健康。在我国，最常见和危害性大的恶性肿瘤有肺癌、胃癌、肝癌、食管癌、大肠癌、乳腺癌、白血病、宫颈癌、膀胱癌和鼻咽癌等，将在有关章节中介绍。由于肿瘤的病因和发病学未完全阐明，故早期发现、早期诊断、早期治疗在肿瘤防治中尤为重要。本章主要学习肿瘤的基本知识、基本理论和基本病变。对肿瘤概念、肿瘤的特性、良性肿瘤与恶性肿瘤的区别、良性肿瘤与恶性肿瘤的命名原则、癌前病变、非典型增生、原位癌等概念应该重点学习和掌握。

附 实验实训

1. 观察皮肤乳头状瘤、肠息肉状腺瘤、乳腺纤维腺瘤、纤维瘤、脂肪瘤、子宫多发性平滑肌瘤、卵巢浆液性(黏液性)囊腺瘤、卵巢畸胎瘤、宫颈癌、溃疡型胃癌、食管癌、乳腺癌、肺癌、肝癌等大体形态。

2. 认识病理性核分裂象、纤维瘤、纤维肉瘤、平滑肌瘤、平滑肌肉瘤、皮肤乳头状瘤、鳞状细胞癌、胃管状腺癌、肠息肉状腺瘤、结肠腺癌、骨肉瘤等镜下特点。

3. 利用多媒体教学课件进行演示。

4. 组织学生到社区对群众进行肿瘤防治宣传教育工作。

第十二章
心血管系统疾病

导学

了解：动脉粥样硬化、高血压、风湿病的病因和发病机制；心瓣膜病的血流动力学变化；心力衰竭的病因、分类及发病机制。

熟悉：动脉粥样硬化的基本病理变化；冠心病的概念；心绞痛、心肌梗死的概念和临床表现；高血压的诊断标准；高血压时心脏、肾脏、脑、视网膜的病理变化与临床联系；风湿病的基本病理变化和心脏病变；心瓣膜病的心脏变化；心力衰竭时机体的代偿方式、机体功能与代谢变化。

应用：动脉粥样硬化、高血压、风湿病、心瓣膜病、心力衰竭的临床病理联系，制订有效的防控措施。

实验：观察病理组织切片及大体标本；病例分析。

随着人们生活水平的不断提高、寿命的增长、医学科学的飞跃发展，人类疾病谱发生了明显的变化。在我国，根据各种疾病发病率与病死率的统计，心血管系统疾病病死率仅次于恶性肿瘤，位居第二，构成了对人类健康与生命威胁最大的一组疾病。其中，高血压、冠心病等心身疾病的发生与生活节奏加快、工作竞争激烈、各种社会心理压力加剧有着密切的联系与较大的影响。因此，本系统疾病已成为医学界和全社会都极为关注的重要疾病。

第一节　动脉粥样硬化

动脉粥样硬化是与脂质代谢障碍有关的全身性疾病，多见于大、中动脉，以内膜纤维脂质斑块形成、血管壁失去弹性为特征。心、脑、肾的动脉粥样硬化常致管腔狭窄并导致相应组织器官缺血、缺氧和坏死。本病多发生于中、老年人。近年来，我国发病率明显增高。冠状动脉粥样硬化引起的冠心病，是导致老年人死亡的常见原因之一。

一、病因和发病机制

本病的病因与发病机制比较复杂，至今仍未完全阐明。一般认为高胆固醇血症、高血压、吸烟和糖尿病等是本病发生的四大危险因素。

（一）高胆固醇血症

流行病学调查和临床观察表明，血胆固醇持续升高与本病的发生呈正相关。用胆固醇喂养家兔、猴、鸡等，能引起实验性动脉粥样硬化症。

血浆内脂质以脂蛋白形式存在。脂蛋白由脂质(胆固醇及其酯、三酰甘油和磷脂)与载脂蛋白组成。血浆脂蛋白按密度不同分为四类,即乳糜颗粒(CM)、极低密度脂蛋白(VLDL)、低密度脂蛋白(LDL)和高密度脂蛋白(HDL)。由于LDL含胆固醇最高,且分子较小,容易透入动脉内膜,并引起巨噬细胞的清除反应和血管壁内平滑肌细胞迁移和增生而形成斑块,因此与本病发生的关系最为密切。VLDL降解后形成LDL,故VLDL亦与本病的发生密切相关。HDL能将血液中多余的胆固醇运至肝进行代谢,从而抑制过多胆固醇在动脉内膜的沉积,因此HDL是本病的拮抗因素。

引起血中脂质升高的因素很多。包括:①外源性摄入过多。进食过多的动物脂肪和高胆固醇食物如牛奶、蛋黄等,缺乏体力活动者更易使血脂升高。②内源性合成过多。见于各种引起高脂血症的疾患,如糖尿病、甲状腺功能低下症、肾病综合征等。

(二) 高血压

正常动脉壁有清除脂蛋白的功能。高血压时,由于血流对血管壁的机械性压力和冲击作用较大,动脉内膜容易受损,使血中脂蛋白易于透入内膜。同时,内膜受损血管壁胶原纤维暴露,又可引起血小板聚集,从而释放生长因子,刺激动脉中膜平滑肌细胞增生并移入内膜,以吞噬和分解脂蛋白,并产生胶原纤维、弹力纤维等,最终形成本病所特有的脂质斑块。

(三) 吸烟

吸烟可以通过血液内一氧化碳浓度的升高等多种途径损害血管内皮细胞,使内膜胶原纤维增生。此外,烟草中尼古丁还使肾上腺素分泌增加,从而导致血小板聚集和血管内皮细胞收缩。

(四) 糖尿病

由于糖代谢紊乱,可导致高脂血症。同时,糖尿病患者血中HLD降低、血小板活性增强,这些在本病的发生上均起着重要作用。

(五) 其他危险因素

有遗传因素、缺乏体育锻炼或体力活动、长期精神紧张、体内雌激素含量偏低、肥胖、年龄偏高等。

二、基本病理变化

本病的基本病理变化是粥样斑块形成,它主要发生在大动脉(如主动脉)、中等动脉(冠状动脉、脑基底动脉、肾动脉等)的内膜层,病变发展分为四个阶段。

(一) 脂斑与脂纹期

本病最早的病变是血浆脂蛋白(主要是LDL)侵入内膜,局部浸润的巨噬细胞及移入的平滑肌细胞吞噬脂质,形成泡沫细胞。肉眼观察,动脉内膜面出现淡黄色帽针头大的斑点,或宽1～2 mm长短不一的与血管纵轴平行的条纹,稍隆起,分布范围较广泛。这些脂斑和脂纹可自行消退,也可进一步发展成纤维斑块。

(二) 纤维斑块期

脂质在内膜中沉积增多,刺激病灶周围和表面的纤维组织增生并发生玻璃样变性,逐渐形成向内膜表面隆起的斑块,呈灰黄或白色,斑块切面见玻璃样变的纤维帽。镜下观察,病灶深层有平滑肌细胞、泡沫细胞、细胞外基质和炎症细胞聚集。病变的反复发生使增生的结缔组织显示层状结构。

(三) 粥样斑块期

随着病变的发展,斑块深层的细胞缺血坏死并与病灶内的脂质混合形成黄色或黄白色的粥样物质,即粥样斑块。典型的粥样斑块表层多为层状的胶原纤维,深层为坏死、崩解物质,内有胆固醇结晶(石蜡切片呈针状空隙),底部和边缘为肉芽组织,并有少量泡沫细胞、淋巴细胞浸润。动脉中膜受压萎缩(图12-1,彩图,见插页)。

（四）复合性病变

复合性病变系粥样斑块形成后的继发性病变，常见以下类型。

1. 斑块内出血　斑块内新生的血管壁薄，易于出血，形成血肿，使斑块突然隆起。严重时导致某些动脉（如冠状动脉）完全闭塞，引起组织急性梗死。

2. 斑块破裂　纤维帽破裂，粥样物质从裂口进入血流可引起栓塞，留下粥样溃疡。

3. 血栓形成　病灶处内皮损伤和粥样溃疡形成后，胶原纤维暴露，形成血栓，引起动脉管腔阻塞而致供血减少甚至中断，后果严重。

4. 钙化　钙盐沉积于粥样病灶及纤维帽内，动脉壁因此变硬变脆。

5. 动脉瘤形成　严重粥样斑块的压迫使中膜萎缩，弹性下降，在血管内压力作用下，局部动脉壁膨胀凸出形成动脉瘤（aneurysm），若破裂可致大出血。

三、冠状动脉粥样硬化性心脏病

冠状动脉因狭窄而供血不足，引起缺血性心脏病称冠状动脉性心脏病（coronary heart disease）简称冠心病。由于冠状动脉粥样硬化是引起冠心病的主要原因，故一般所称的冠心病即指冠状动脉粥样硬化性心脏病。

（一）病理变化

冠状动脉粥样硬化最常发生于左冠状动脉的前降支，其次是右冠状动脉主干，再次是左旋支和左冠状动脉主干。病变常是多发性、节段性分布，分支处病变最明显。早期粥样斑块分散，随疾病进展，相邻斑块可相互融合。在血管横切面上病变处内膜增厚，管腔狭窄。有时可并发血栓形成，使血管腔完全阻塞（图 12－2）。

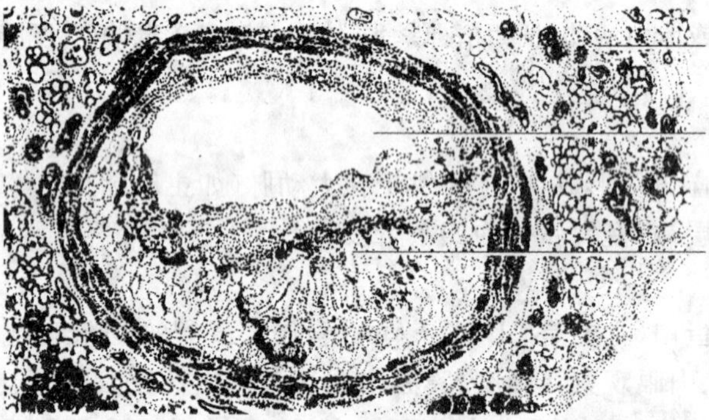

图 12－2　冠状动脉粥样硬化

内膜呈半月形增厚，管腔狭窄并偏向一侧

（二）类型

冠心病的危害是心肌缺血，其程度取决于粥样硬化病变的部位、血管狭窄程度、阻塞速度和侧支循环是否及时充分建立等。冠心病常表现为心绞痛、心肌梗死及心肌硬化三个临床类型。

1. 心绞痛　这是由于冠状动脉供血不足，心肌急剧的、暂时性缺血、缺氧所引起的临床综合征。临床表现为胸骨后或心前区发作性疼痛或压榨感，并放射到左肩、左臂。每次发作经休息或口含硝酸甘油数分钟后缓解。发作常有明显诱因，如劳累、情绪激动、寒冷及暴饮暴食等，有些患者可无明显诱因出现。

心绞痛的发生机制是在冠状动脉粥样硬化导致管腔狭窄的基础上，冠状动脉因某些诱因痉挛，减少了供血量；或由于运动及其他原因使心肌耗氧量急增，冠状动脉的血液供应不能满足机体代谢的需要，从而引起心肌缺血、缺氧。由于代谢产物（如乳酸、组胺、缓激肽等）堆积并刺激心传入神经末梢，兴奋经第1～5胸交感神经节和相应脊神经节段到达疼痛中枢，最终传到大脑皮质产生痛觉，痛觉再扩散至相应脊髓节段所支配的皮肤表浅神经，引起疼痛的放射。

2. 心肌梗死　这是由于冠状动脉急性阻塞，引起心肌严重而持续性缺血、缺氧所导致的局部心肌坏死。其临床表现和后果均远比心绞痛严重。

（1）发生机制：引起冠状动脉急性阻塞的原因是冠状动脉发生粥样硬化后又并发以下情况。①血栓形成。②斑块内出血。③冠状动脉持久性痉挛。④少数情况下，由于休克、大出血等使冠状动脉循环血量急剧减少。⑤因情绪激动或过度劳累使心肌负荷增加而供血不足。

（2）病理变化与临床病理联系：心肌梗死的部位多见于左心室前壁、心尖部及室间隔前2/3，即相当于左冠状动脉前降支的供血区。其次发生于左心室后壁、室间隔后1/3及右心室大部分，即右冠状动脉供血区。梗死的范围与受阻冠状动脉分支的大小有关。早期梗死沿心内膜下分布，常为多发性，小灶性，呈薄层，难以发现。而绝大部分病例，坏死病灶较大，直径一般超过2.5 cm，贯穿心室壁的全层或大部，称透壁性心肌梗死。心肌梗死为贫血性梗死，梗死灶呈黄色，形状不规则，周围有充血、出血带。如累及心内膜，常伴附壁血栓；梗死如累及心外膜，则外膜常有纤维蛋白渗出。梗死发生4～6小时后，光镜下才显示心肌细胞核消失并伴有间质水肿和中性粒细胞浸润。1周后肉芽组织长入梗死区，4～6周后一般可完全机化形成瘢痕。较大范围的梗死灶，则需要更长时间才能完全机化。

（3）临床表现：透壁性心肌梗死通常起病较急，迅速出现心前区或胸骨后剧痛，可持续几小时或1～2天。梗死区坏死物质被吸收，可有发热、中性粒细胞增多、血沉加快。心肌梗死后，心肌细胞内的天冬氨酸转氨酶（AST）、乳酸脱氢酶等透过细胞膜释放到血中，使血清上述酶浓度升高。

（4）并发症：心肌梗死发展迅速，病死率高，如患者度过急性期多数出现下述并发症。①心律失常：这是心肌梗死最常见的早期并发症和死亡原因。由于梗死累及了传导束的左、右束支及其分支，可引起室性早搏或房室传导阻滞等。②左心衰竭及休克：梗死的心肌收缩力显著减弱甚至丧失，故常引起急性左心衰竭。当左心梗死范围达到40%时，心排血量明显减少，出现血压下降，引起心源性休克。③心脏破裂：这是由于坏死的心肌组织有多量中性粒细胞浸润，从而使心肌软化导致心脏破裂。④室壁瘤：见于较大心肌梗死的愈合期。这是由于梗死或瘢痕组织在血流压力作用下，使局部心肌组织向外膨出所致。⑤附壁血栓形成及栓塞：梗死区心内膜面及室壁瘤内易形成附壁血栓，血栓脱落后可引起栓塞及相应部位的梗死。

3. 心肌硬化　冠状动脉粥样硬化使动脉管腔长期狭窄，从而引起心肌慢性供血不足，心肌细胞萎缩，间质纤维组织增生而导致硬化（心肌纤维化）。心肌硬化影响心脏的收缩与舒张，严重者可引起慢性充血性心力衰竭。

4. 冠状动脉性猝死　患者在原有冠心病的基础上，由于某种诱因的作用，如过量饮酒、过度劳累、激动而出现的突发死亡。临床表现为患者突然昏倒，四肢抽搐、小便失禁，或突然发生呼吸困难、口吐白沫，迅速昏迷。多发生在中年男性，比女性高出3.9倍。但也有不少病例死于夜间。

四、其他器官的动脉粥样硬化

（一）主动脉粥样硬化

主动脉是粥样硬化的好发部位，且比其他动脉出现早。以腹主动脉最重，其次为胸主动脉、主动脉弓，升主动脉则较轻。病变在主动脉后壁和分支开口处最明显。严重时可见主动脉广泛受累，内膜布满粥样斑块和脂质条纹，并常发生钙化和溃疡，致使整个主动脉内膜凹凸不平，管壁僵硬，失去弹性。由于主动脉管径大、血流急，故不致引起血流障碍，很少继发血栓形成。在少数情况下，管壁薄弱处向外膨出可形成主动脉瘤；当病变累及主动脉瓣，可使瓣膜变硬、钙化。

(二) 脑动脉粥样硬化

脑动脉也常发生粥样硬化，但发病年龄较晚，一般在45岁以后出现，病变以大脑中动脉和Willis环最显著。动脉内膜呈不规则增厚、管腔狭窄、血管伸长和弯曲，结果常因脑组织长期供血不足而发生脑萎缩。也可并发血栓形成和动脉瘤，前者常引起相应部位的梗死(脑软化)，部位多在内囊、豆状核、尾状核及丘脑等处，可致患者失语、偏瘫，甚或死亡；脑动脉瘤破裂可引起致命的大出血。

第二节　高　血　压

高血压是指以体循环动脉血压升高为主要特点的临床综合征。凡成人收缩压≥140 mmHg(18.6 kPa)和(或)舒张压≥90 mmHg(12.0 kPa)时称为高血压。

高血压分为原发性和继发性两类。继发性高血压伴随某些疾病出现，如慢性肾小球肾炎、慢性肾盂肾炎、妊娠毒血症、垂体和肾上腺肿瘤等。这些疾病的血压升高仅是该疾病的一个症状，故又称为症状性高血压或继发性高血压。当疾病愈复时，血压即恢复正常。

原发性高血压是指没有明显器质性疾病为原因的、以体循环动脉血压升高为主要表现的独立性全身性疾病，以往称高血压病。临床上90%～95%的血压升高属于原发性高血压，而继发性高血压只占5%～10%。本节讨论的是原发性高血压。

一、病因和发病机制

原发性高血压的病因和发病机制尚未完全阐明，目前认为与以下因素的综合作用有关。

(一) 遗传因素

高血压有明显家族史，比一般人群高1.5～3倍。这是由于本病患者存在多基因遗传缺陷，使后代获得了遗传易感性，目前已发现肾素-血管紧张素系统的编码基因有多种变化，后代在一定的环境因素作用下，易发生本病。

(二) 职业与环境因素

由于社会、生活环境、工作压力和不良生活事件等刺激，导致机体长期强烈、反复的精神紧张、焦虑、烦躁及恐惧，使大脑皮质功能紊乱，失去对皮质下中枢的控制与调节，使血管舒缩中枢功能失调，形成了以血管收缩冲动占优势的兴奋灶，引起全身细、小动脉痉挛，导致外周血管阻力增加，血压升高。

(三) 神经内分泌因素

交感神经兴奋可使收缩血管递质增加，舒张血管递质减少，从而引起全身性细、小动脉痉挛，导致血压升高。

1. *激素分泌*　肾上腺素加强心肌收缩力，提高心排血量。去甲肾上腺素使全身细、小动脉痉挛。肾上腺皮质激素包括去氧皮质酮、醛固酮及皮质酮等，可引起钠、水潴留和增强血管收缩反应，这些激素分泌增加，均可使血压升高。

2. *肾素-血管紧张素-醛固酮系统的主要作用*　可以调节动脉血管和控制有效循环血量。当肾入球动脉痉挛或硬化时，肾血流量减少，刺激肾小球旁器分泌肾素，肾素进入血液后能将血浆中的血管紧张素原分解为血管紧张素Ⅰ，再转化为血管紧张素Ⅱ。后者具有强烈的缩血管作用，可直接升高血压。同时，还可刺激肾上腺皮质分泌醛固酮。

3. 舒血管素减少　如降钙素基因相关肽、P 物质、前列腺素 A_2 和 F_2 等。这些物质能使血管平滑肌松弛，血管扩张，血压下降。

（四）膳食因素

钠盐的过度摄入一方面可使血容量增加，心排血量增加，血压上升；另一方面可导致血管壁平滑肌细胞对去甲肾上腺素、血管紧张素Ⅱ等的反应性增强，易引起外周血管阻力增高。

综上所述，原发性高血压可能是多种致病因素综合作用的结果，中枢神经系统功能失调在发病中起重要作用，遗传、内分泌、摄钠过多等也是参与高血压发病的重要因素。

二、类型和病理变化

原发性高血压可分为缓进型（良性高血压病）和急进型（恶性高血压病）两类。前者多见于中、老年人，起病隐匿，病程进展缓慢，可达 10～20 年以上，临床多见。后者多见于年轻人，占高血压的 1%～5%。

（一）缓进型高血压

1. 功能障碍期　此期全身细、小动脉呈间歇性痉挛，使血压升高，但有波动。患者偶有头晕、头痛等症状。由于属早期，全身细、小动脉和心、肾、脑等器官均无器质性病变，因而经适当休息和治疗，血压可恢复正常。

2. 血管病变期

（1）细动脉硬化：如肾小球入球动脉，其管壁因长期痉挛而缺氧，内皮细胞与基底膜受损，通透性升高，致使血浆蛋白不断渗入血管壁而发生玻璃样变性，使管壁增厚、变硬、变脆、管腔狭窄。细动脉的玻璃样变性是缓进型高血压病的主要病理特征。

（2）小动脉硬化：如肾叶间动脉、弓形动脉及脑内小动脉可发生内膜纤维组织与弹力纤维弥漫性增生，中膜平滑肌细胞肥大和增生，使管壁增厚，管腔狭窄。

此期血压持续上升，休息后已不能降至正常，患者常有头痛、眩晕、健忘及注意力不集中等表现，心、肾、脑等器官可出现轻微器质性改变。

（3）大中动脉粥样硬化：见于主动脉及其分支。

3. 内脏病变期　此期主要表现为多数内脏器官受累，以心、肾、脑、视网膜最重要。

（1）心脏：由于血压长期升高，外周阻力增加，使左心室负荷增加而代偿肥大，出现左心室肥厚，体积增大，重量增加，一般达 400 g 以上，甚至 1 000 g，乳头肌和肉柱均明显增粗，但心腔扩张不明显，称向心性肥大。左心室的这种代偿作用可维持相当长的时间。晚期出现肌源性扩张而致左心衰竭。

高血压常可促进动脉粥样硬化的发生与发展，故本病中、晚期往往并发冠状动脉粥样硬化，使心肌供血量更加不足，促发和加重左心衰竭。

由高血压病引起的上述心脏病变称高血压性心脏病（图 12－3）。

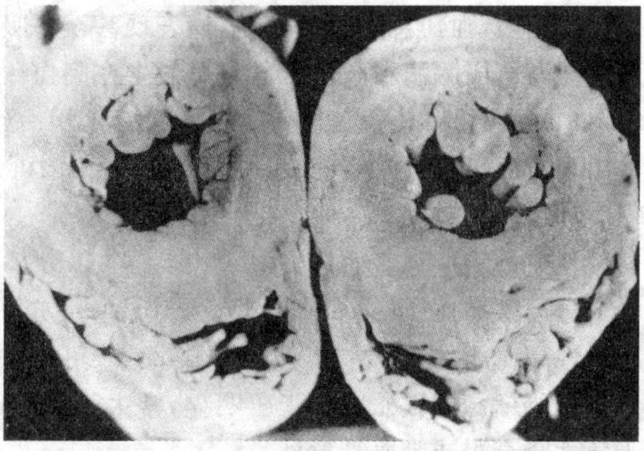

图 12－3　原发性高血压左心室肥大
心脏横断面见左心室壁增厚，
乳头肌显著增粗，心腔相对较小

(2) 肾脏:由于肾入球动脉玻璃样变性,使所属肾单位缺血,进而纤维化或萎缩、消失;相对健存的肾单位则代偿性肥大使表面隆起,呈细颗粒状。纤维化的肾单位和增生的间质结缔组织收缩,在该处形成凹陷的固缩病灶,致使两侧肾脏对称性体积缩小、质地变硬、重量减轻。切面肾皮质变薄,皮质、髓质交界处的叶间动脉和弓形动脉管硬化,这种改变称原发性颗粒性固缩肾。随着纤维化和消失的肾单位越来越多,肾小球滤过率逐渐减少,可出现肾衰竭,严重者导致尿毒症。

(3) 脑:可引起脑软化、脑水肿或脑出血。亦可出现高血压脑病,甚至高血压危象。

1) 脑软化:高血压病时脑内细、小动脉的硬化或血栓形成,使管腔狭窄,导致脑组织缺血坏死形成软化灶。软化灶常为小灶性、多发性,最后由增生的胶质瘢痕修复。由于软化灶较小,一般不引起严重后果。

2) 脑出血:这是晚期高血压最严重的并发症,常发生于豆纹动脉供血的基底节和内囊部(图 12-4),少数也可发生于大脑白质、脑桥和小脑。

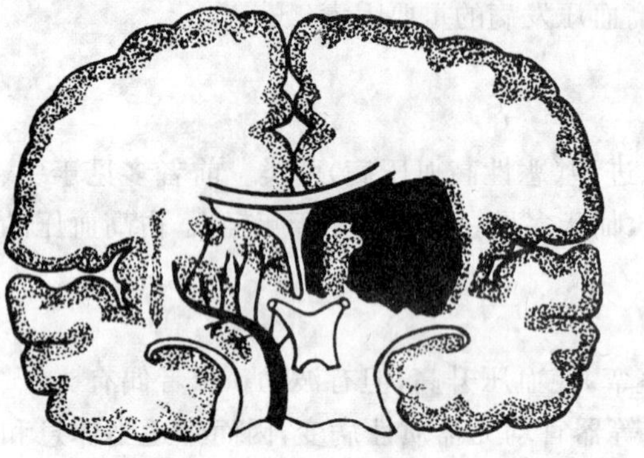

图 12-4 高血压脑出血
左侧示豆纹动脉自大脑中动脉发出
右侧示内囊处出血并破入右侧脑室

出血区域脑组织可完全被破坏。患者常突然昏迷,呼吸加深,脉搏加快,反射消失,大小便失禁。出血波及内囊时,出现对侧偏瘫和感觉消失。如出血破入侧脑室,常致患者突然死亡。如果度过急性期,出血区液化,最后由胶质细胞增生、包绕形成囊腔。

关于脑出血的机制,可能是:①细、小动脉的痉挛和硬化使局部缺血,酸性代谢产物聚积,血管壁通透性升高,加之血管内压力较高,可致漏出性或破裂性出血。②由于脑内细、小动脉硬化,压力升高而膨出,形成多数小动脉瘤,当血压骤然升高时常破裂出血。③豆纹动脉从大脑中动脉直角分出,容易受到血压突然升高的冲击,从而使已有病变的豆纹动脉破裂出血。

目前有学者认为,脑出血患者于发病后有继续出血现象,这种现象易引起早期病情恶化。因此,进一步加强脑出血对脑损害的病理学研究非常重要。

3) 高血压脑病:由于脑内细、小动脉广泛而剧烈的痉挛,使毛细血管壁通透性升高,引起急性脑水肿和颅内高压,患者表现为血压明显升高、剧烈头痛、呕吐、抽搐,甚至昏迷,称高血压脑病。如果短时间内,血压急剧升高,有上述表现甚至呼吸困难,尿中出现蛋白质、管型、红细胞,称为高血压危象。高血压脑病和高血压危象可发生在高血压的各个时期,急进型高血压更为常见。

(4) 视网膜:其病变与高血压各期变化相一致。早期小动脉痉挛变细,以后硬化,动静脉交叉处出现压痕、出血和视乳头水肿等。这些变化可通过眼底镜直接观察,临床上用以判断高血压的程度和预后。

(二) 急进型高血压

急进型高血压(accelerated hypertension)亦称恶性高血压(malignant hypertension)。本病仅占原发性高血压的 5%左右,多见于中青年(可继发于缓进型高血压,但常为原发性),起病急,进展快,血压显著升高,尤以舒张压明显,常大于 130 mmHg(17.3 kPa),预后差,患者大多于 1 年内死于急性肾衰竭或脑血管意外。

本病特征性病变是增生性小动脉硬化(hyperplastic arteriolosclerosis)和坏死性细动脉炎(necrotizing arteriolitis),前者的突出改变是小动脉内膜增厚,内弹力膜分裂,平滑肌细胞增生肥大，胶原纤维增多，管腔狭窄；后者的突出改变是细动脉内膜与中膜发生纤维蛋白样坏死，可并发微血栓形成，引起出血和梗死。两种病变主要累及肾脏，亦见于脑和视网膜。

三、结局

缓进型高血压第一期，经治疗和适当休息，可治愈。进入第二期，病情仍可控制和好转。第三期，由于心、肾、脑等发生器质性病变，加之肾素的持续作用和动脉粥样硬化的形成，出现恶性循环，治疗效果较差。最后常因脑出血、心力衰竭或尿毒症而死亡。急进型高血压病多于一年内死于肾衰竭或脑血管意外。

第三节　风　湿　病

风湿病(rheumatism)是累及全身结缔组织的一种超敏反应性炎性疾病。病变主要侵犯心脏、关节、皮肤、皮下组织、脑和血管等，其中以心脏的病变最为严重，并对机体的危害最大。急性期可出现明显的心脏功能紊乱和关节功能障碍。多有发热、白细胞增多、血沉加快、血中抗链球菌溶血素“O”(ASO)滴度增高等临床表现。

本病发病对象主要为儿童和青少年，初次发病多在5～15岁，以6～9岁为发病高峰。因该病极易反复发作，故在20～40岁时常因心脏受损严重而出现风湿性心瓣膜病。

本病的患病率存在明显地区差异，以气候寒冷、潮湿地区和冬春季节多见。本病在四川、东北、华北高发，广东最低。

一、病因和发病机制

风湿病的病因和发病机制至今仍未完全阐明，一般认为与以下因素有关。

(一) A组乙型溶血性链球菌感染学说

风湿病的好发季节、发病率、病变严重程度与链球菌性咽部感染特点较为一致，患者常有咽峡炎、扁桃体炎等上呼吸道感染史，血中多项抗链球菌抗体增高。预防和治疗上呼吸道感染，风湿病的发生和复发明显减少。

(二) 机体免疫反应交叉学说

本病的发生与否，还取决于机体的免疫反应性，因为链球菌感染的咽喉炎患者中也仅有1%～3%发生风湿病，且发病多在感染后的2～3周，这与抗体形成所需的时间相吻合。目前认为，风湿病的发生是抗原抗体的交叉免疫反应。链球菌细胞壁上的M蛋白和C多糖与心肌、关节和其他结缔组织中某些成分具有相似抗原性，当链球菌感染时，发生交叉反应，引起组织损伤。所以，风湿病属于结缔组织病，又称胶原病。

二、基本病理变化

风湿病的病变主要发生在全身结缔组织，属于炎症性改变，其特征性的病变是风湿性肉芽肿的形成，发生发展过程可分为三期：

(一) 变质渗出期

病变部位结缔组织发生黏液样变性和纤维蛋白样坏死，同时有充血。在浆液-纤维蛋白渗出中，有少量淋巴细胞、单核细胞、浆细胞、嗜酸性粒细胞和中性粒细胞浸润，局部可查到少量免疫球蛋白。此期约持续1个月。

(二) 增生期(肉芽肿期)

此期的特点是形成对本病具有诊断意义的风湿肉芽肿,又称阿绍夫小体(Aschoff body)。风湿肉芽肿呈球形、椭圆形或梭形,它可小到由数个细胞组成,大到近 1 cm,以致肉眼可见。镜下观察,风湿肉芽肿中心为纤维蛋白样坏死,附近出现成堆的风湿细胞、外周有少量淋巴细胞和浆细胞。风湿细胞胞体肥大,圆形或多边形,胞质丰富,略呈嗜碱性,有一个或多个比较大的胞核,核膜清楚,染色质集中于核中央,周围有空晕区,核的纵切面呈毛虫状,横切呈枭眼状。风湿细胞由巨噬细胞吞噬纤维蛋白样坏死物后转化而来(图 12-5,彩图,见插页)。此期为 2～3 个月。

(三) 纤维化期(愈合期)

经过 3～4 个月后,随着残留的纤维蛋白样坏死物质被吸收,风湿细胞和成纤维细胞相继转变为纤维细胞,并产生胶原纤维,逐渐纤维化,最后整个风湿小体成为梭形瘢痕。此期为 2～3 个月。

由于上述风湿病变反复发作,受累的组织器官中常新旧病变共存,如果病变持续反复进展,可导致严重的纤维化和瘢痕形成。

三、各器官病变

(一) 心脏病变

风湿病患者 50%～70%有心脏损害,俗有“舔遍关节,咬伤心脏”之说。病变可分别累及心内膜、心肌或心外膜,引起相应部位的炎症。三者如同时受到侵犯,称风湿性全心炎。

1. 风湿性心内膜炎　病变常侵犯心瓣膜,主要损害二尖瓣,其次为二尖瓣和主动脉瓣同时受损,二尖瓣的腱索和左心房内膜也可受累。主动脉瓣单独损害者少见,右心瓣膜一般不被累及。

早期,瓣膜的结缔组织发生黏液样变性、纤维蛋白样坏死和炎细胞浸润,部分病例可有风湿小体形成。其后由于瓣膜肿胀及瓣膜受血流的不断冲击,局部内皮细胞受损脱落,其下胶原纤维暴露形成粗糙面。特别是在瓣膜闭锁缘上出现血小板和纤维蛋白沉积,形成一排粟粒般大小,灰白色、半透明、串珠状的疣状赘生物(图 12-6)。

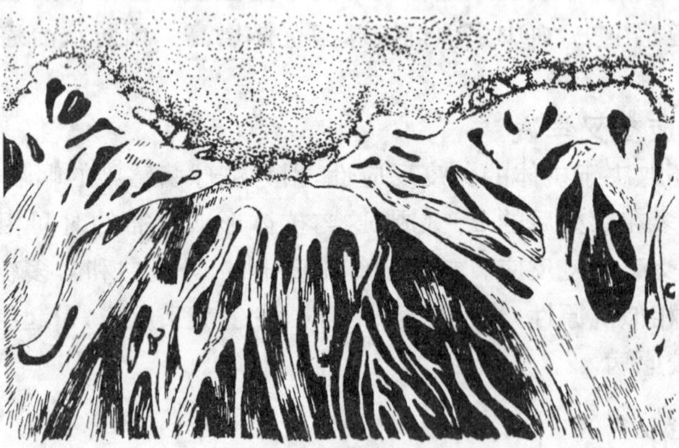

图 12-6　风湿性心内膜炎

二尖瓣闭锁缘上赘生物

这种赘生物体积小,与瓣膜连接紧密,不易脱落,对心瓣膜的开闭功能影响不大。随着病变的反复发作,内膜中的风湿病灶逐渐纤维化,赘生物也因肉芽组织长入而机化,最后形成瘢痕。久而久之,瘢痕增厚、变硬或相邻瓣叶粘连,腱索增粗、缩短,导致风湿性心瓣膜病。

2. 风湿性心肌炎　其特征性病变为心肌间质内、小动脉旁有风湿肉芽肿形成,主要位于左心室后壁、室间隔和左心室乳头肌等处。心肌纤维常有病变，间质水肿和淋巴细胞浸润。后期，风湿肉芽肿纤维化，形成梭形小瘢痕。风湿性心肌炎常可降低心肌收缩力，出现心率加快，第一心音减弱，严重时出现心力衰竭。病变累及传导束时，可发生传导阻滞。

发生于儿童的病变多为弥漫性间质性心肌炎，渗出明显，心肌间质水肿，有较多的淋巴细胞、嗜酸性粒细胞甚至中性粒细胞浸润，儿童可发生急性充血性心力衰竭。

3. 风湿性心外膜炎　又称风湿性心包炎，主要累及心包脏层，呈浆液性或浆液纤维蛋白性炎症。心包腔内常有大量积液，临床出现心界扩大、心音遥远，X线检查时心影呈烧瓶状。若渗出液中含多量纤维蛋白，沉积在脏层和壁层的心包膜上，其表面附着的纤维蛋白可因心脏的搏动呈绒毛状，称为绒毛心，此时可闻及心包摩擦音。炎症消退后，浆液和纤维蛋白可完全吸收，过多的纤维蛋白不能吸收时，则机化导致心包粘连。极少数形成缩窄性心包炎。

(二) 其他器官的风湿性病变

1. 风湿性关节炎　75%风湿病患者出现关节病变，一般累及膝、踝、肩、肘和腕等大关节。各关节常先后受累反复发作，有游走性关节炎之称。发作时关节红、肿、热、痛、功能障碍，关节腔内有浆液渗出和纤维蛋白形成。炎症缓解后，渗出物可完全吸收，关节功能恢复正常，不留后遗症。

2. 皮肤病变　急性风湿病时，皮肤出现环形红斑和皮下结节，具有诊断意义。

(1) 环形红斑：见于躯干和四肢皮肤，为淡红色环形红晕，1～2 日消退。镜下观察，红斑处真皮浅层充血、水肿，血管周围炎细胞浸润。

(2) 皮下结节：多见于肘、腕、膝、踝等关节附近伸面皮下，直径 0.5～2 cm，圆形或椭圆形，质硬，活动，无压痛。镜下观察，结节内为风湿小体。数周后逐渐纤维化，最后变成瘢痕。

3. 风湿性脑病　多见于 5～12 岁儿童，女孩多见，病变以大脑皮质、基底神经节、丘脑和小脑处较为明显，表现为风湿性动脉炎、神经细胞变性和胶质细胞增生，当病变累及锥体外系时，肢体出现不自主的运动，临床称为小舞蹈症。

第四节　心瓣膜病

心瓣膜病(valvular vitium of the heart)是指心瓣膜受到各种有害因素或先天发育异常所造成的器质性病变，主要表现为瓣膜口狭窄和(或)关闭不全，出现血流动力学改变而致全身血液循环障碍甚至心功能不全。主要累及二尖瓣，其次是主动脉瓣，也可联合瓣膜病变，常因风湿病所致。

一、二尖瓣狭窄

二尖瓣狭窄指瓣膜口开放时，二尖瓣不能完全张开。主要是由于相邻瓣叶之间发生粘连，瓣膜增厚和变硬，瓣膜环硬化变窄等原因所致。其后果是造成血流通过障碍。二尖瓣口狭窄时，在左心室舒张期，左心房排血受阻，以致舒张末期左心房血容量增加，使左心房扩张，并逐渐发生左心房代偿性肥大。后期，左心房代偿失调，引起肺淤血、肺循环压力升高，最后导致右心衰竭。

当血流通过狭窄的二尖瓣口时形成涡流，听诊时在心前区可闻及舒张期隆隆样杂音。由于左心房的高度扩张，血流缓慢，在其后壁与左心耳内易继发附壁血栓，血栓脱落后可引起栓塞。肺淤血影响气体交换，出现呼吸困难、紫绀、咳带血的泡沫痰甚至咯血。右心衰竭时可见颈静脉怒张、肝肿大和下肢水肿等。由于左、右心房及右心室的扩大，X线检查心影呈梨形扩大称“梨形心”。

二、二尖瓣关闭不全

二尖瓣关闭不全指在心室收缩期，心瓣膜关闭时瓣膜口不能完全闭合，使一部分血液反流。

主要原因为风湿病，其次是感染性心膜炎。

当二尖瓣关闭不全时，在左心室收缩期，左心室内部分血液返流入左心房，加之肺静脉输入的血液，左心房血容量增加，使左心房肥大和扩张。心室舒张期时，左心房内过多的血液流入左心室，加重左心室负荷，使左心室肥大、扩张。久之，可致左心衰竭，出现肺淤血、肺水肿和肺动脉高压，进而波及右心室，使之肥大与扩张以致右心衰竭。

由于左心室血液经二尖瓣反流入左心房产生涡流，故在心尖部可闻及收缩期吹风样杂音。全心衰竭时，四个心腔均肥大和扩张，X线检查见心影呈球形扩大，称球形心。

二尖瓣关闭不全常与二尖瓣狭窄合并存在。

三、主动脉瓣狭窄

主动脉瓣狭窄多由风湿性主动脉炎引起，常伴有二尖瓣病变，少数由先天性发育异常或动脉粥样硬化所引起的主动脉瓣钙化所致。主动脉瓣狭窄时，左心室收缩期排血受阻，压力负荷增加。早期，左心室代偿性肥大，后期，代偿失调时出现左心室肌源性扩张，甚至衰竭，相继出现肺淤血、右心衰竭和全身淤血。

临床上，在主动脉瓣听诊区闻及收缩期杂音。X线检查见左心呈靴形扩大，称靴形心。

四、主动脉瓣关闭不全

主动脉瓣关闭不全多合并狭窄，还可伴发二尖瓣病变，常是风湿性、感染性心内膜炎的后果。单纯主动脉瓣关闭不全多由梅毒性主动脉炎引起。主动脉瓣关闭不全时，当左心室舒张，主动脉内部分血液反流入左心室，致左心室血量增加，负荷加重，引起左心室代偿性肥大和扩张。后期，左心室代偿失调而致左心衰竭，相继出现肺淤血、右心衰竭和全身淤血。

临床上，在主动脉瓣听诊区可闻及舒张期杂音。由于左心室舒张时大量血液反流入左心室，使动脉舒张压明显降低，脉压差增大，出现水冲脉、股动脉枪击音和毛细管搏动等临床表现。

上述心瓣膜病血流动力学变化见图 12－7。

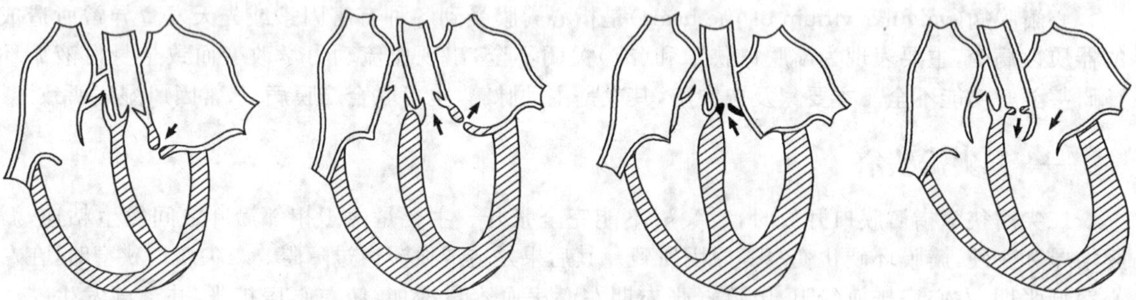

图 12－7　心瓣膜病血流动力学变化模式图

a. 二尖瓣狭窄　b. 二尖瓣关闭不全　c. 主动脉瓣狭窄　d. 主动脉瓣关闭不全

第五节　心功能不全

心脏是泵血器官，它通过有规律的收缩和舒张，推动血液循环，不断给组织细胞提供代谢所需的氧和营养物质，同时带走各种代谢产物，从而保证机体正常的新陈代谢过程。

心功能不全(cardiac insufficiency)是指心脏泵血功能降低，从代偿阶段直至失代偿阶段的全过程。

心力衰竭(heart failure)是指由各种病因致心肌舒缩功能障碍，使心排血量绝对或相对减少，以致不能满足组织代谢需要的病理过程。心力衰竭是指心功能不全的失代偿阶段，是心功能不全的晚期。

一、心力衰竭的病因和分类

(一) 病因

1. 严重心肌损害　心肌发生变性、坏死、凋亡和代谢障碍，使心肌收缩力减弱，如各种心肌炎、冠心病所致心肌梗死和维生素 B_1 缺乏等。

2. 心脏负荷过重

(1) 压力负荷(后负荷)过重：即心脏收缩时所承受的前方阻力负荷过重，如高血压、主动脉瓣狭窄等，导致左心室后负荷过重；肺动脉高压、肺动脉狭窄等导致右心室后负荷过重。

(2) 容量负荷(前负荷)过重：即心脏舒张时所承受的容量负荷过重，如主动脉瓣或二尖瓣关闭不全，导致左心室前负荷过重；房(室)间隔缺损、肺动脉瓣或三尖瓣关闭不全导致右心室前负荷过重。甲状腺功能亢进症、严重贫血、动-静脉瘘等使循环血量增多或循环速度加快(高动力循环状态)，也可使容量负荷过重。

此外，某些诱因如感染、劳累、情绪激动、电解质和酸碱平衡紊乱、心律失常、妊娠、分娩、手术、输液过多过快等均可加重心脏负荷，促使心力衰竭的发生和发展。

(二) 分类

1. 按心力衰竭的发生部位分类

(1) 左心衰竭：见于高血压性心脏病、冠心病、二尖瓣关闭不全、主动脉瓣狭窄或关闭不全等。

(2) 右心衰竭：见于肺源性心脏病、肺动脉狭窄等。

(3) 全心衰竭：见于严重心肌炎、严重贫血和由左心衰竭并发右心衰竭时。

2. 按心力衰竭的发生速度分类

(1) 急性心力衰竭：起病急骤，心排血量急剧减少。见于急性心肌梗死、严重心肌炎等，多并发急性肺水肿和心源性休克。

(2) 慢性心力衰竭：起病缓慢，经较长时间的心功能代偿后才发生，常有静脉系统淤血，故又称充血性心力衰竭。见于慢性心瓣膜病、原发性高血压和肺源性心脏病等。

3. 按心力衰竭时心排血量分类

(1) 低排血量性心力衰竭：心排血量在基础状况下低于正常，如心瓣膜病、冠心病、原发性高血压等，临床上较为常见。

(2) 高排血量性心力衰竭：心排血量绝对值虽高于或等于正常值，但仍不能满足原发病高动力循环状态下机体组织代谢的需要。见于甲状腺功能亢进症、贫血、维生素 B_1 缺乏等。

二、心力衰竭时机体的代偿方式

(一) 心脏代偿反应

1. 心率加快　这是一种快捷有效的代偿方式，在一定限度内能增加每分心排血量，启动这种代偿反应的机制主要是心排血量减少和心房内压升高反射性引起交感神经兴奋所致。但心率过快(成人超过 180 次/min)，由于心肌耗氧量增加、心舒张期缩短和心室充盈不足，心排血量反而减少。临床上常用心率作为判断心力衰竭程度的指标之一。

2. 心脏扩张　根据 Frank-starling 定律，心肌收缩力和心排血量在一定范围内，随着心肌纤维初长度的增加或心室舒张末期容积增大而增加，直到肌节初长度达到 2.2 μm 为止。这种伴有心肌收缩力加强的心脏扩张，称为紧张源性扩张。如果心脏进一步扩大，舒张末期容积过大或压力过高，心肌收缩力和心搏出量反而降低，称为肌源性扩张，此时已丧失代偿意义。

3. 心肌肥大　心肌肥大系心脏长期负荷过重时，逐步形成的持久有效的代偿方式。心肌肥大有两种表现形式。

(1) 向心性肥大(concentric hypertrophy)：是由于心脏长期压力负荷增大引起收缩期室壁张力持续增加，心肌纤维增粗，心室壁厚度增加而无明显的心腔扩大，如原发性高血压导致左心室肥厚。

(2) 离心性肥大(eccentric hypertrophy)：是由于心脏长期容量负荷过度引起舒张期室壁张力持续增加，心肌纤维增长，心室壁无明显增厚，而心室腔明显增大的心肌肥大。见于二尖瓣关闭不全、严重贫血、维生素 B_1 缺乏、甲状腺功能亢进症等原因。

(二) 心外代偿反应

1. 血容量增加　心功能不全时，可出现钠水潴留，循环血量增加，具有代偿意义；但钠水潴留过度，不仅出现水肿，而且加重心脏前负荷。

2. 血流重新分布　心功能不全时，由于交感-肾上腺髓质系统兴奋，可引起外周血管收缩及血液的重新分布，有利于重要生命器官的血液供应，但供血不足的器官可出现功能障碍。同时，长时间的外周血管收缩增加了心脏的后负荷。

3. 红细胞增多　心功能不全时，由于血流缓慢，导致机体出现循环性缺氧，刺激肾生成和释放促红细胞素增加，促进骨髓造血功能，使红细胞增加。红细胞增加可提高血液的携氧能力，增加组织供氧。

4. 组织细胞利用氧的能力增强　由于血流速度变慢，细胞内线粒体数量增多及心肌肥大，早期线粒体的呼吸酶活性增强，组织对氧的利用能力也增强。

三、心力衰竭的发病机制

(一) 心肌收缩性减弱

心肌收缩性是血液循环的基本动力，是决定心排血量最关键的因素。大多数心力衰竭都是由于心肌收缩性减弱所致，引起心肌收缩性减弱的机制如下。

1. 心肌结构破坏　如心肌炎、心肌梗死等使心肌纤维变性、坏死、凋亡，与收缩相关的蛋白质大量破坏，引起心肌收缩力显著减弱。

2. 心肌能量代谢障碍　心肌收缩和舒张都需要 ATP。因此，凡是干扰能量生成、储存或利用的任何因素，都可使心肌收缩力减弱。

(1) 能量生成障碍：心肌缺血、缺氧时，能量生成减少；肥大的心肌也可因心肌相对缺氧而致能量生成不足；维生素 B_1 缺乏导致丙酮酸氧化脱羧功能障碍也可使 ATP 生成减少。

(2) 能量利用障碍：最常见的原因是长期心脏负荷过重而引起的心肌过度肥大。过度肥大的心肌其肌球蛋白头部 ATP 酶肽链结构发生变异，使其活性降低，ATP 水解发生障碍。此时，即使 ATP 含量正常，心肌也不能正常利用 ATP 中的化学能转变为机械能，从而使肥大的心肌转向衰竭。

3. 心肌兴奋-收缩偶联障碍　在心肌的电兴奋与机械收缩之间，Ca^{2+} 的转运起重要的偶联作用。任何影响 Ca^{2+} 转运、分布的因素都可影响心肌的兴奋-收缩偶联。

(1) 肌质网摄取、储存和释放 Ca^{2+} 的功能障碍：①肌质网摄取 Ca^{2+} 减少。由于心肌缺血缺氧，ATP 供应不足，肌质网钙泵活性减弱，肌质网从胞质中摄取 Ca^{2+} 的功能下降，从而使心肌舒张时胞质 Ca^{2+} 浓度处在高于舒张阈值（10^{-7} mol/L）的水平，导致收缩后心肌不能充分舒张而影响心室充盈。②肌质网储存 Ca^{2+} 减少。肌质网对 Ca^{2+} 摄取减少及 Ca^{2+} 在线粒体内异常分布，使肌质网内 Ca^{2+} 储存减少，导致心肌收缩时释放到胞质中的 Ca^{2+} 减少，心肌收缩减弱。③肌质网 Ca^{2+} 释放量减少。酸中毒时 Ca^{2+} 与钙储存蛋白紧密结合，不易解离，均使肌质网 Ca^{2+} 释放量减少。

(2) 细胞外 Ca^{2+} 内流障碍：在酸中毒、高钾血症、心肌过度肥大等多种病理情况下，Ca^{2+} 内流受阻，细胞内 Ca^{2+} 浓度降低，使心肌兴奋-收缩偶联障碍。

(3) Ca^{2+} 与肌钙蛋白结合障碍：心肌兴奋-收缩偶联的关键是 Ca^{2+} 与肌钙蛋白结合。某些病理因素可导致 Ca^{2+} 与肌钙蛋白结合障碍，如心肌缺血缺氧导致 ATP 生成不足和酸中毒，ATP 不足可使肌质网钙泵运转 Ca^{2+} 能力下降。酸中毒时，H^+ 与肌钙蛋白竞争肌钙蛋白上的 Ca^{2+} 结合点。因此，导致 Ca^{2+} 与肌钙蛋白结合障碍，引起心肌收缩功能障碍。

(二) 心室舒张功能障碍

正常心脏舒张是维持心排血量的另外一个重要因素。如果心脏舒张功能障碍，心室便没有足够血液充盈，心排血量必然会减少。大约 1/3 的心力衰竭是由于舒张功能障碍所致。常见原因如下。

1. *心肌心电复位障碍*　由于钙与肌钙蛋白解离延缓，使钙复位障碍，导致心肌舒张不全。如果由于心肌缺乏能量，使肌球-肌动蛋白复合体不能及时解离，也影响心肌舒张。

2. *心室顺应性降低*　心室顺应性（ventricular compliance）是指心室在单位压力变化下所引起的容积改变。简言之，即心室的可扩张性。心肌肥大、心肌炎、心肌纤维化及间质增生等可导致心室顺应性降低，这些均可影响心室舒张期充盈，从而使心排血量减少。

3. *心室各部位舒缩活动不协调*　破坏心脏舒缩活动协调的原因有心律失常、心肌梗死、心肌炎等。由于心室舒缩活动不协调，使心排血量降低。

四、心力衰竭时机体功能和代谢变化

心力衰竭时，由于心泵功能降低，心排血量减少，全身各器官组织供血减少。由于心肌收缩力减弱，心腔内血液未能等量搏出，心腔内残余血量比正常时增加，导致静脉血液回流受阻。出现肺循环、体循环淤血，机体出现一系列功能代谢变化。

(一) 心血管系统变化

1. *心功能的变化*　心功能降低是心力衰竭时最根本的变化，主要表现为心排血量下降后，出现的一系列外周血液灌注不足的症状和体征，如皮肤苍白或紫绀；肾缺血时尿量减少；中枢神经系统功能紊乱，患者出现头痛、失眠、烦躁不安、眩晕、嗜睡等症状。严重时将发生心源性休克。

2. *血压的变化*　急性心力衰竭时，因心排血量急剧减少，动脉血压下降，甚至发生心源性休克。慢性心力衰竭时，机体可通过压力感受器反射使外周小动脉收缩、心率加快和血量增多等代偿活动，使动脉血压维持正常。

3. *静脉淤血*　心力衰竭时，由于静脉系统淤血，静脉压升高。左心衰竭时肺循环静脉压升高，可导致肺淤血，甚至肺水肿；右心衰竭时体循环静脉压升高，导致全身性淤血、水肿。静脉压升高是导致水肿的主要机制。

(二) 呼吸功能的变化

呼吸功能的变化在左心衰竭时较为突出，主要表现为呼吸困难，其病理生理学基础主要是左心衰竭所致的肺淤血和肺水肿，因而要吸入与正常时等量的空气，呼吸肌做功和耗能都会增加，患者感到呼吸费力。

1. 劳力性呼吸困难　指伴随着体力活动而出现的呼吸困难，休息后可以减轻或消失。这是由于体力活动时机体需氧增加，但衰竭的心脏不能提供相应的心排血量；加之体力活动时，回心血量增多，肺淤血加重。劳力性呼吸困难是左心衰竭最早表现之一。

2. 端坐呼吸　端坐呼吸即患者被迫采取端坐位或半卧位以减轻呼吸困难的程度。因为端坐位使下半身血液回流减少，肺淤血减轻，同时膈肌下移，也有利于减轻呼吸困难。

3. 夜间阵发性呼吸困难　夜间阵发性呼吸困难指患者入睡后突然感到气闷而惊醒，被迫坐起后缓解。由于发作时常伴有哮鸣音，故又称心源性哮喘。其发生机制与入睡后迷走神经兴奋性相对增高，支气管平滑肌痉挛有关；同时，入睡后呼吸中枢兴奋性降低，只有 PaO_2 降到一定程度时，才足以刺激呼吸中枢，引起突然发作的呼吸困难。严重的急性左心衰竭可导致急性肺水肿。此时，患者出现严重呼吸困难、发绀、咳嗽、咯粉红色泡沫痰，听诊满肺湿性啰音。

(三) 水、电解质和酸碱平衡紊乱

心力衰竭时可引起心性水肿，左心衰竭主要引起肺水肿，右心衰竭可引起全身水肿。

心力衰竭患者由于长期限盐、应用利尿剂等，可引起低钠血症和低钾血症。心力衰竭时引起组织缺氧，可导致代谢性酸中毒，此时又可引起高钾血症。

五、心力衰竭防治的病理生理基础

(一) 防治原发病，避免诱因

积极治疗引起心力衰竭的原发性心血管疾病，如采用药物控制高血压、解除冠脉堵塞、保障血流通畅等。因大多急性心力衰竭的发作与诱因有关，需避免患者发热、感染、过度疲劳和紧张，输液不能过多过快等，可以起到减轻症状、控制病情的作用。

(二) 改善心肌的舒缩功能

可选用加强心肌收缩的药物，如洋地黄制剂、拟交感类药物，以提高心排血量。针对因心肌舒张功能障碍所致的心力衰竭，也可选用钙拮抗剂、β-受体阻断剂，来改善心肌舒张功能和顺应性，可取得较好的疗效。

(三) 减轻心脏负荷

1. 降低心脏前负荷　可通过扩张静脉、利尿、控制输液量等措施来降低心脏前负荷，减少回心血量，减轻肺淤血、水肿，使呼吸得到改善。

2. 降低后负荷　使用扩张动脉血管药物如肼屈嗪(肼苯哒嗪)，解除血管阻力，从而达到降低心脏后负荷的作用，可减少心肌耗氧量，提高心排血量。

(四) 综合措施

适当限制钠盐摄入、控制水肿的发生，给予吸氧、能量合剂适当补钾等。

小结

心血管系统疾病是危害人类健康最重要、最常见的一组疾病。

动脉粥样硬化是与脂质代谢障碍有关的全身性疾病。多见于大中型动脉，以内膜纤维脂质斑块形成、血管壁失去弹性为特征。该病常累及冠状动脉而引起冠心病，出现心绞痛、心肌梗死、心肌硬化等表现。

高血压是指以体循环动脉血压升高为主要

特点的临床综合征。凡成人收缩压≥140 mmHg(18.6 kPa)和(或)舒张压≥90 mmHg(12.0 kPa)时称为高血压。病变主要累及全身的细小动脉,主要累及心、肾、脑和视网膜,患者常并发脑溢血而死亡。

风湿病是累及全身结缔组织的一种超敏反应性炎性疾病。病变主要侵犯心脏、关节、皮肤、皮下组织、脑和血管等,其中以心脏的病变最为严重,并对机体的危害最大。当累及心脏内膜时发生瓣膜病,以二尖瓣狭窄和关闭不全多见,可引起相应的血流动力学和心脏的变化。

以上疾病都能引起心功能不全。如超过了机体的代偿功能,则发生心力衰竭,使心排血量减少,不能满足组织代谢需要,引起左心、右心和全心衰竭。

附　实验实训

1. 观察高血压性心脏病、脑出血、原发性颗粒性固缩肾、动脉粥样硬化、心肌梗死、慢性风湿性心瓣膜病大体标本的病变特点。
2. 识别原发性高血压小动脉硬化、动脉粥样硬化、风湿性心肌炎的镜下特点。
3. 利用多媒体教学课件进行演示。
4. 结合上述标本的病变特点,解释其临床表现及发生机制。

第十三章

呼吸系统疾病

导学

了解：慢性阻塞性肺疾病的概念；SARS的病变特点；早期肺癌的概念；鼻咽癌扩散途径。

熟悉：大叶性肺炎、小叶性肺炎、间质性肺炎的概念及病变；肺肉质变的概念；四种慢性阻塞性肺疾病的基本病变；慢性肺源性心脏病的概念和心脏病变；呼吸衰竭的概念、病因、发病机制、机体代谢和功能变化。

应用：大叶性、小叶性、间质性肺炎的临床病理联系；鼻咽癌好发部位、组织学类型；肺癌的组织发生及常见的肺癌类型；呼吸衰竭的防治原则。

实验：观察肺源性心脏病、肺气肿、大叶性肺炎、小叶性肺炎、支气管扩张、鼻咽癌、肺癌的大体标本；识别肺气肿、大叶性肺炎、小叶性肺炎、间质性肺炎、肺癌的镜下特点。

呼吸系统包括鼻、咽、喉、气管、支气管和肺。通常以喉环状软骨为界将呼吸道分为上、下两部分。其主要功能是机体与外界进行气体交换。由于呼吸系统与外界直接相通，因此容易受到空气中的病原微生物及有害物质的损害。在正常情况下，呼吸系统具有较完善的防御功能。当机体抵抗力降低，呼吸系统的防御功能受损时，各种致病因子就可能侵入呼吸道或肺，引起相应的疾病。

第一节　上呼吸道及气管支气管炎症性疾病

一、鼻炎和鼻窦炎

(一) 鼻炎

鼻炎(rhinitis)指鼻的常见疾病，按病程长短可分为急性鼻炎和慢性鼻炎两类。

1. 急性鼻炎　根据病因可分为急性病毒性鼻炎和过敏性鼻炎。

(1) 急性病毒性鼻炎：致病微生物为病毒，常见有鼻病毒、冠状病毒、副流感病毒、呼吸道合胞病毒等。受凉、过度劳累、营养不良和各种慢性疾病所致全身抵抗力低下时，容易致病。

本病潜伏期1～3天。病变初期，鼻黏膜充血水肿，有浆液渗出。以后，黏膜上皮细胞和纤毛脱落坏死，黏膜下层水肿并有炎细胞浸润，2～3天后上皮细胞开始再生，完成修复约需2周。感染向邻近器官蔓延可引起鼻窦炎；经咽鼓管进入中耳可引起急性中耳炎；感染向下蔓延，可引起咽炎、喉炎等。小儿由于抵抗力和免疫力低下，常并发肺炎。

(2) 过敏性鼻炎：属于Ⅰ型超敏反应性疾病，常见的变应原有花粉、尘螨、动物羽毛或皮屑等；

也可由碘、油漆、某些食物(如鸡蛋、鱼虾、大豆等)和某些化妆品引起。镜下观察,鼻黏膜上皮层内杯状细胞增多、纤毛受损,间质水肿,有大量嗜酸性粒细胞、淋巴细胞和浆细胞浸润。经常发作还可见黏膜下层结缔组织增生。

2. 慢性鼻炎　指鼻黏膜、黏膜下层由于各种因素所致的慢性炎症,主要为单纯性鼻炎、肥厚性鼻炎、萎缩性鼻炎等。

(1) 慢性单纯性鼻炎:是以鼻黏膜血管扩张、腺体分泌增多为特征的慢性炎症。肉眼观察,鼻黏膜肿胀,呈暗红色,鼻腔内有黏液性分泌物。镜下观察,鼻黏膜血管弹性消失,充血,呈扩张状态,黏液分泌增多,间质内有淋巴细胞和浆细胞浸润。

(2) 慢性肥厚性鼻炎:是以鼻黏膜肥厚、鼻甲肿胀为特征的慢性鼻炎。肉眼观察,鼻黏膜呈紫红色,表面不平,有时可伴有息肉形成。镜下观察,黏膜肿胀、黏膜下结缔组织增生,黏膜肥厚,杯状细胞增多、慢性炎性细胞浸润,还可有黏膜上皮增生、鳞状上皮化生等。这些改变使鼻黏膜长期肥厚,日久鼻甲骨也可增生。

(3) 慢性萎缩性鼻炎:是一种慢性退行性病变,病因尚不确定。该病多始于青春期,女性较男性多见。患部鼻黏膜萎缩,有嗅觉障碍,鼻腔内因腺体萎缩,适合病菌繁殖和蛋白质分解而散发出一种恶臭,故又名臭鼻症。镜下观察,黏膜上皮由假复层纤毛柱状上皮化生为复层鳞状上皮,黏膜萎缩变薄,腺体减少,鼻甲等骨组织也萎缩,纤维结缔组织增生。

(二) 鼻窦炎

鼻窦炎(sinusitis)是发生于鼻窦黏膜的炎症,以上颌窦炎的发病率最高,其次为筛窦炎、额窦炎。本病多由细菌感染引起,常见的病原菌有流感杆菌、肺炎球菌、金黄色葡萄球菌等。除病原菌的类型和毒力外,营养不良、机体抵抗力下降、气压改变等在鼻窦炎发病中也起重要作用。病理变化初为卡他期,以后发展为化脓期时,鼻窦黏膜水肿及血管扩张加重,固有膜层内有大量中性粒细胞浸润,黏膜上皮细胞坏死脱落,分泌物为脓性。慢性鼻窦炎时黏膜增厚,常伴有鳞状上皮化生和肉芽组织形成,固有膜水肿、明显增厚,血管壁增厚,常有动脉内膜炎。其内有大量淋巴细胞、浆细胞浸润。局部可有息肉形成。

二、咽炎和喉炎

(一) 咽炎

咽炎(pharyngitis)是咽部黏膜及淋巴组织的炎症。急性咽炎常为上呼吸道感染的一部分,病原体多为柯萨奇病毒、腺病毒和副流感病毒,也可见于链球菌、葡萄球菌和肺炎球菌等细菌感染。肉眼观察,咽部黏膜弥漫性充血肿胀。镜下观察,黏液腺明显扩张,分泌增多,黏膜下血管和腺体周围有炎症细胞浸润。

慢性咽炎常为急性咽炎反复发作所致。根据病变特点,慢性咽炎可分为:①慢性单纯性咽炎。咽部黏膜充血,小血管扩张,周围有淋巴细胞浸润,黏膜黏液腺肥大,分泌亢进。②慢性肥厚性咽炎。黏膜充血增厚,结缔组织及淋巴组织明显增生,在咽后壁上黏膜形成颗粒状隆起。③慢性萎缩性咽炎。黏膜上皮萎缩变薄,腺体萎缩,分泌减少。

(二) 喉炎

1. 急性喉炎(acute laryngitis)　是发生于喉黏膜的急性炎症,大多由病毒和细菌感染引起。病变因病原体的不同有所差异。肉眼观察,喉黏膜弥漫性充血水肿。镜下观察,黏膜下水肿,腺体分泌增加,伴有中性粒细胞浸润及黏液脓性分泌物形成。

2. 慢性喉炎(chronic laryngitis)　是喉黏膜的慢性非特异性炎症,为声嘶的主要原因,可由急性喉炎转变而来，也可由吸烟、吸入粉尘、张口呼吸、过度用声或发音不当及鼻咽腔的慢性炎症等各种不良因素长期刺激而引起。慢性喉炎可分为慢性单纯性喉炎和慢性增生性喉炎。

三、急性气管支气管炎

急性气管支气管炎（acute tracheobronchitis）是呼吸道常见疾病，多由流感病毒、副流感病毒、呼吸道合胞病毒和腺病毒等引起，可伴有细菌感染。在少数情况下，吸入各种有害气体、粉尘或异物也可引起本病。患者常于寒冷季节发病，多见于儿童及老年人。

气管和支气管的病变相同，且两者常常联合发生。肉眼观察，黏膜红肿，表面附有白色或淡黄色黏性分泌物，重者可出现黏膜坏死和溃疡形成。镜下观察，黏膜及黏膜下层充血、水肿，伴有中性粒细胞浸润，管腔表面覆盖有分泌物。损伤程度严重者管腔黏膜可发生坏死、糜烂，并可形成溃疡。

四、甲流感

甲型H1N1流感为急性呼吸道传染病，其病原体是一种新型的甲型H1N1流感病毒，在人群中传播。2009年4月30日世界卫生组织、联合国粮农组织和世界动物卫生组织宣布，一致同意使用A（H1N1）型流感，中国称为甲型H1N1流感，纳入传染病防治法规定管理的乙类传染病，并采取甲类传染病的预防、控制措施。

（一）病因和发病机制

目前认为，甲型H1N1病毒毒株包含有猪流感、禽流感和人流感三种流感病毒的核糖核酸基因片段。人群对甲型H1N1流感病毒普遍易感，并可以人传染人。甲型H1N1流感的群间传播主要是以感染者的咳嗽和喷嚏为媒介，在人群密集的环境中更容易发生感染。越来越多的证据显示，微量病毒可留存在桌面、电话机或其他平面上，再通过手指与眼、鼻、口的接触来传播。因此，尽量不要与他人身体接触，包括握手、亲吻、共餐等。如果接触带有甲型H1N1流感病毒的物品，然后又触碰自己的鼻子和口腔，也会受到感染。感染者有可能在出现症状前感染其他人，感染后一般在1周或1周以后发病。小孩的传染性会久一些。

（二）临床病理联系

甲型H1N1流感的早期症状与普通人流感相似，包括发热、咳嗽、喉痛、身体疼痛、头痛、发冷和疲劳等，有些还会出现腹泻或呕吐、肌肉痛或疲倦、眼睛发红等。最明显症状是，体温突然超过39℃，肌肉酸痛感明显增强，伴随有眩晕、头痛、腹泻、呕吐等症状或其中部分症状。部分患者病情可迅速进展，来势凶猛，突然高热，体温超过39℃，甚至继发严重肺炎、急性呼吸窘迫综合征、肺出血、胸腔积液、全血细胞减少、肾功能衰竭、败血症、休克及Reye综合征、呼吸衰竭及多器官损伤，导致死亡。患者原有的基础疾病亦可加重。

甲型H1N1流感是可防、可控的，只要积极做好预防，也是比较安全的。目前，预防甲型H1N1流感的疫苗已投入使用。

第二节　肺部炎症性疾病

肺炎（pneumonia）通常是指肺组织发生的急性渗出性炎症，为呼吸系统的常见病、多发病。根据病因不同，由病原体引起的肺炎可分为细菌性肺炎、病毒性肺炎、支原体肺炎、真菌性肺炎和寄生虫性肺炎等；根据炎症发生的部位和累及的范围，分为大叶性肺炎、小叶性肺炎和间质性肺炎。按炎症的性质又可分为浆液性、纤维蛋白性、化脓性、出血性肺炎等不同类型。

一、细菌性肺炎

(一) 大叶性肺炎

大叶性肺炎(lobar pneumonia)是一种急性纤维蛋白性炎症,病变通常累及肺大叶的全部或大部。本病可发生于任何年龄,但多见于30～50岁的青壮年,常发生于冬春季节。临床表现为起病急、寒战高热、咳嗽、胸痛、呼吸困难和咳铁锈色痰,并有肺实变体征和白细胞增多等表现。近年来,由于抗生素的广泛应用,发病率明显下降,典型的病变也很少见。

1. 病因和发病机制　大叶性肺炎90%以上是由肺炎链球菌引起,以3型毒力最强。此外,肺炎杆菌、金黄色葡萄球菌、流感嗜血杆菌、溶血性链球菌也可引起。肺炎链球菌存在于正常人鼻咽部,在受寒、醉酒、劳累和麻醉等因素的影响下,呼吸道的防御功能下降,机体抵抗力降低,易致细菌侵入肺泡迅速生长繁殖,通过肺泡间孔或呼吸性细支气管向邻近肺组织蔓延,波及部分或整个肺大叶。

2. 病理变化和临床病理联系　大叶性肺炎属纤维蛋白性炎,常发生于单侧肺,多见于左肺下叶,也可同时或先后发生于两个以上肺叶。按病变的自然发展过程可分为四期。

(1) 充血水肿期:发病的第1～2天,病变肺叶肿胀,重量增加,颜色暗红,切面有泡沫状血性液体。镜下观察,肺泡壁毛细血管弥漫性扩张充血,肺泡腔内有多量的浆液性渗出液,其内混有少量的红细胞、中性粒细胞和巨噬细胞。渗出液中可查出肺炎链球菌。此期患者表现为寒战、高热、咳嗽和白细胞增多等。由于肺泡腔内充满浆液性渗出物,故咳稀薄痰。X线检查,病变肺叶显示片状分布的模糊阴影。

(2) 红色肝样变期:为发病后的第3～4天,受累的肺叶肿胀,重量显著增加,颜色暗红,质实如肝,故称红色肝样变期。镜下观察,肺泡壁毛细血管进一步扩张充血,而肺泡腔内则充满纤维蛋白和大量红细胞、少量中性粒细胞和巨噬细胞。渗出的纤维蛋白可穿过肺泡间孔与相邻肺泡内的纤维蛋白相连。此期渗出物中仍可检出细菌。肺泡腔内的红细胞被巨噬细胞吞噬、崩解后,形成的含铁血黄素混于痰液中,使痰液呈铁锈色。病变波及胸膜时,出现胸痛,并可随呼吸和咳嗽而加重。X线检查,病变肺叶显示大片状均匀性密度增高的阴影。

(3) 灰色肝样变期:发病后的第5～6天,病变肺叶仍肿胀,充血消退,由红色逐渐转变为灰白色,质实如肝,故称灰色肝样变期。镜下观察,肺泡腔内的纤维蛋白渗出物较红色肝样变期显著增多,肺泡壁毛细血管因此受压而呈贫血状态。纤维蛋白网中有大量中性粒细胞,红细胞大部分崩解消失。此时,渗出物中的细菌大多被吞噬消灭,故不易检出(图13-1)。咳出的痰液逐渐由铁

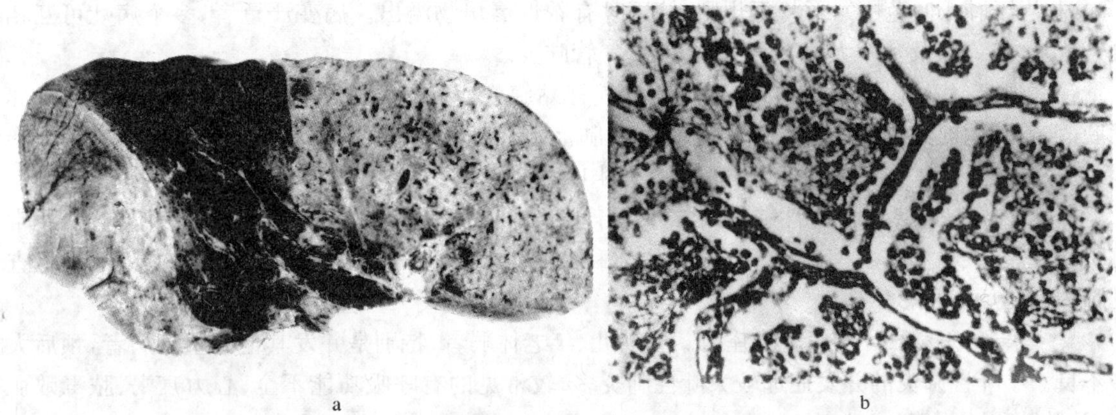

a　　　　　　　　　　b

图13-1　大叶性肺炎灰色肝样变期(大体a,镜下b)

镜下肺泡内充盈纤维蛋白渗出物,纤维蛋白细丝通过肺泡间孔互相连接

锈色痰转为黏液脓痰。X线检查,病变肺叶显示大片状均匀性的密度增高的阴影。

(4) 溶解消散期:发病的第7天左右进入此期。病变肺叶基本恢复正常,呈黄色,质地变软,挤压可有脓样液体流出。镜下观察,肺泡腔内中性粒细胞变性坏死,纤维蛋白消失,肺组织逐渐恢复正常的结构和功能。患者体温恢复正常,临床症状和体征逐渐减轻、消失,胸部X线检查恢复正常。此期历时1~3周。

以上所述的是大叶性肺炎病变发展的典型过程,目前由于抗生素类药物的广泛使用,干预了疾病的自然过程,现已很少见到典型的四期病变过程。病变常表现为节段性肺炎,病程也明显缩短。此外,由于病理变化是一个连续的过程,各期之间并无绝对的界限,因此,同一病变肺叶的不同部位亦可呈现不同阶段的病变。

3. 并发症　由于治疗上的进步,大叶性肺炎的并发症现已少见。

(1) 肺肉质变:由于中性粒细胞渗出过少,释放的蛋白水解酶量不足,渗出物中的纤维蛋白未能被溶解吸收,逐渐被肉芽组织取代而机化,使病变肺组织呈褐色肉样外观,故称肺肉质变。

(2) 肺脓肿和脓胸:多见于金黄色葡萄球菌和肺炎链球菌混合感染,易并发肺脓肿,并常伴有脓胸。

(3) 败血症:见于严重感染时,细菌侵入血液大量繁殖所致。

(4) 感染性休克:是大叶性肺炎最严重的并发症。由严重的毒血症所致,临床病死率较高。

(二) 小叶性肺炎

小叶性肺炎(lobular pneumonia)是以肺小叶为病变单位的急性化脓性炎症。病变常以细支气管为中心,故又称支气管肺炎。临床上,患者有发热、咳嗽、咳痰、呼吸困难等症状,两肺听诊有散在的湿性啰音。多发生于小儿、体弱、老人和久病卧床者。

1. 病因和发病机制　常由多种细菌混合引起,常见的致病菌有肺炎链球菌、葡萄球菌、嗜血流感杆菌、肺炎克雷伯杆菌、链球菌、铜绿假单胞菌(绿脓杆菌)和大肠杆菌等。它们通常是口腔或上呼吸道内致病力较弱的常驻菌。如患传染病或营养不良、恶病质、昏迷、麻醉和手术后等,使机体抵抗力下降,呼吸系统防御功能受损,这些细菌就可能经呼吸道侵入肺组织生长繁殖,引起小叶性肺炎。因此,小叶性肺炎常是某些疾病的并发症,如麻疹后肺炎、手术后肺炎、吸入性肺炎、坠积性肺炎等。

2. 病理变化　小叶性肺炎的病变特征是在肺组织内以细支气管为中心的化脓性炎症。常散在分布于两肺各叶,以下叶和背侧多见。呈灰黄色的质实病灶,病灶大小不一,直径多在0.5~1 cm(相当于肺小叶范围),形状不规则,挤压时有脓性渗出物溢出。病变严重者,多个病灶可互相融合成片,甚或累及整个大叶,形成融合性支气管肺炎。

镜下观察,病灶以细支气管为中心,细支气管黏膜充血、水肿及中性粒细胞浸润,黏膜上皮坏死脱落,管腔内充满大量中性粒细胞及脱落的肺泡上皮细胞。病灶周围肺组织充血,可有浆液渗出,部分肺泡过度扩张呈代偿性肺气肿表现(图13-2)。

3. 临床病理联系　小叶性肺炎因常并发于其他疾病,其临床症状易被原发疾病所掩盖,通常可引起发热、咳嗽和咳痰等症状。痰液往往为黏液脓性或脓性。听诊可闻及湿性啰音。X线检查见肺内散在灶性阴影。

4. 结局和并发症　本病多能痊愈。婴幼儿、年老体弱者,特别是并发其他严重疾病者,预后大多不良。小叶性肺炎的并发症远较大叶性肺炎多,较常见的有呼吸功能不全、心力衰竭、脓毒败血症、肺脓肿和脓胸等。

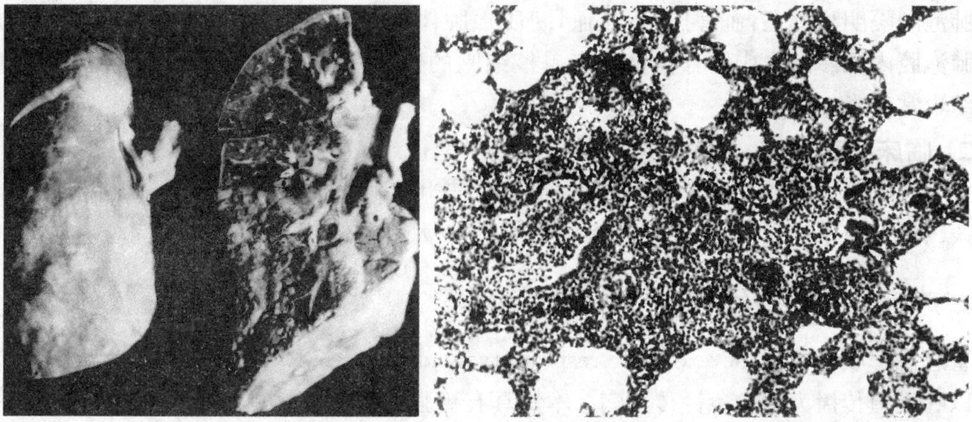

a　　　　　　　　　　　　b

图 13-2　小叶性肺炎(大体 a,镜下 b)

a. 肺表面的突起部为炎症病灶,切面见病变弥散分布于中叶及下叶

b. 部分病灶已融合(镜下)肺内炎症灶中心可见一个发炎的细支气管,周围肺泡呈渗出性炎症

二、病毒性肺炎

病毒性肺炎(viral pneumonia)常常是由上呼吸道病毒感染向下蔓延所致,常见的病毒有流感病毒、呼吸道合胞病毒、腺病毒、副流感病毒、麻疹病毒等。除流感病毒性肺炎外,其他病毒性肺炎多见于小儿。一般多为散发,偶可形成流行。

(一) 病理变化

病毒性肺炎主要表现为肺间质的炎症。肉眼观察,病变常不明显,炎症从支气管、细支气管开始,沿肺的间质发展。病变肺组织充血、水肿。镜下观察,通常表现为肺泡间隔明显增宽,其内血管扩张、充血。间质水肿及淋巴细胞、单核细胞浸润,肺泡腔内一般无渗出物或仅有少量浆液。病变较重者,肺泡受累,出现由浆液、少量纤维蛋白、红细胞及巨噬细胞组成的炎性渗出物,甚至发生肺组织坏死。有些病毒性肺炎,肺泡腔内浆液性渗出较明显,渗出物常浓缩为一层红染的膜状物贴附于肺泡内表面,即透明膜形成。有些病毒性肺炎可在增生的支气管上皮细胞和多核巨细胞内见病毒包涵体,这是病理组织学诊断病毒性肺炎的重要依据。

(二) 临床病理联系

患者除有发热、头痛、乏力等全身中毒症状外,由于炎症的刺激还表现为剧烈咳嗽。当发生缺氧时,表现为发绀和呼吸困难。X线检查见肺纹理增粗,有斑点状或片状阴影。

病毒性肺炎若为病毒混合感染,或继发细菌感染,则病变更为严重和复杂。可见支气管和肺组织明显的出血、坏死,可有化脓性病变。患者常并发呼衰和心衰,预后不良。

三、支原体肺炎

支原体肺炎(mycoplasmal pneumonia)是由肺炎支原体引起的一种间质性肺炎。儿童和青少年发病率较高,秋、冬季发病较多。肺炎支原体是人体内唯一有致病性的支原体,是介于细菌和病毒之间的微生物,存在于患者口鼻分泌物中,主要经飞沫传播。常为散发性,偶有流行。

(一) 病理变化

肺炎支原体感染可累及上呼吸道、气管、支气管和肺。肉眼观察,肺部病变呈灶状分布,往往累及一个肺叶,以下叶多见。病变肺组织呈暗红色,切面可有少量红色泡沫状液体溢出。镜下观察,病灶内肺泡间隔明显增宽，血管扩张、充血，间质水肿伴有大量淋巴细胞、单核细胞和少量浆细胞浸润。肺泡腔内无渗出物或仅有少量含有单核细胞的浆液渗出。小支气管和细支气管管壁及其周围组织也常有炎细胞浸润。

(二) 临床病理联系

患者起病较急，多有发热、头痛、咽喉痛等症状，并出现顽固而剧烈的咳嗽，因肺泡腔内渗出物少而无痰。早期使用抗生素，可减轻症状，缩短病程。大多数患者预后良好，可完全痊愈。

四、严重急性呼吸综合征

严重急性呼吸综合征(severe acute respiratory syndrome，SARS)是由世界卫生组织于2003年命名的以呼吸道传播为主的急性传染病。本病具有极强的传染性，临床症状严重，曾被称为"非典型性肺炎"。自2002年11月我国广东发现第一个病例起，仅数月时间内便在包括我国在内的30余个国家和地区呈暴发流行趋势。

(一) 病因与发病机制

本病的病原体为一种新型的冠状病毒。SARS病毒以近距离空气飞沫传播为主，直接接触患者粪便、尿液和血液等也会受感染，医务人员为高发人群，发病有家庭和医院聚集现象。发病机制尚未阐明，可能与病毒直接损伤呼吸系统及免疫器官，尤其患者T细胞免疫功能遭受到严重损伤所致。

(二) 病理变化和病理临床联系

SARS主要累及肺和免疫器官如脾和淋巴结，其他脏器如心、肝、肾、肾上腺、脑等实质器官也可出现不同程度的损害，如变性、坏死、出血等。①肺部病变：双肺实变，表面暗红色，切面可见肺出血灶及出血性梗死灶。镜下见弥漫性肺泡受损，肺水肿，有透明膜形成。肺血管内可见血栓。②脾和淋巴结病变：脾和淋巴结萎缩，常见淋巴组织呈灶状坏死。

临床上SARS起病急，以发热为首发症状，体温一般高于38℃，偶有畏寒，可伴头痛、肌肉和关节酸痛、干咳、少痰，严重者出现呼吸窘迫。白细胞计数一般不升高或降低，常有淋巴细胞计数减少。X线检查，肺部常有不同程度的块状、斑块状浸润性阴影。该病以肺和免疫系统的病变最为突出，心、肝、肾、肾上腺等实质性器官也不同程度受累。本病若能及时发现并有效治疗大多可治愈；不足5%的严重病例可因呼吸衰竭而死亡。其并发症及后遗症有待进一步观察确定。

第三节　慢性阻塞性肺疾病

慢性阻塞性肺疾病(chronic obstructive pulmonary disease，COPD)是一组以肺实质、气道受损后，导致慢性不可逆性气道阻塞、呼吸阻力增加和肺功能不全的慢性气道阻塞性疾病，包括慢性支气管炎、支气管哮喘、支气管扩张和肺气肿等疾病。

一、慢性支气管炎

慢性支气管炎(chronic bronchitis)是发生于支气管黏膜及其周围组织的慢性非特异性炎性疾病，是一种常见病、多发病，以老年人为多见。临床上以反复发作咳嗽、咳痰或伴有喘息为主要症状。上述症状每年至少持续3个月，连续2年以上。晚期可并发阻塞性肺气肿和慢性肺源性心脏病。

(一) 病因和发病机制

慢性支气管炎由多种因素长期综合作用引起发病，常见于：①感染。慢性支气管炎的发病与上呼吸道感染密切相关，多发生于冬、春季，凡能引起上呼吸道感染的病毒和细菌均能引起本病的发病和复发。②吸烟。是慢性支气管炎发生的重要因素。烟雾中含有焦油、尼古丁和镉等有害物质，能损伤呼吸道黏膜。③空气污染与过敏因素。工业烟雾、粉尘等造成的大气污染与慢性支气管炎有明显的因果关系。过敏性因素，如对粉尘、烟草等过敏与慢性支气管炎也有一定关系。④其他因素。如机体抵抗力降低、呼吸系统防御功能受损和内分泌功能失调等也与本病密切相关。

(二) 病理变化

1. 呼吸道黏膜的纤毛柱状上皮变性、坏死脱落，由基底细胞再生修复，若刺激过强或持续时间过长，可发生鳞状上皮化生。

2. 黏膜下腺体增生肥大，浆液腺泡部分发生黏液化，导致分泌黏液增多。

3. 支气管管壁充血水肿，淋巴细胞、浆细胞浸润。

4. 支气管管壁平滑肌断裂、萎缩，软骨可发生纤维化、萎缩甚至骨化。

慢性支气管炎常反复发作，可导致病变程度逐渐加重，进而发展为慢性阻塞性肺气肿。

(三) 临床病理联系

慢性支气管炎患者主要出现咳嗽、咳痰、喘息等症状。痰液一般为白色黏液泡沫状，并发感染时可呈现黏液脓性痰，咳嗽和痰量随之增加。

二、支气管哮喘

支气管哮喘(bronchial asthma)简称哮喘，是以支气管痉挛为主要特征，临床表现为反复发作的呼吸困难、咳嗽或胸闷等症状的慢性支气管炎性疾病。

(一) 病因和发病机制

本病的病因较复杂，能刺激机体发生哮喘的变应原种类较多，如花粉、尘螨、动物毛屑、某些动物蛋白(如鱼、虾等)、真菌等。过敏体质者接触抗原后，T 淋巴细胞被激活，促进 B 细胞产生 IgE，IgE 与支气管黏膜内的肥大细胞和嗜碱性粒细胞结合，再次接触相同的致敏原时，则发生超敏反应，引起哮喘。一般在接触过敏原 15 分钟左右哮喘发作称为速发性哮喘反应，若接触过敏原 4～24 小时哮喘发作称为迟发性哮喘反应。

(二) 病理变化

肉眼观察，双肺过度膨胀，常伴有灶性萎陷。切面见支气管管腔内有黏液栓形成，偶尔可有支气管扩张。镜下观察，支气管平滑肌肥厚，黏膜水肿，上皮脱落，基底膜显著增厚并发生玻璃样变，支气管壁有嗜酸性粒细胞、单核细胞、淋巴细胞和浆细胞浸润。

(三) 临床病理联系

支气管哮喘发作时，由于细支气管痉挛和黏液阻塞，出现伴有哮鸣音的呼气性呼吸困难，每分钟呼吸常在 28 次以上。症状可以逐渐自行缓解或经治疗后缓解。长期反复的哮喘发作可发展为肺气肿、肺源性心脏病等。

三、支气管扩张症

支气管扩张症(bronchiectasis)是指肺内小支气管管腔持续扩张伴有管壁纤维性增厚的慢性呼吸道疾病，临床表现为慢性咳嗽、咯大量脓痰和反复咯血等。

(一) 病因和发病机制

导致支气管扩张的重要因素常为支气管和肺部感染,由此造成支气管管壁支撑组织的破坏和支气管管腔阻塞,这是本病的主要发病基础。此外,本病的发生还与支气管先天发育缺陷、遗传因素和机体的免疫功能失调有关。

由于支气管扩张常常有分泌物潴留而继发化脓性感染。

(二) 病理变化

本病在支气管组织解剖结构上呈现不可复原性的扩张和变形。肉眼观察,支气管壁明显增厚,伴有不同程度的变形,管腔可呈囊状或筒状扩张。扩张的管腔内常有黏液栓塞、黏膜明显炎症及溃疡,支气管壁有不同程度破坏及纤维组织增生。镜下观察,支气管壁淋巴细胞、浆细胞或中性粒细胞浸润。支气管黏膜的柱状上皮常呈鳞状上皮化生。支气管壁有不同程度的破坏,周围肺组织常有纤维化、淋巴组织增生等病理改变。

支气管扩张多见于下叶。由于左侧总支气管较细长,与气管的交叉角度近于直角,因此痰液排出比右侧困难,特别是舌叶和下叶基底段更是易于引流不畅,导致继发感染,故左下叶支气管扩张较右下叶为多见。

(三) 临床病理联系

由于扩张的支气管管腔内炎性渗出和黏液分泌增多,又合并腐败菌感染,则表现为慢性咳嗽,咯大量恶臭的脓痰,以清晨或夜间明显。这是因为支气管管腔扩大,咳嗽时不容易将痰排尽,痰液潴留,蓄积到一定程度,特别是清晨或夜间,体位改变,痰液就可顺势流出至气管,导致剧烈咳嗽而咯出大量脓痰。痰中带血或反复咯血是由于血管壁遭受炎症破坏所致,并发胸膜炎时则胸痛。由于长期反复继发感染,患者可出现发热、盗汗、食欲减退、贫血、消瘦、衰弱等全身症状。如果长期呼吸困难、缺氧,则可出现发绀,有的可发生杵状指、趾。

支气管扩张由于伴发化脓性感染,可进一步并发肺脓肿、肺炎、胸膜炎、脓胸等。当肺部广泛纤维化累及肺血管床或肺动脉和支气管动脉吻合支形成,可导致肺动脉高压,引起肺源性心脏病。

四、肺气肿

肺气肿(pulmonary emphysema)是末梢肺组织(呼吸性细支气管、肺泡管、肺泡囊和肺泡)因含气量过多而呈持久性扩张,伴肺泡间隔破坏,肺组织弹性减弱,导致肺容积增大的一种病理状态。

(一) 病因和发病机制

本病多继发于慢性支气管炎、反复发作的支气管哮喘等。此外,吸烟、空气污染和尘肺等也可导致本病的发生。其发病机制主要与下列因素有关。

1. 阻塞性通气障碍　由于慢性支气管炎反复发作,导致细支气管管壁肿胀、增厚、管腔内有炎性渗出物和黏液栓,使管腔狭窄,形成不完全阻塞。吸气时气体容易进入肺泡,呼气时由于胸腔内压增加,使气管闭塞残留于肺泡的气体过多,导致肺泡充气过度。

2. 呼吸性细支气管和肺泡壁弹性降低　正常时细支气管壁的弹性纤维具有支撑作用,对维持细支气管的形态和管径大小起支撑作用。当弹性纤维被炎症破坏时,使细支气管和肺泡的回缩力减弱,此时细支气管因失去支撑而导致管腔塌陷,引起阻塞性通气障碍。

3. α_1-抗胰蛋白酶和弹性蛋白　α_1-抗胰蛋白酶由肝细胞合成产生,广泛存在与组织和体液之中,它能抑制弹性蛋白、胶原酶等多种水解酶的活性。炎症时其数量减少,活性降低。而弹性蛋白数量增多,活性增强,过多地降解了肺组织中的弹性纤维,破坏肺组织的结构,引起肺泡回缩力减弱，肺残气量增多。α_1-抗胰蛋白酶的缺乏是一种遗传性疾病，我国少见。

（二）病理变化和分类

1. 肺泡性肺气肿　病变发生在肺腺泡内，常合并有小气道的阻塞性通气障碍，故也称阻塞性肺气肿。肉眼观察，肺的体积显著膨大，颜色灰白，边缘钝圆，柔软而缺乏弹性，指压后有压痕。镜下观察，末梢肺组织膨胀，肺泡间隔变窄、断裂，互相融合成大小不一的气囊腔。肺泡壁毛细血管数目减少，肺小动脉内膜增厚。

2. 间质性肺气肿　是由于肺内压急剧增高，如剧烈咳嗽等造成肺泡过度扩张、断裂，空气进入肺间质内所致。特点是气体常在肺的表面胸膜下，沿肺的间隔排列成串，形成串珠状小气囊。

（三）临床病理联系

患者常出现呼吸困难、胸闷、发绀等缺氧症状。严重者由于肺内残气量明显增多，使患者胸廓前后径加大，肋间隙增宽，形成肺气肿患者特有的体征“桶状胸”。叩诊呈过清音，心浊音界缩小；触诊语颤减弱。X线检查示两侧肺野透明度增加。随着病变的发展，肺循环阻力越来越大，最终可导致慢性肺源性心脏病。

第四节　慢性肺源性心脏病

慢性肺源性心脏病（chronic cor pulmonale）简称肺心病，是由于各种慢性疾病损害肺的结构和功能引起肺动脉高压，最后导致以右心室肥大、扩张为主的一种心脏病。本病在我国比较常见，多发生于寒冷地区，主要见于40岁以上的中、老年人。

一、病因和发病机制

本病发生的主要环节是慢性肺循环阻力增大引起肺动脉高压。因此，凡是能够增加肺循环阻力、引起肺动脉高压的因素均可导致本病的发生。最常见的因素见于各种慢性肺疾病（如慢性阻塞性肺疾病、肺尘埃沉着症、肺结核、弥漫性肺间质纤维化等）。此类疾病能引起肺通气功能障碍，使有效呼吸面积减少而出现肺换气功能不足，其结果导致低氧血症。由于缺氧反射性地引起肺小动脉痉挛，还可使动脉中膜出现增生肥厚等变化，从而使肺阻力增加、肺动脉高压，造成右心室肥大。此外，胸膜纤维化、胸廓畸形等胸部疾病和多发性肺小动脉栓塞等肺血管病变均可引起肺动脉高压，导致肺心病。

二、病理变化和临床病理联系

肺心病主要为肺和心脏的病变，如慢性支气管炎、肺气肿、支气管哮喘等。心脏的病变特点是右心室肥厚、扩张，重量增加，肺动脉圆锥膨隆，心尖钝圆。通常以肺动脉瓣下2 cm处心肌厚度超过5 mm作为本病的病理诊断标准。镜下观察，心肌细胞肥大，核大而深染，也可见到肌浆溶解、横纹消失、间质水肿和纤维化等表现。

慢性肺源性心脏病发展缓慢，可出现肺功能不全如呼吸困难、气促、发绀，以及右心衰竭如心悸、肝脾肿大、下肢浮肿、全身淤血等症状和体征，病情严重者可导致呼吸衰竭，并可出现头痛、烦躁、言语障碍、抽搐、嗜睡甚至昏迷等各种精神神经障碍症状，称为肺性脑病。

第五节　呼吸系统常见肿瘤

一、鼻咽癌

鼻咽癌(nasopharyngeal carcinoma)是指鼻咽部上皮组织发生的恶性肿瘤,在我国比较常见。本病的发生有明显的地域性,多发生于广东、广西、福建等地。发病年龄多在40～50岁,男性多于女性。患者可有头痛、鼻塞、鼻涕带血、耳鸣、颈部淋巴结肿大等临床表现。

(一) 病因

本病的病因尚未完全阐明,目前认为与下列因素有关。

1. EB病毒　90%以上患者血清中能检测出EB病毒抗原,患者血清内能检测出高效价的抗EB病毒抗原的抗体,表明EB病毒感染与鼻咽癌的发生关系非常密切。但是EB病毒在鼻咽癌发生中的作用有待确定。

2. 遗传因素　根据流行病学调查,鼻咽癌不仅有明显的地域性,部分病例亦有明显的家族性和种族易感性。高发区的人群移居国外或外地后,其后裔仍保持高发病率的倾向。

3. 化学致癌物质　有些化学物质如亚硝酸胺类、多环芳烃类、微量元素镍等与鼻咽癌的发病也有一定关系。

(二) 病理变化

鼻咽癌最常发生在鼻咽顶部,其次是外侧壁和咽隐窝,前壁最少见。肉眼观察,早期表现为局部黏膜粗糙或呈颗粒状,病变继续发展可形成结节型、菜花型、黏膜下浸润型和溃疡型。镜下观察,多数鼻咽癌来源于鼻咽部黏膜柱状上皮,少数来源于鳞状上皮。一般分为以下类型。

1. 鳞状细胞癌　分为高分化和低分化鳞状细胞癌。

(1) 高分化鳞状细胞癌:癌巢细胞层次清楚,可见细胞间桥、细胞内角化和角化珠。

(2) 低分化鳞状细胞癌:癌巢层次不清,癌细胞呈多边形、卵圆形或梭形,异型性明显,核分裂多,细胞间无细胞间桥,无细胞角化及角化珠形成。

2. 腺癌　少见,癌细胞呈条索状、片状排列,有形成腺腔的倾向。

3. 未分化癌　①泡状核细胞癌:癌巢与间质分界不明显,癌细胞胞质丰富,边界不清,常呈合体状。核大,圆形或卵圆形,染色质淡染呈空泡状,常见1～2个大而明显的核仁,核分裂少见。癌细胞间常有淋巴细胞浸润。②未分化鳞癌:癌细胞小,胞质少,核深染,弥漫分布,无明显的巢状结构。

(三) 扩散

1. 直接蔓延　癌组织向上侵犯颅底骨、颅内及损害第Ⅱ～Ⅵ对脑神经;向外侧壁侵犯咽鼓管进入中耳;向前侵犯鼻腔甚至眼眶;向下侵犯梨状隐窝、会厌及喉上部;向后侵犯颈椎、脊髓。

2. 淋巴道转移　由于鼻咽部淋巴组织丰富,癌细胞常在早期就发生淋巴道转移。癌细胞首先经咽后壁淋巴结转移到颈上深淋巴结,然后可至锁骨上淋巴结。通常颈淋巴结转移为同侧,对侧极少发生。往往在胸锁乳头肌上端内侧出现无痛性结节,随之向下扩张。在颈部多数肿大的淋巴结可互相粘连,融合成巨大肿块,可压迫第Ⅳ～Ⅺ对脑神经和颈交感神经,引起吞咽困难、声嘶等相应症状。

3. 血道转移　一般多在晚期,常转移至肝、肺、骨,亦可向胸膜、硬脑膜、肾、肾上腺和胰等器官组织转移。

(四) 结局

鼻咽癌早期症状常不明显，颈部包块(早期颈部淋巴结转移)是患者就医的原因。由于病情发展较快，确诊时已多是中、晚期，常有转移，故治愈率低。本病对放疗大多具有敏感性，故早期诊断和及时放疗，对提高5年生存率至关重要。

二、肺癌

肺癌(carcinoma of the lung)是最常见的恶性肿瘤之一，近几十年来全球肺癌的发病率和病死率呈明显上升趋势，尤其是在工业发达的国家和地区更为明显，其发病率和病死率居恶性肿瘤的第一或第二位。患者年龄多在40岁以上，既往男性发病率高于女性，约为4∶1。随着女性吸烟者逐渐增多，男女患病比例为1.5∶1。

(一) 病因

肺癌的病因复杂，目前认为主要与以下因素有关。

1. 吸烟　是目前公认致肺癌的最危险因素之一。吸烟者比不吸烟者肺癌的发病率高20～25倍，吸烟量与肺癌的发生率成正比。吸烟的年龄愈早，时间愈长，发生肺癌的危险性愈大。烟雾中含有的3,4-苯并芘、尼古丁、焦油等物质已被确定有致癌作用。降低香烟中的焦油含量或使用过滤嘴以后，烟草中的致癌成分可引起肺癌的组织学类型发生变化。

2. 大气污染　工业发达国家和地区，肺癌的发生率和病死率都较高。这是因为空气受交通工具或工业排放的废气或粉尘污染，含有3,4-苯并芘、二乙基亚硝酸胺及砷等致癌物，长期吸入这些有害物质可引起肺癌，故大城市肺癌的发病率远高于农村。此外，家居装饰材料含有的氡及氡子体等物质吸入肺内亦可引起肺癌发病。

3. 职业因素　从事某些职业的人群，如镍业、石棉、铀矿、锡矿的工人因长期接触某些致癌物质，肺癌患病率明显高于一般人。

(二) 病理变化

1. 肉眼　根据肺癌的发生部位，将肺癌分为以下三种类型。

(1) 中央型(肺门型)：癌肿位于肺门区。肿瘤从主支气管或叶支气管黏膜发生后，有的向管腔内突出，呈息肉状或乳头状，使管腔狭窄或闭塞；有的浸润、破坏支气管壁并累及周围肺组织，在肺门部形成包绕支气管的巨大肿块(图13-3)。

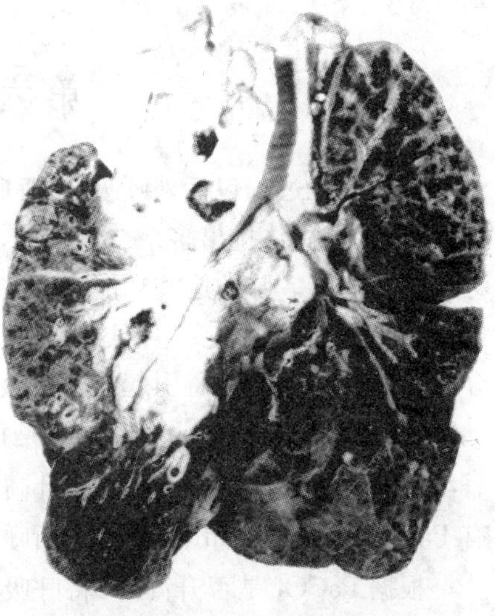

图13-3　中央型肺癌(大体)
在肺门附近形成一个不规则的肿块

(2) 周围型：癌肿发生于肺段及段以下支气管，常位于肺叶外周，呈结节状或球形，无包膜。直径2～8 cm，与支气管的关系不明显。

(3) 弥漫型：很少见，癌肿发生于末梢肺组织，沿肺泡管及肺泡弥漫性浸润生长，波及部分或整个肺叶，呈肺炎样外观或形成多发性结节。因此，需注意与肺炎和肺转移癌鉴别。

2. 镜下　一般将肺癌的组织学类型分为以下四种。

(1) 鳞状细胞癌：为肺癌中最常见的类型，约占肺癌手术切除标本的60%以上，多属中央型肺癌。根据癌组织的分化程度，分为高分化、中度分化和低分化三种类型。

(2) 腺癌:多为周围型,女性多见。癌细胞排列一般呈腺体状,分化较高者可有黏液分泌;中度分化者癌细胞常排列成腺腔或实体状癌巢,并分泌黏液;低分化者癌细胞排列呈实心条索状,分泌现象少见,细胞异型明显。

(3) 小细胞癌:多属中央型,肿瘤生长迅速并容易早期转移,存活期短,对放疗及化疗敏感。癌细胞小,呈短梭形或淋巴细胞样,胞质少,核呈圆形、卵圆形,深染。有时癌细胞形似燕麦,称燕麦细胞癌;有时癌细胞可围绕小血管形成假菊形团结构。电镜下小细胞癌的胞质内见神经内分泌颗粒,属神经内分泌癌,有异位内分泌作用而引起副肿瘤综合征。

(4) 大细胞癌:大细胞肺癌又称为大细胞未分化癌。主要特点为肿瘤细胞体积大,胞质丰富,具有明显的异型性。大细胞肺癌属于分化差的鳞癌或腺癌,其恶性程度高,生长快,预后差,容易早期侵入血管发生广泛转移。

(三) 扩散途径

1. 直接蔓延　中央型肺癌常直接侵犯纵隔、心包及周围血管,或沿支气管蔓延。周围型肺癌可直接侵犯胸膜并长入胸壁。

2. 转移　淋巴道转移为主要的转移途径。肿瘤细胞首先侵入支气管淋巴结,然后转移到肺门、纵隔、锁骨上、腋窝和颈部淋巴结。血道转移常见于脑、肝、骨、肾上腺等器官和组织,也可转移至肾、胰、甲状腺和皮肤等处。

(四) 临床病理联系

有些患者早期症状不明显。患者常出现咳嗽、痰中带血、胸痛、咯血等症状,易并发肺气肿、肺不张、肺脓肿等。癌组织累及胸膜可出现胸水,且多为血性。由于肿瘤压迫和转移,常可导致上腔静脉综合征(因上腔静脉阻塞产生的胸部静脉曲张、颈面部水肿等症状);颈交感神经综合征(眼睑下垂、瞳孔缩小、患侧无汗、感觉异常等);侵犯臂丛神经可出现上肢疼痛和肌肉萎缩等。

肺癌患者预后大多不良,故应提高警惕,做到早期发现、早期诊断、早期治疗,以提高治愈率和生存率。

第六节　肺 功 能 不 全

呼吸的全过程包括外呼吸、内呼吸和气体运输三个基本环节。肺经外呼吸功能不断地给机体提供氧,并从机体排出多余二氧化碳,以维持机体内环境的稳定状态。同时,肺还具有代谢和防御等非呼吸功能。肺的这些功能对维持正常的生命活动极为重要,许多疾病可引起肺的外呼吸、代谢和防御功能发生改变。而这些功能变化又将影响疾病,尤其是肺部疾病的发生、发展。本节主要介绍肺外呼吸功能障碍引起的呼吸衰竭。

呼吸衰竭(respiratory failure)是指外呼吸功能严重障碍,引起动脉血氧分压(PaO_2)降低或伴有动脉血二氧化碳分压($PaCO_2$)升高的病理过程。临床通常以 PaO_2 低于 60 mmHg,伴有或不伴有 $PaCO_2$ 高于 50 mmHg 作为判断呼吸衰竭的标准。

根据 $PaCO_2$ 是否升高,可将呼吸衰竭分为Ⅰ型呼吸衰竭(低氧血症型)和Ⅱ型呼吸衰竭(低氧血症合并高碳酸血症型);根据原发病变的部位不同,分为中枢性呼吸衰竭和外周性呼吸衰竭;根据病情经过可分为急性呼吸衰竭和慢性呼吸衰竭。

一、病因和发病机制

（一）病因

呼吸衰竭是外呼吸功能障碍引起的临床综合征，凡能够影响肺气体交换的因素均可作为呼吸衰竭的原因，临床上常见原因如下。

1. 呼吸中枢受损或抑制　如脑外伤、脑出血、颅内肿瘤、脑炎等可直接损害呼吸中枢；脑水肿、颅内压升高可压迫呼吸中枢；过量应用镇静剂或麻醉剂等可抑制呼吸中枢的功能。

2. 外周神经损害　如多发性神经炎、脊髓高位损伤、有机磷农药中毒等，周围神经包括支配呼吸肌的神经受损，呼吸运动障碍。

3. 呼吸肌功能障碍　如严重低钾血症、重症肌无力、肌营养不良、多发性肌炎等，使呼吸肌收缩能力减弱甚至消失。

4. 胸廓和胸膜病变　如严重脊柱畸形、多发性肋骨骨折、胸腔积液、气胸、血胸和胸膜纤维化等，使胸廓扩张受限。

5. 肺和肺血管病变　如肺部炎症、肺气肿、肺不张、肺结核、肺纤维化、矽肺、多发性肺动脉炎、肺小动脉栓塞及各种心脏病引起的肺淤血、水肿等，可影响肺的通气和肺换气功能。

6. 气道疾病　如气管异物、喉头水肿、白喉、纵隔肿瘤等压迫气道，可使上呼吸道狭窄或阻塞。慢性支气管炎、支气管哮喘、慢性阻塞性肺气肿等，可引起下呼吸道狭窄或阻塞。

（二）发病机制

外呼吸包括肺通气和肺换气两个方面。肺通气是指肺与外界之间的气体交换过程，肺换气是指肺泡与血液之间的气体交换过程。因此，呼吸衰竭主要是肺通气和（或）肺换气功能障碍引起。

1. 肺通气功能障碍　正常成人静息时肺泡通气量约每分钟 4 L，肺通气障碍分限制性和阻塞性通气不足两种。

（1）限制性通气不足：是指吸气时肺泡扩张受限制所引起的肺泡通气量减少。主要见于：①呼吸动力减弱。呼吸中枢抑制和损伤（如脑外伤、脑血管意外、脑炎等）、外周神经损伤（多发性神经炎、脊髓灰质炎等）和呼吸肌病变（如低钾血症、重症肌无力等）均可导致呼吸动力减弱，以致肺泡通气不足。②胸廓的顺应性降低。过度肥胖、胸廓畸形、胸膜纤维性增厚和多发性肋骨骨折等均可使胸廓的扩张受限，顺应性下降。③肺的顺应性降低。严重肺纤维化、肺不张、肺叶或肺段广泛切除或肺表面活性物质减少可使肺泡扩张的弹性阻力增大，降低肺顺应性，从而引起限制性通气不足。

（2）阻塞性通气不足：是指因气道阻塞或狭窄，使气道阻力增加而引起的肺泡通气不足。由于中央气道和外周小气道在结构和功能上存在明显差异，故不同部位的阻塞对患者的影响有所不同，表现各具特点。气道阻塞可分为：①中央气道阻塞。指支气管分叉处以上部位的气道阻塞，多见于气管异物、喉头水肿、白喉等。若为完全阻塞，常可致命。若阻塞位于胸内段，吸气时胸内压降低使气道内压大于胸内压，阻塞的气道扩张，气道阻力减小，气道内径增大，故使阻塞减轻；呼气时胸内压升高压迫阻塞气道，阻塞加重，气道阻力升高，气道内径变小，故患者表现为呼气性呼吸困难。若阻塞位于胸外段，则不受胸内压而受大气压的影响，呼气时因气道内压大于大气压，阻塞减轻，气道内径变大；吸气时气道内压明显低于大气压，气道阻塞加重，气道内径变窄，故患者表现为吸气性呼吸困难。②外周气道阻塞。常发生在内径小于 2 mm 的细支气管，其结构特点是管径小、管壁薄、无软骨支撑而与周围肺泡结构紧密相连，因此随着呼吸时肺泡的扩大和回缩，这部分气道内径也相应增大和缩小。呼气时肺泡缩小，对小气道的牵拉作用减弱，加之胸内负压减小，气道受压而内径变小，故阻力增大；吸气时肺泡和胸内压对气道的作用与呼气时相反，故患者主要表现为呼气性呼吸困难。常见于慢性支气管炎、支气管哮喘和阻塞性肺气肿等慢性阻塞性肺疾病。

无论限制性通气不足还是阻塞性通气不足，均使肺泡通气量减少，肺泡气氧分压降低，二氧化碳分压升高，使流经肺的血液不能充分氧化。导致 PaO_2 降低和 $PaCO_2$ 升高，发生Ⅱ型呼吸衰竭。

2. 肺换气功能障碍　肺换气是指肺泡与血管血液之间的气体交换过程，是一个物理弥散过程。气体弥散量取决于气体的有效弥散、充足的肺泡通气量和充足的肺血流量以及两者之间的比值，因此，导致肺换气功能障碍的机制主要是气体弥散障碍和肺泡通气与血流比例失调。

(1) 弥散障碍：是指由于肺泡膜面积减少或肺泡膜异常增厚所引起的气体交换障碍。①肺泡膜面积减少：正常成人肺泡膜的弥散面积约为 80 m^2。静息呼吸时仅 35～40 m^2 参与换气，由于储备量大，故只有当肺泡膜面积减少一半以上时才会引起换气功能障碍。肺泡膜面积减少常见于肺叶切除、肺实变、肺不张、肺气肿等。②肺泡膜增厚：肺泡膜虽然有六层结构，但总厚度仅 1～5 μm。正常时因呼吸膜很薄而且通透性高，气体很容易弥散。当矽肺、弥漫性肺间质纤维化、间质性肺炎、肺水肿、肺透明膜形成等疾病时，由于肺泡膜增厚，使气体弥散距离增大、弥散速度变慢，才会导致气体弥散障碍，影响呼吸功能。

(2) 肺泡通气与血流比例失调：肺泡与血液间的气体交换不仅取决于呼吸膜的通透性和面积，还取决于肺泡通气量(V)和流经肺泡血流量(Q)的比例。正常成人每分钟肺泡通气量约为 4 L，每分钟肺血流量约为 5 L，即安静时肺的总通气/血流比值(V/Q)约为 0.8，此时气体交换的效率最高。当肺部发生病变时，由于病变轻重程度与分布的不均匀，使各部分肺泡的通气与血流比例不一，可造成严重的肺泡通气与血流的比例失调，导致换气功能障碍。①部分肺泡通气不足：当慢性支气管炎和阻塞性肺气肿引起阻塞性通气不足，或肺水肿、肺不张、肺实变、肺纤维化和肺炎等引起限制性通气不足时，尽管病变部位肺泡血流可正常，但通气明显减少，使 V/Q 比值明显降低，造成流经这部分肺泡的静脉血未经充分氧合便流入肺静脉，掺入动脉血内，这种情况类似于动-静脉短路，称功能性分流，又称静脉血掺杂。正常成人也存在功能性分流，但分流量仅占肺血流量的 3%。而慢性阻塞性肺疾病时，功能性分流量大大增加，可达肺血流量的 30%～50%，以致肺的换气功能出现严重障碍。②部分肺泡血流不足：肺动脉分支栓塞、肺小血管痉挛收缩、弥散性血管内凝血、闭塞性肺动脉炎等病变，均可造成部分肺泡血流量明显减少，由于其肺泡通气量并未发生相应降低，因而肺泡 V/Q 比值明显增高。这时“气多血少”、气体不能充分被利用的肺泡通气现象被称为死腔样通气。正常人生理死腔约占潮气量的 30%。肺疾病严重时死腔样通气可显著增加，可高达潮气量的 60%～70%，因而容易导致呼吸衰竭。③解剖分流增加：正常人在生理情况下还存在解剖分流，即有部分血液未在肺进行气体交换，而直接经支气管静脉、肺内极少数动-静脉交通支直接流入肺静脉，这些解剖分流的血流量较少仅占心排出量的 2%～3%。在严重创伤、休克、烧伤等病理情况下，可使肺内动-静脉短路大量开放，引起解剖分流增加，静脉血掺杂异常增多，PaO_2 明显降低，导致呼吸衰竭。从总体上看，具有肺泡 V/Q 比值异常减小的特点(图 13-4)。

临床上，患者呼吸衰竭的发生机制比较复杂，常常是几个因素同时或相继发生作用，单纯的通气不足、弥散障碍或 V/Q 比值失调引起的呼吸衰竭较少见。例如，慢性阻塞性肺疾病时，因气道狭窄使气道阻力升高，可引起阻塞性通气不足；肺通气不足不均匀时，可导致 V/Q 比值失调；肺气肿又可引起肺泡融合和肺泡膜面积减少，可导致气体弥散障碍。

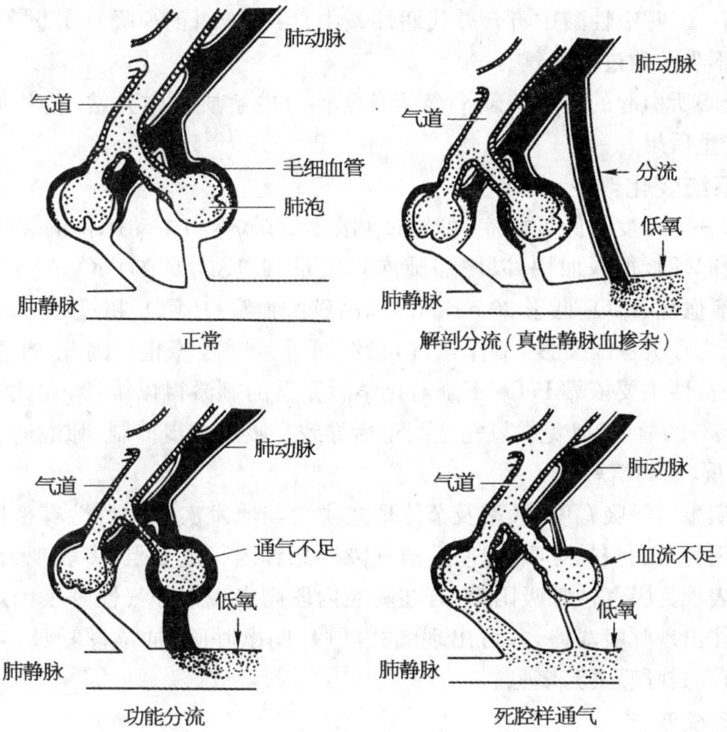

图 13－4　肺泡通气与血流比例失调模式图

二、呼吸衰竭时机体代谢和功能变化

呼吸衰竭时引起机体各系统代谢和功能变化的直接原因是低氧血症和高碳酸血症。机体状况取决于呼吸衰竭发生的速度、强度、持续时间以及机体原有的代谢和功能状态等。呼吸衰竭首先引起机体一系列代偿适应性变化，严重时机体代偿不全，可出现多器官功能障碍。

（一）酸碱平衡及电解质代谢紊乱

呼吸衰竭时常并发严重的酸碱平衡紊乱，其常见类型如下。

1. 呼吸性酸中毒　Ⅱ型呼吸衰竭时，肺泡通气障碍和严重的 V/Q 比值失调，大量 CO_2 潴留，血浆 H_2CO_3 浓度原发性增高，引起呼吸性酸中毒，此时可有高血钾和低血氯。

2. 代谢性酸中毒　各型呼吸衰竭均有低氧血症，使无氧酵解增强，乳酸等酸性产物增多，导致代谢性酸中毒。此外，呼吸衰竭时出现的肾功能不全，引起的肾排酸保碱降低，也可致代谢性酸中毒。

3. 呼吸性碱中毒　Ⅰ型呼吸衰竭时，如有弥散障碍和肺 V/Q 比值失调伴明显代偿性通气增加，可造成 CO_2 排出过多，血液 HCO_3^- 原发性减少所致。上述原因引起的呼吸性碱中毒常发病急骤，多为失代偿性呼吸性碱中毒。此时患者可出现血钾降低，血氯增高。

4. 代谢性碱中毒　主要与治疗措施不当有关。如用人工呼吸机纠正呼吸衰竭患者的高碳酸血症时，若通气过度，CO_2 排出过快，原来经肾代偿增加的 HCO_3^- 未能及时排出，则可致代谢性碱中毒。

5. 混合性酸碱平衡紊乱　①呼吸性酸中毒合并代谢性酸中毒：可见于Ⅱ型呼吸衰竭患者，因严重的呼吸障碍可导致呼吸性酸中毒，同时机体缺氧可引起代谢性酸中毒。此时血浆 pH 明显降低，血钾显著升高。②呼吸性酸中毒合并代谢性碱中毒：见于纠正呼吸衰竭患者的高碳酸血症时，人工呼吸机使用不当而致过度通气。

此外，呼吸衰竭所引起的各类酸碱平衡紊乱常伴有电解质代谢异常，尤其是钾和氯的代谢紊乱，常由此引起严重后果。

（二）呼吸系统变化

呼吸衰竭时，一定程度的低氧血症，可通过刺激颈动脉体和主动脉体的化学感受器反射性地兴奋呼吸中枢，引起呼吸加深加快，以增加肺泡通气量，此反应要在 PaO_2 低于 60 mmHg 时才明显。当严重的低氧血症（PaO_2 低于 30 mmHg）和高碳酸血症（$PaCO_2$ 超过 80 mmHg）时，可导致呼吸中枢抑制，表现为呼吸变浅变慢，节律紊乱，最终可导致呼吸停止。因此，严重的Ⅱ型呼吸衰竭时，呼吸中枢的兴奋性主要依靠 PaO_2 下降对化学感受器的刺激得以维持，在此情况下只能采取控制性氧疗，吸入 30％的氧气，以免缺氧完全纠正后导致呼吸进一步抑制、肺泡通气量进一步减少而出现 CO_2 潴留加重，使病情恶化。

呼吸衰竭早期患者呼吸幅度、频率及节律形式主要与原发疾病的特性有密切关系。限制性通气障碍患者常表现为浅而快的呼吸；阻塞性通气障碍患者因气道受阻，多表现为深而慢的呼吸；阻塞部位在胸外者表现为吸气性呼吸困难，若在胸腔内段则表现为呼气性呼吸困难。中枢性疾病引起的呼吸衰竭往往出现呼吸浅慢，并可出现潮式呼吸、间歇呼吸、抽泣样呼吸、叹气样呼吸等呼吸节律紊乱，其中以潮式呼吸最为多见。

（三）循环系统变化

1. *代偿性的心率加快，心收缩力增强*　一定程度的缺氧和 CO_2 潴留可兴奋心血管运动中枢和交感神经，使心率加快，心肌收缩力加强，同时呼吸运动加强使静脉回流增加，引起心排出量增加。同时，低氧血症还可引起腹腔内脏血管收缩，使血压轻度升高，这些变化在急性呼吸衰竭时反应明显，具有一定的代偿意义。但重度缺氧时常合并酸中毒，可直接抑制和损害心血管运动中枢，使机体出现心肌收缩力降低，心率减慢，心排血量减少，血压下降，心律失常等严重后果。

2. *慢性右心衰竭*　呼吸衰竭通常累及心脏，主要引起肺动脉高压，加重右心后负荷，最终导致右心肥大和衰竭。这种由呼吸衰竭所引发的心功能障碍又称肺源性心脏病，其发病机制主要与下列因素有关。①缺氧引起肺小动脉收缩，如长期持续收缩可导致肺血管平滑肌和成纤维细胞增生，肺血管壁增厚、硬化，管腔变窄，形成持久的慢性肺动脉高压。②原发肺疾患如肺血栓、肺小动脉炎和肺栓塞等，也可引起肺动脉高压。③长期慢性的缺氧使外周血红细胞代偿性增多，血液黏滞度增高，也可促进肺动脉高压。④缺氧、高碳酸血症、酸中毒和高钾血症等可损害心肌，使心肌舒缩功能障碍。⑤呼吸衰竭伴明显呼吸困难者，吸气时胸内负压增加使心脏收缩阻力加大，呼气时胸内正压增加使心脏舒张阻力加大。长期心脏负荷过大和严重心肌受损将引起右心衰竭。

（四）中枢神经系统变化

呼吸衰竭时，常伴有中枢神经系统功能紊乱的表现。患者一般有比较严重的缺氧和高碳酸血症，早期表现为精神恍惚、神志淡漠、记忆力下降、失眠、头痛和性格改变等，随后可出现烦躁不安、精神错乱、行为异常、定向力障碍、幻觉、谵语、嗜睡甚至抽搐、昏迷。这种由呼吸衰竭引起的以中枢神经系统功能障碍为主要特征的临床综合征，称为肺性脑病。其发生机制如下。

1. *低氧血症*　中枢神经系统特别是大脑皮质对缺氧最敏感。若 PaO_2 降至 60 mmHg，可出现智力和视力减退；若 PaO_2 迅速降至 40～50 mmHg 以下，就会引起精神和神经症状；若 PaO_2 低于 20 mmHg 时，可迅速造成神经细胞的损害。低氧血症可使脑组织生物氧化障碍，ATP 生成减少，钠泵运转失灵，造成神经细胞功能紊乱。同时，严重的缺氧还可使神经细胞变性坏死，加重中枢神经系统功能障碍。

2. 高碳酸血症及酸碱平衡紊乱 迅速而严重的 CO_2 增高可引起一系列的神经和精神方面的异常表现，一般当 $PaCO_2$ 达到 80 mmHg，患者可出现嗜睡、意识模糊等精神症状；若 $PaCO_2$ 达到 120 mmHg，患者则不可避免地发生昏迷，临床上将这种因 $PaCO_2$ 升高而引起的中枢抑制称为二氧化碳麻醉。可能是缺氧和酸中毒引起脑血管扩张，脑血流量增加（一般认为 $PaCO_2$ 升高10 mmHg，脑血流量可增高 50%），发生脑血管通透性增加导致脑水肿，颅内压增高，继而引起脑功能障碍，甚至可使脑细胞变性坏死，加重脑组织损伤。

（五）其他变化

1. 肾功能变化 呼吸衰竭时肾功能也可受到损害，轻者尿中可出现蛋白、管型、红细胞和白细胞，严重时可出现少尿、氮质血症，甚至发生肾衰竭。呼吸衰竭时合并的肾衰竭多属功能性肾衰竭，其机制可能是缺氧和高碳酸血症引起肾血管收缩，肾血流量严重减少，肾小球滤过率降低所致。

2. 胃肠道变化 呼吸衰竭时因缺氧和 CO_2 潴留可降低胃黏膜的屏障功能，可出现胃肠黏膜糜烂、坏死、出血和溃疡形成等病变。

此外，因缺氧、酸中毒可引起血管内皮损伤，激活内源性凝血系统。加上继发性红细胞生成增多，导致血液黏度增高、血流缓慢，故严重呼吸衰竭患者可出现弥散性血管内凝血。

三、呼吸衰竭防治的病理生理基础

（一）防治和消除原发疾病

寻找病因，并针对不同病因采取防治措施，尤其要及时控制感染、清除气管异物、解除气道痉挛、改善肺泡弥散功能；积极防治休克和成人呼吸窘迫综合征，减少肺动-静脉短路形成等病因。

（二）改善肺通气

注意呼吸道湿化祛痰，避免气管内干燥、痰痂形成或气道阻塞及肺不张发生，解除支气管痉挛，保持气道通畅；给予呼吸中枢兴奋剂；必要时考虑行气管插管或气管切开术，进行人工呼吸。注意营养，增强呼吸动力。

（三）纠正缺氧

呼吸衰竭患者都有低张性缺氧。

（四）密切监护

观察神志和唇、指（趾）发绀等变化，防止发生严重的并发症，更重要的是血气监测，以此指导临床呼吸机参数的调整和酸碱紊乱的处理。

（五）改善内环境及保护重要器官功能

及时纠正酸碱平衡紊乱和电解质代谢异常，对严重呼吸衰竭且病程较长者，要预防发生弥散性血管内凝血，并要重视营养支持和心、脑、肾等各器官功能的保护。

小结

呼吸系统疾病临床上极为常见且种类繁多，最常见的是感染性疾病和肿瘤，最严重的结局为呼吸衰竭。

上呼吸道感染性疾病有鼻炎、鼻窦炎、咽炎、喉炎和甲流感，急性气管及支气管炎也比较常见。

肺炎指发生在肺组织的急性渗出性炎症。大叶性肺炎主要由肺炎链球菌引起，属于纤维蛋白性炎症，病变发展过程分充血水肿、红色肝样变、灰色肝样变和溶解消散四个时期；小叶性肺炎由多种细菌混合引起，属于化脓性炎症，常为许多疾病的并发症，同时又并发呼吸衰竭、心力衰竭、肺部的其他感染；间质性肺炎多由病毒引起，常见为流感病毒。病变为肺间质充血、水肿，淋巴和单核细胞浸润，可见病毒包涵体；严重急性呼吸综合征由SARS病毒引起，病毒直接损伤呼吸系统及免疫器官，传染性极强。

慢性阻塞性肺疾病是慢性支气管炎、支气管哮喘、支气管扩张和肺气肿等一组慢性气道阻塞性疾病的统称。发展到晚期严重阶段，导致肺源性心脏病，表现为肺动脉高压和右心室扩张肥大。

鼻咽癌是发生于鼻咽部上皮组织的恶性肿瘤，多在鼻咽顶部，其次是外侧壁和咽隐窝，分为鳞状细胞癌、腺癌、未分化癌。由于病情发展快，常有转移，治愈率低。肺癌是最常见的恶性肿瘤之一，根据发生部位肉眼分为中央型、周围型、弥漫型，按组织学类型分为鳞状细胞癌、腺癌、小细胞癌、大细胞癌。肺癌预后大多不良。

呼吸衰竭是外呼吸功能障碍引起的临床综合征。任何引起通气和换气功能障碍的因素均可作为呼吸衰竭的原因。低氧血症和高碳酸血症可致机体重要器官代谢和功能紊乱，如肺小动脉痉挛收缩，导致肺动脉高压引起肺源性心脏病；由呼吸衰竭引起的中枢神经系统功能障碍称为肺性脑病。

附　实验实训

1. 观察肺源性心脏病、肺气肿、大叶性肺炎、小叶性肺炎、支气管扩张、鼻咽癌、肺癌的大体标本。

2. 识别肺气肿、大叶性肺炎、小叶性肺炎、间质性肺炎、肺癌的镜下特点。

3. 运用多媒体教学课件进行演示。

4. 冬春季节，组织学生到社区宣传呼吸系统疾病的防治原则。

第十四章
消化系统疾病

导学

了解：胃炎、胆囊炎、胆石症、阑尾炎、消化系统常见肿瘤及肝功能不全的病因、病理变化及临床病理联系。

熟悉：消化性溃疡、病毒性肝炎、肝硬化、肝性脑病的病因、发病机制、病理变化及临床病理联系。

应用：分析病毒性肝炎、肝硬化、肝癌三者之间关系；消化性溃疡与溃疡型胃癌的临床鉴别依据。

实验：观察病理组织切片及大体标本。

消化系统是机体的重要系统之一，是体内容易发生疾病的部位。胃炎、消化性溃疡、肝炎、肝硬化等在临床上最常见和最多见。消化系统肿瘤不但常见且危害严重，如胃癌、大肠癌、肝癌等。近年来，由于内窥镜的广泛应用，使消化系统的肿瘤在早期诊断、早期治疗方面取得了很大进展。

第一节　胃　　炎

胃炎(gastritis)是胃黏膜一种常见的炎症性病变，可分为急性胃炎和慢性胃炎。急性胃炎常有明确病因，慢性胃炎病因和机制比较复杂。随着胃镜技术的开展，人们对胃炎的认识有了很大的进展。

一、急性胃炎

1. 急性出血性胃炎　与过量服用某些糖皮质类固醇类激素药物如可的松类，或水杨酸制剂和酗酒有关。主要表现为胃黏膜出血和轻度坏死。

2. 急性刺激性胃炎　主要由暴饮暴食或刺激性食物所引起，表现为胃黏膜充血、水肿，有时可见糜烂，常伴有胃黏液分泌亢进，故又称为急性卡他性胃炎。

3. 腐蚀性胃炎　由于吞服强酸、强碱或其他腐蚀性化学物质引起，主要是胃黏膜坏死、溶解，可累及深层组织甚至穿孔，病变较严重。

4. 急性感染性胃炎　可由化脓菌经血道(败血症或脓毒败血症)或胃外伤直接感染，属化脓性炎症，又称为急性蜂窝织炎性胃炎。少见，病情较重。

二、慢性胃炎

慢性胃炎(chronic gastritis)指发生在胃黏膜的慢性非特异性炎症，是一种常见病、多发病。发病率在胃病中居首位，主要病理变化是胃黏膜的弥漫性或局限性的慢性炎症。一般可分为浅表性和萎缩性两种，但两者可同时存在。

（一）病因和发病机制

目前尚未完全阐明，一般分为四类。①幽门螺旋杆菌感染：细菌常在胃黏膜上皮表面和腺体内的黏液层中，常伴有中性粒细胞浸润。细菌不侵入黏膜内腺体及发生肠上皮化生的区域。②长期慢性刺激：如长期酗酒、过度吸烟、喜食辛辣食物、滥用水杨酸类药物、急性胃炎的多次发作等。③十二指肠液反流（主要是胆汁）破坏了胃黏膜的屏障功能。④自身免疫性损伤：部分萎缩性胃炎患者血中可查到抗胃壁细胞抗体和抗内因子抗体，故近年来认为这些患者的发病与免疫应答有关，属于自身免疫性疾病。

（二）类型和病理变化

1. 慢性浅表性胃炎（chronic superficial gastritis）　是最常见胃黏膜疾病之一，胃镜检出率高达20%～40%。病变可累及胃的各部，但以胃窦部最为常见。胃镜下可见黏膜充血、水肿，表面有灰白或灰黄色黏液性渗出物覆盖，可伴有点状出血或糜烂。镜下见炎性病变只限于黏膜浅层，呈灶性或弥漫性分布，有充血、水肿、淋巴细胞和浆细胞浸润。该型胃炎多数可治愈，少数转变为慢性萎缩性胃炎。

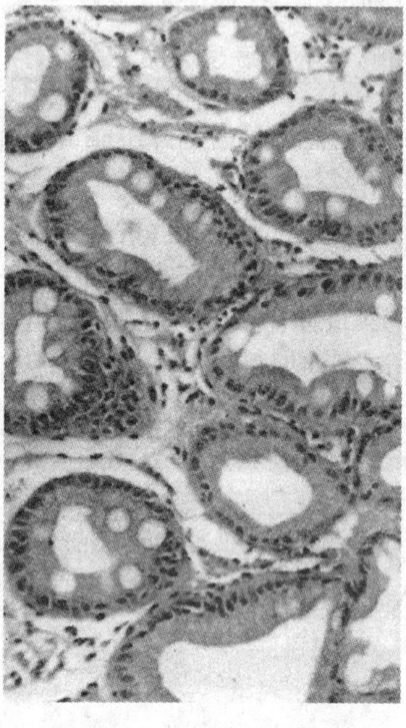

图 14－1　肠上皮样化生

2. 慢性萎缩性胃炎（chronic atrophic gastritis）　主要病变特征是黏膜腺体萎缩和伴有肠上皮化生。慢性萎缩性胃炎分为A、B两型，A型较少见，与自身免疫有关，多伴有恶性贫血，病变主要在胃体部和胃底部；B型较多见，与自身免疫无关，不伴有恶性贫血，病变以胃窦部多见，又称单纯性萎缩性胃炎。两型病变基本相同。胃镜：①黏膜由正常橘红色变为灰色或灰绿色。②病变胃黏膜薄而平滑，皱襞变浅或消失，与周围正常胃黏膜界限清楚。③黏膜下血管清晰可见。镜下可见腺上皮萎缩，腺体变小，数目减少或消失，有的呈囊性扩张，黏膜间质内有不同程度的淋巴细胞和浆细胞浸润。此外，常出现上皮化生现象。在胃体和胃底部腺体的壁细胞和主细胞消失，代之以幽门腺的黏液分泌细胞，称为假幽门腺化生，在幽门窦病变区，黏膜上皮细胞中出现杯状细胞、潘氏细胞等，与小肠黏膜相似，称肠上皮样化生（图 14－1）。

（三）临床病理联系

慢性浅表性胃炎可无明显症状；慢性萎缩性胃炎常因胃酸和胃蛋白酶分泌减少而出现食欲下降、消化不良、上腹不适、消瘦、恶性贫血等。少数B型胃炎，当伴有肠上皮样化生时易发生癌变。

第二节　消化性溃疡病

消化性溃疡病（peptic ulcer）是以胃或十二指肠形成慢性溃疡为特征的一种常见病、多发病。多见于成人，男性多于女性。患者有周期性上腹疼痛、反酸、嗳气等症状，容易反复发作，呈慢性经过。十二指肠溃疡较胃溃疡多见，前者约占70%，后者占25%。胃与十二指肠同时发生者称复合性溃疡，约占临床病例的5%。

一、病因和发病机制

消化性溃疡的病因很复杂，发生机制尚未完全阐明，目前认为主要与以下因素有关。

1. 幽门螺杆菌感染　近年来研究发现，幽门螺杆菌的感染与消化性溃疡的形成有密切的关系。幽门螺杆菌通过以下途径破坏胃黏膜的防御屏障功能：①分泌尿素酶和蛋白酶，催化游离氨生成和裂解胃黏膜糖蛋白。②产生磷酸酯酶和有生物活性的白三烯和二十烷等，破坏黏膜表面上皮细胞脂质膜，有利于胃酸直接接触上皮并进入黏膜内。③吸引多量中性粒细胞，其释放出过氧化物酶而产生次氯酸，损伤黏膜上皮细胞。④释放血小板激活因子，促进毛细血管血栓形成而导致血管阻塞，黏膜缺血。

2. 黏膜抗消化能力降低　正常胃和十二指肠黏膜具有抗消化能力，可保护黏膜不被胃液消化。这是因为胃黏膜表面上皮细胞分泌碱性黏液覆盖于黏膜表面(黏液屏障)，避免胃液直接与胃黏膜接触，并形成一种有缓冲及中和作用的表面微环境；黏膜上皮的细胞膜含有丰富的脂蛋白(黏膜屏障)，可阻止胃酸中的氢离子逆向弥散入黏膜，保护胃、十二指肠黏膜不被胃液所消化；黏膜表面上皮再生能力强，从而能保证表面上皮的完整性和屏障功能；健全的黏膜血液循环可清除从胃腔回流的 H^+。在上述屏障功能降低时，如胆汁反流、黏膜上皮缺血缺氧，均可导致消化性溃疡的发生。

3. 胃液的消化作用　许多研究表明，消化性溃疡的形成与胃酸、胃蛋白酶增多，消化作用增强有关。如情绪异常激动、吸烟、精神过度紧张、服用肾上腺皮质激素类药物等均可通过胃酸分泌增多，H^+ 逆弥散入胃黏膜，引起黏膜自我消化形成溃疡，而胃酸缺乏的患者，如恶性贫血患者，从不发生消化性溃疡。

4. 神经、内分泌功能失调　长期过度的精神紧张或忧虑，可引起大脑皮质功能失调，而致迷走神经功能紊乱，与消化性溃疡相关。十二指肠溃疡病患者迷走神经兴奋性增高，空腹时胃酸分泌也增多，胃液消化作用增强；而胃溃疡患者迷走神经兴奋性反而降低，胃蠕动减慢，胃内食物滞留刺激胃窦，通过促胃泌素分泌亢进，胃酸分泌增加，促使胃溃疡形成。此外，肾上腺皮质激素产生过多或长期使用肾上腺皮质激素或促皮质激素，均可使胃酸分泌增加，黏液分泌减少，促进胃黏膜被消化而形成溃疡。

5. 遗传因素　溃疡病在某些家族中有多发趋势，说明本病与遗传因素有关。

二、病理变化

(一) 胃溃疡

胃溃疡多发生于胃小弯近幽门处，尤其胃窦部多见。

肉眼观察，溃疡多为单个，圆形或椭圆形，直径多在 2.5 cm 以内，个别可达 4 cm。溃疡边缘整齐，如刀切，底部平坦干净，溃疡底部常穿透黏膜下层、肌层甚至浆膜层。溃疡附近黏膜皱襞因受底部瘢痕组织的牵拉而呈放射状向溃疡集中(图 14－2a)。镜下观察，溃疡底部由内向外依次分为 4 层。①渗出层：由纤维蛋白及中性粒细胞构成。②坏死层：由坏死的细胞碎片构成，呈均匀而较深的嗜酸性染色。③肉芽组织层：有大量新生的毛细血管和成纤维细胞。④瘢痕组织层：含大量胶原纤维和少量的纤维细胞(图 14－2b)。瘢痕组织中的小动脉管壁因炎性刺激而发生增生性动脉内膜炎，使管壁增厚，管腔狭窄或有血栓形成，这种血管改变可防止血管破裂、出血，但不利于组织再生和溃疡修复。溃疡底部的神经节细胞及神经纤维变性和断裂，有时神经纤维断端呈小球状增生，这可能与溃疡疼痛有关。

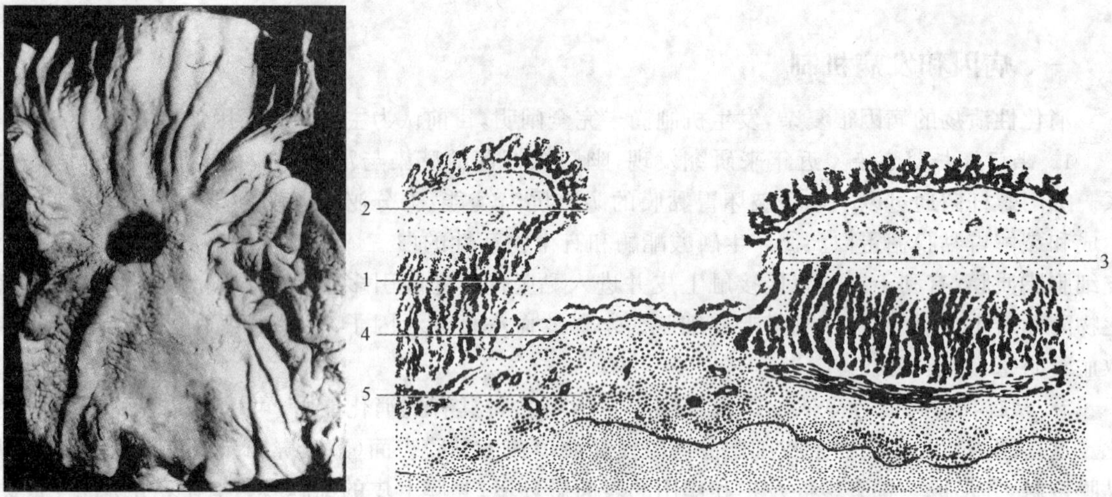

图 14-2　胃溃疡(大体 a,镜下 b)

胃溃疡(大体):溃疡呈圆形,边缘整齐,已发生穿孔。周围黏膜皱襞变粗,呈星芒状。

胃溃疡(镜下):1. 溃疡的断面呈斜面的三角形　2. 溃疡贲门缘的黏膜肌层与胃壁肌层粘连　3. 溃疡幽门缘的黏膜肌层与胃壁肌层不相粘连　4. 溃疡底的表层坏死渗出层　5. 溃疡底深层为瘢痕,此处肌层完全破坏

(二) 十二指肠溃疡

十二指肠溃疡的病变形态与胃溃疡相似,多发生于十二指肠球部前壁或后壁,溃疡一般较胃溃疡小而浅,直径在 1 cm 内,较易愈合。

三、临床病理联系

1. 上腹部周期性疼痛　是溃疡病的主要临床表现,与饮食有较明显关系。十二指肠溃疡疼痛出现在夜间或空腹时,进食后缓解,这与迷走神经兴奋性增高,胃酸分泌增多并进入十二指肠刺激溃疡面有关,进食后胃酸被中和,使疼痛缓解或减轻。胃溃疡疼痛出现在餐后 0.5～2 小时,是由于进食后食物刺激病灶引起胃壁平滑肌痉挛所致。

2. 反酸、嗳气　由于胃酸刺激引起胃幽门括约肌痉挛,胃内容物向上反流至食管口腔而出现反酸;因为幽门括约肌痉挛,胃内容物排空困难滞留于胃内发酵、产气而出现嗳气等。X 线钡餐检查,溃疡处可见龛影,纤维胃镜检查可确定溃疡形状、大小和部位。

四、结局和并发症

(一) 愈合

在多数情况下,渗出物和坏死组织逐渐被吸收、排出,溃疡由肉芽组织增生填充,周围黏膜上皮再生修复,溃疡愈合。

(二) 并发症

1. 出血　是最常见的并发症,约有 30%的患者发生出血,若溃疡底部毛细血管受侵蚀而破裂,可发生少量出血,大便隐血试验阳性,若较大血管破裂可致大出血,患者可出现呕血、黑便,甚至失血性休克。

2. 穿孔　约占患者的 5%,常因溃疡较深,穿透浆膜,导致胃内容物漏入腹腔而引起腹膜炎。临床上分为急性穿孔和慢性穿孔。急性穿孔时,胃内容物大量流入腹腔,可引起弥漫性腹膜炎,慢性穿孔,穿孔前与周围组织、器官粘连或漏入小网膜囊,引起局限性腹膜炎。

3. 幽门梗阻　约占患者的3%，早期由于溃疡周围组织炎症、充血、水肿及幽门括约肌痉挛而引起功能性梗阻；晚期因大量瘢痕组织的收缩导致机械性梗阻。梗阻时患者可反复呕吐，可吐隔夜食物，常导致水、电解质和酸碱平衡紊乱及营养不良。

4. 癌变　很少见，明确的胃溃疡癌变率仅在1%以下，多为经久不愈的胃溃疡。十二指肠溃疡一般不恶变。

第三节　胆囊炎和胆石症

一、胆囊炎

胆囊炎(cholecystitis)指胆囊壁发生的炎症，多由细菌引起，主要感染的细菌为大肠杆菌、副大肠杆菌、葡萄球菌等。细菌主要由肠腔经十二指肠逆行入胆道引起炎症发生。且胆汁淤滞常作为发病的基础，由于淤胆，胆道黏膜抵抗力降低。

(一) 急性胆囊炎

急性胆囊炎表现为胆囊肿大，胆囊壁增厚，黏膜充血水肿，上皮细胞变性、坏死脱落，伴有不同程度的中性粒细胞浸润，黏膜腺体分泌亢进(卡他性胆囊炎)。继续发展，胆囊壁各层均有大量中性粒细胞浸润(蜂窝织炎性胆囊炎)，浆膜面有纤维蛋白脓性渗出物覆盖。胆管阻塞者则引起胆囊积脓。如有痉挛、水肿、梗阻及淤胆导致胆囊壁血液循环障碍时，可发生出血性坏死(坏疽性胆囊炎)，甚至穿孔，引起胆汁性腹膜炎。

(二) 慢性胆囊炎

慢性胆囊炎常由急性胆囊炎反复发作迁延而来。胆囊黏膜多发生萎缩，明显纤维化伴有淋巴细胞、单核细胞浸润。

二、胆石症

胆石症指胆囊、胆道内的结石。在胆道系统中，胆汁的某些成分(胆固醇、胆色素、黏液物质、钙等)在各种因素作用下析出、凝集而形成结石，发生于各级胆管内的结石称为胆管结石；发生于胆囊内的结石称为胆囊结石，统称胆石症。本病好发于中年人。

(一) 病因和发病机制

胆石形成的基本因素有胆汁理化状态改变，胆汁淤滞和感染三种。发病常为两种或两种以上因素联合致病。

1. 胆汁理化状态改变　胆汁理化性状的变化，使胆红素和胆固醇析出而形成结石。如长期摄入高蛋白质、高脂肪饮食时，使体内胆固醇增加呈过饱和状态，则易析出形成胆固醇结石。某些肠道疾病丧失胆盐而促进胆固醇结石形成。

2. 胆汁淤滞　多种原因使得胆汁在胆道中长期淤滞，胆汁中的水分过多被吸收而发生浓缩，胆红素浓度增高，胆固醇过度饱和而促进胆石形成。

3. 细菌感染　最常见的致病菌是大肠杆菌，其次是副大肠感染和葡萄球菌等。胆道感染时引起炎性水肿和慢性期的纤维组织增生使胆道壁增厚、胆道狭窄甚至闭塞，引起胆汁淤滞。渗出的炎细胞、脱落的上皮、细菌团、蛔虫残体及虫卵等成为结石的核心，促进胆石形成。

(二) 结石的种类和特点

按组成成分不同，将结石分为三种类型。

1. 胆色素性结石　结石成分主要为胆红素钙，含少量胆固醇。有泥沙样及砂粒状两种。砂粒状者大小1～10 mm，多个，胆管较多见。

2. 胆固醇性结石　结石成分主要为胆固醇。结石呈圆形或椭圆形。淡黄色或黄白色，表面光滑，剖面呈放射状。常为单个，较大，直径可达数厘米。多位于胆囊。我国较少见。

3. 混合性结石　由胆红素、胆固醇、钙等多种成分混合而成。在我国以胆红素为主的混合性胆石最多见。多位于胆囊或较大的胆管，大小、数目不等，常为多个。结石呈多面形，少数呈球形，表面光滑或粗糙，外层坚硬，切面成层状。

（三）临床病理联系

胆石症的临床表现，决定于胆石的活动度、胆石阻塞的部位和程度、有无胆道感染的因素。

当胆石静止、无阻塞，胆道无感染时，症状可以不明显或仅有轻微的不适；当胆石移动尤其阻塞胆道系统时，患者突然发生急剧的上腹中部或右季肋部疼痛，并常发射至右肩胛部，一般为阵发性绞痛。如果胆总管被结石阻塞，患者出现黄疸和并发胆道感染。

第四节　胰　腺　炎

胰腺炎(pancreatitis)是胰腺由于胰蛋白酶的自身消化作用而引起的一种炎症性疾病。

一、病因和发病机制

在正常情况下，胰液内的胰蛋白酶原无活性，待其流入十二指肠后，被胆汁和肠液中肠激酶激活而变为有活性的胰蛋白酶，后者又激活其他酶反应，对胰腺发生自身消化作用。胰蛋白酶原被激活的原因概括如下。

1. 胆汁反流　总胆管和胰管共同开口于十二指肠壶腹部，如此处发生阻塞或括约肌痉挛则引起胆汁反流进入胰管，将无活性的胰蛋白酶原激活成胰蛋白酶，再诱发前述一系列酶反应后引起胰腺出血、坏死。胆石、蛔虫、暴饮暴食等均可引起壶腹部括约肌痉挛及十二指肠乳头水肿。后面两种原因也可以使十二指肠液进入胰腺内。

2. 胰液分泌亢进　如暴饮暴食、酒精的刺激等使胃酸及十二指肠促胰液素分泌增多，进而促使胰液分泌增多，导致胰管内压力增高。重者可导致胰小导管及腺泡破裂，释放出细胞溶酶体内的蛋白水解酶并激活胰蛋白酶原，从而引起胰腺的出血、坏死。

3. 腺泡细胞直接受损　病毒感染、创伤、药物毒性作用等可造成腺泡细胞直接损伤，使胰蛋白酶渗出，引起胰腺炎。

二、病理变化和类型

（一）急性胰腺炎

急性胰腺炎是胰蛋白酶消化胰腺及其周围组织所引起的急性炎症，主要表现为胰腺水肿、出血和坏死，故又称急性出血性胰腺坏死。发作前常有嗜酒、暴饮暴食或胆道病史，患者表现为突然发作的上腹部剧痛可并发休克，好发于中年男性。

1. 病理变化　根据病变的轻重不同，可将本病分为急性水肿性(间质性)胰腺炎和急性出血性胰腺炎两种类型。

(1) 急性水肿性胰腺炎：较多见，约占全部急性胰腺炎的3/4以上。病变多局限在胰尾。肉眼观察，胰腺肿大、变硬、淡红色或淡灰色。镜下观察，间质充血、水肿并有中性粒细胞、单核细胞浸润，有时可见局限性脂肪坏死，但无出血。本型大多数于短期内能治愈，少数病例可转变为出血型。

(2) 急性出血性胰腺炎：较少见。本型起病急剧，病情及预后均较水肿型严重。病变主要以胰腺广泛的坏死、出血为特征，炎症反应轻微。肉眼观察，胰腺肿大，暗红色，质软，分叶结构模糊，光泽消失。在胰腺及其邻近的大网膜、肠系膜等处散在黄白色斑点状或小块状的脂肪坏死灶。镜下观察，胰腺组织呈大片凝固性坏死，细胞结构模糊不清。间质小血管壁坏死，可见大量红细胞。在坏死组织周围可见中性粒细胞和单核细胞浸润。

2. 临床病理联系　①休克症状：引起休克的原因可有多种，如胰液外溢刺激腹膜引起剧烈疼痛；大量出血及呕吐，造成大量体液丢失及电解质紊乱；组织坏死，蛋白质分解引起机体中毒等。休克严重者抢救不及时可致死。②腹膜炎表现：胰腺坏死及胰液外溢，常引起急性腹膜炎，出现剧烈而持续的腹痛。③血清及尿中淀粉酶及脂肪酶含量升高：胰腺坏死时，由于胰液外溢，其中所含大量的淀粉酶和脂肪酶可被吸收入血并从尿中排出，有助于临床诊断。④血清离子改变：患者血中的 Ca^{2+}、K^{+}、Na^{+} 水平下降。血钙下降的原因是急性胰腺炎时胰腺 α 细胞受到刺激，分泌胰高血糖素，导致甲状腺分泌降钙素，抑制钙自骨质内游离，致使胰腺炎时因钙皂形成而消耗的钙得不到补充而发生血钙降低。血钾、血钠的下降则因持续性呕吐造成。

(二) 慢性胰腺炎

慢性胰腺炎主要是由于急性胰腺炎长期反复发作所造成的一种胰腺慢性进行性破坏的疾病。糖尿病、慢性酒精中毒也可引起本病。

病理变化主要为胰腺渐进性灶状坏死及广泛纤维化。肉眼观察，胰腺呈结节状、质硬。切面可见胰腺间质纤维组织增生，胰管扩张，胰管内偶见结石形成。有时胰腺实质坏死液化，被纤维组织包围形成假囊肿。镜下观察，胰腺腺泡和胰腺组织发生不同程度的萎缩、消失，导管扩张，上皮增生或鳞状上皮化生，间质大量纤维组织增生并有淋巴细胞和浆细胞浸润。

临床上，患者常出现上腹部疼痛，脂性泻。如胰岛遭到破坏，胰岛素分泌减少，可继发糖尿病。

第五节　阑　尾　炎

阑尾炎(appendicitis)是一种常见疾病，可发生于任何年龄，以青壮年多见，居临床急腹症首位。临床以转移性右下腹疼痛和右下腹阑尾点有固定明显的压痛为特征，并伴有体温升高、呕吐和中性粒细胞增高等表现。

一、病因和发病机制

阑尾腔的阻塞和随之继发的细菌感染是阑尾炎的两个主要发病因素。阑尾是一条细长盲管，根部肌层有类似括约肌的结构，开口狭窄，易因粪石、异物、寄生虫等进入而引起机械性阻塞和阑尾痉挛。阑尾阻塞后影响分泌物排出，使阑尾腔内压力升高，阑尾壁因受压而血液循环发生障碍造成黏膜损伤，利于肠道细菌生长繁殖引起炎症。

二、病理变化和类型

(一) 急性阑尾炎

有三种主要类型。

1. 单纯性阑尾炎(acute simple appendicitis)　常为阑尾炎早期改变，病变仅限于黏膜层或黏膜下层，故又称为浅表性阑尾炎。表现为阑尾轻度肿胀，浆膜充血，失去正常光泽；镜下可见黏膜上皮有缺损，并有少量纤维蛋白和中性粒细胞浸润，黏膜下各层仅见炎性水肿。

2. 急性蜂窝织炎性阑尾炎(acute phlegmonous appendicitis) 又称为急性化脓性阑尾炎。阑尾高度肿胀，浆膜高度充血，表面有灰黄色纤维蛋白性脓性渗出物附着，腔内有脓液渗出。镜下可见阑尾各层有充血、水肿、大量中性粒细胞浸润。由于病变累及浆膜可有局限性腹膜炎表现，可发生穿孔。

3. 急性坏疽性阑尾炎(acute gangrenous appendicitis) 病变最严重，因阑尾腔内阻塞，内压增高，阑尾系膜发生血栓性静脉炎，阑尾壁发生坏疽。此时阑尾呈暗红色或黑绿色，易穿孔导致弥漫性腹膜炎和阑尾周围脓肿。

(二) 慢性阑尾炎

慢性阑尾炎(chronic appendicitis)多由急性阑尾炎转变而来，也可一开始即呈慢性经过。主要病变为阑尾壁不同程度的纤维化及淋巴细胞、浆细胞浸润。慢性阑尾炎有时也可以急性发作。

三、临床病理联系

早期有定位不明确的上腹部及脐周疼痛，这是由于阑尾痉挛和阑尾腔内压升高而引起的反射性疼痛。患者全身反应较轻，以后随着炎症的发展，累及到浆膜时，则可出现明显的转移性右下腹疼痛、压痛、反跳痛、肌紧张及发热、恶心、呕吐、血中白细胞计数升高等。慢性阑尾炎表现为时有右下腹痛疼痛及压痛，当其急性发作时症状可加重。

四、结局和并发症

急性阑尾炎经外科治疗，大多数预后良好，少数因治疗不及时或机体抵抗力低下而出现并发症或转为慢性。常见并发症有阑尾穿孔引起急性弥漫性腹膜炎和阑尾周围脓肿。有时因并发阑尾系膜血栓性静脉炎，细菌和含菌血栓沿门静脉入肝而形成肝脓肿。如果阑尾近端阻塞，远端高度膨胀，形成囊肿，可分为脓性和黏液性两种，黏液囊肿破裂，黏液进入腹腔，可在腹膜上形成假黏液瘤。

第六节 病毒性肝炎

病毒性肝炎(viral hepatitis)是一组由肝炎病毒引起的，以肝细胞变性坏死为主要病变的常见传染病。临床上表现为食欲减退、乏力、上腹部不适、肝区疼痛及肝肿大等。肝炎在世界各地均有发生或流行，且发病率有升高趋势，严重危害人类健康。

一、病因和发病机制

目前已知肝炎病毒有甲、乙、丙、丁、戊、庚 6 种(HAV～HGV)，分别引起相应的 6 种病毒性肝炎。

HAV 是一种 RNA 病毒，多经消化道传染。患病后机体产生较持久的免疫力，不转为慢性，容易暴发流行。HBV 是一种 DNA 病毒，主要存在于患者的肝细胞和血液内，也见于大小便、精液及各种分泌物中，经多种途径传染，但主要经输血和血制品传染。目前认为 HBV 的致病部分是表面抗原(HBsAg)，而核心抗原(HBcAg)内含有核酸，具有传染性。HCV、HDV、HEV 和 HGV 均属 RNA 病毒，HCV 引起肝炎易转为慢性，约有 20%最后发展为肝硬化。HDV 致病必须同时有 HBV 的感染。HEV 主要经消化道传染，其他与 HBV 传播途径相同。各型肝炎病毒特点见表 14-1。

表 14-1 各型肝炎病毒及临床的特点

肝炎及其病毒分型	病毒类型	传染途径	潜伏期	肝病变
甲型肝炎(HAV)	RNA 型	肠道	2～6 周	急性肝炎
乙型肝炎(HBV)	DNA 型	血液	4～26 周	急性、慢性肝炎，肝硬化及肝细胞癌
丙型肝炎(HCV)	RNA 型	血液	2～26 周	急性、慢性肝炎，肝硬化及肝细胞癌
丁型肝炎(HDV)	RNA 型	血液	4～7 周	急性、慢性肝炎，肝硬化
戊型肝炎(HEV)	RNA 型	肠道	2～8 周	急性肝炎
庚型肝炎(HGV)	RNA 型	血液	不详	急性肝炎，其他不详

本病的发病机制尚未完全清楚，各型肝炎的发病机制也可能不同。目前对乙型肝炎病毒 HBV 的发病机制研究较多，研究表明 HBV 是通过细胞免疫引起病变的。乙型肝炎病毒侵入机体后进入肝细胞内复制，再从肝细胞释出入血，在肝细胞表面留下病毒抗原成分，致敏的 T 淋巴细胞与肝细胞表面的抗原结合而发挥淋巴细胞毒作用，溶解、破坏肝细胞膜及其结合的病毒抗原。由于 T 淋巴细胞功能状态不同，病毒数量及毒力不同，肝细胞损伤程度也不同，而表现为乙型肝炎的不同类型。①当 T 淋巴细胞功能正常时，感染病毒数量少、毒力弱、肝细胞损伤轻，则为急性普通性肝炎。②当免疫功能过强，感染病毒数量多、毒力强，肝细胞损伤严重，表现为重型肝炎。③当 T 淋巴细胞功能不足，免疫反应仅能清除部分病毒，但不能把全部病毒杀灭而反复复制，肝细胞遭受持续损伤，则表现为慢性肝炎。④当机体免疫功能缺陷或 T 淋巴细胞呈免疫耐受状态时，病毒在肝细胞内持续复制，而受感染的肝细胞不受免疫的损伤，表现为无症状的病毒携带者。

二、基本病理变化

各型病毒性肝炎的病变基本相同，都是以肝细胞变性、坏死为主，伴有不同程度的炎细胞浸润、肝细胞再生和间质反应性增生。

(一) 肝细胞变性、坏死

1. 肝细胞变性　①细胞水肿，为最常见，是由于肝细胞水分增多造成。开始表现为细胞肿大，胞质疏松呈网状半透明，称胞质疏松化。进一步发展，肝细胞呈球状，胞质几乎完全透明，称为气球样变性。②嗜酸性变，常累及单个或几个肝细胞，散在于肝小叶内。胞质水分脱失浓缩，体积变小，嗜酸性染色增强，胞质颗粒消失，细胞核染色加深。

2. 肝细胞坏死　①溶解坏死：最多见。常由高度气球样变的肝细胞发展而来，细胞核固缩、溶解消失，最后整个细胞解体。②嗜酸性坏死：为单个细胞坏死，由嗜酸性变发展而来，浓缩的胞核碎裂、消失，胞质高度浓缩成深红色圆形小体。③点状坏死：为散在的单个或几个肝细胞坏死，在坏死肝细胞周围伴有炎细胞浸润。病变轻微，临床上见于急性普通型肝炎。④碎片状坏死：为肝小叶周边界板处肝细胞坏死、崩解，伴有炎细胞浸润，见于轻度慢性肝炎。⑤桥接坏死：为小叶中央静脉与汇管区之间或两个小叶中央静脉之间及两个汇管区之间发生的融合性肝细胞坏死带，坏死处伴有肝细胞的不规则再生及纤维结缔组织增生并发展为纤维间隔而分割小叶，常见于中、重度慢性肝炎。⑥大片坏死：几乎整个肝小叶坏死，常见于重型肝炎。

(二) 肝细胞再生

肝细胞坏死后，邻近健康的肝细胞分裂、再生、进行修复。再生的肝细胞体积较大，核大而深染，有的可有双核。

(三) 炎细胞浸润及间质反应性增生

在汇管区或肝小叶内有数量不等的炎细胞浸润，主要是淋巴细胞、单核细胞，有时也见少量浆细胞及中性粒细胞等。

肝小叶内 Kupffer 细胞增生肥大，呈梭形或多角形，胞质丰富，从窦壁脱入窦内成为游走的吞噬细胞，吞噬细胞碎片和含铁血黄素颗粒，属肝内单核吞噬细胞系统的炎性反应。同时伴有大量间叶细胞和成纤维细胞增生，间叶细胞具有多向分化的潜能，可分化为组织细胞参与炎细胞浸润。成纤维细胞增生并释放大量胶原纤维可发展成肝硬化。此外，慢性病例汇管区可伴有小胆管增生。

三、临床病理类型和临床病理联系

各型肝炎病毒引起的肝炎其病理变化和临床表现基本相同，常用的分类除按病因分为甲、乙、丙、丁、戊、庚 6 型之外，也可按病理临床分为普通型及重型二大类。普通型又分为急性和慢性两类，急性有急性无黄疸型和黄疸型；慢性有轻、中、重三型，重型分为急性和亚急性两种。

(一) 急性(普通性)肝炎

最常见，我国以无黄疸型多见，大部分是乙型肝炎患者，少部分为丙肝。黄疸型病变稍重，但病程较短，以甲、丁、戊型肝炎多见，两型病变基本相同。

1. 病理变化　镜下观察主要是肝细胞广泛变性，以胞质疏松化和气球样变为主。坏死轻微，仅在肝小叶内有散在点状坏死灶，嗜酸性小体少见。点状坏死区肝细胞索网状纤维支架完整未塌陷，再生的肝细胞可完全恢复原来的结构和功能。汇管区和肝小叶内有轻度炎细胞浸润(图 14-3，彩图，见插页)。黄疸型患者坏死灶稍多，病情稍重，毛细胆管管腔中有胆栓形成。肉眼观察，肝体积增大，重量增加，包膜紧张，质较软，表面光滑。

2. 临床病理联系　临床上患者可有肝肿大、肝区疼痛或压痛，血清转氨酶升高和黄疸等。

3. 结局　急性肝炎大多在半年内可恢复。点状坏死的肝细胞可通过再生而修复。小部分可发展为慢性，其中乙型肝炎有 5%～10%转为慢性，丙型肝炎有 50%可转变成慢性肝炎。

(二) 慢性病毒性肝炎

病程持续在半年以上者即为慢性肝炎。

1. 分型　1995 年我国根据肝内不同程度的炎症变化、坏死和纤维化将慢性肝炎分为轻、中、重三类。

(1) 轻度慢性肝炎：肝细胞有点状坏死，偶见轻度碎片状坏死，汇管区周围纤维组织增生，汇管区及小叶内炎细胞浸润，肝小叶结构完整。肉眼观察，肝体积略增大，表面光滑。

(2) 中度慢性肝炎：肝细胞变性、坏死明显，形成碎片状坏死和桥接坏死(图 14-4，彩图，见插页)。汇管区及小叶内炎细胞浸润明显，肝小叶内纤维间隔形成，但小叶结构大部分完整。肉眼观察，肝体积略增大，表面光滑。

(3) 重度慢性肝炎：肝细胞坏死广泛，形成碎片状坏死和桥接坏死更严重，范围更大。坏死区肝细胞有不规则再生，小叶内及小叶周边部坏死区纤维组织增生，纤维条索互相连接，分割肝小叶结构，逐渐有假小叶形成倾向，炎细胞浸润更明显。肉眼观察，肝体积正常或略增大，表面有散在的细小颗粒。

2. 结局　轻度慢性肝炎，病程发展缓慢，经过较好，大多数可以恢复，少数转变为中、重度慢性肝炎，后者可使小叶结构紊乱，形成假小叶，此时肝脏表面不平滑，呈颗粒状，质地稍硬，即为早期肝硬化。有时也可在原有病变基础上出现大片新鲜的肝细胞坏死而转变为重型肝炎。

(三) 重型病毒性肝炎

本型病情严重，根据病情及病变可以分为急性重型肝炎和亚急性重型肝炎两种。

1. *急性重型肝炎* 少见。起病急，发展迅猛，病情凶险，病死率高。临床上又称暴发型肝炎或电击型肝炎。

(1) 病理变化：镜下观察，肝细胞广泛坏死，常呈大片状。坏死多自肝小叶中央开始，向周围扩散，仅在小叶周边残留少许脂肪变性的肝细胞，肝窦明显扩张充血，可有出血，枯否细胞增生肥大，并吞噬细胞碎屑及色素。小叶内和汇管区有多量淋巴细胞、巨噬细胞浸润，残存肝细胞无明显再生现象。肉眼观察，肝体积显著缩小，重量减轻，仅为600～800 g，质地柔软，包膜皱缩，切面呈黄色或红褐色，又称急性黄色肝萎缩或急性红色肝萎缩。

(2) 临床病理联系：临床上有黄疸、发热、出血倾向、肝功能衰竭、DIC及肝肾综合征等。

(3) 结局：患者大多于10天左右死亡，常死于急性肝功能衰竭、DIC、消化道大出血及急性肾功能衰竭等。少数度过急性期则转变为亚急性重型肝炎。

2. *亚急性重型肝炎* 多数由急性重型肝炎迁延而来，也可一开始就比较缓和，少数病例可由急性普通型肝炎恶化而来。与急性重型肝炎比较，病程稍长，达一至数个月。

(1) 病理变化：镜下观察，肝细胞呈大片状坏死，与急性重型肝炎比较除坏死程度稍轻外，有明显的肝细胞结节状再生。由于坏死区网状纤维支架塌陷和胶原纤维化，使再生的肝细胞失去原有的依托呈不规则的结节状，肝小叶结构遭到破坏。小叶内外炎细胞浸润明显。肝细胞和小胆管内常有淤胆现象。肉眼观察，肝体积缩小，被膜皱缩，病程长者可形成大小不等的结节，质地变硬，切面呈黄绿色(亚急性黄色肝萎缩)，其中可见散在的红褐色或黄色坏死区。

(2) 临床病理联系：临床上患者因重症感染及肝细胞坏死毒素吸收入血也会表现发热；因大片肝细胞坏死，患者会表现出黄疸、出血倾向、肝功能衰竭等。

(3) 结局：肝脏代偿功能强大，如治疗及时，病变可停止发展或有治愈可能，否则将死于严重肝功能衰竭或转为坏死后性肝硬化。

第七节 肝 硬 化

一、概述

肝硬化(liver cirrhosis)是指在多种病因作用下，肝细胞弥漫性变性、坏死，继发纤维组织增生和肝细胞结节状再生，三种病变反复交错进行，从而导致肝小叶结构及肝内血液循环途径被改建，使肝脏变形、变硬而形成肝硬化。肝硬化是一种常见的慢性肝脏疾病，早期可无明显症状，后期可出现不同程度的门静脉高压和肝功能障碍。

肝硬化种类较多，按病因分类为病毒性、肝炎性、酒精性、胆汁性、淤血性、寄生虫性和隐源性肝硬化；按病理形态分为小结节型、大结节型、大小结节混合型及不完全分隔性肝硬化等；我国常用的分类是结合病因、病变及临床表现的综合分类，分为门脉性、坏死后性、胆汁性、淤血性、寄生虫性和色素性肝硬化等。坏死后性肝硬化相当于大结节型或大小结节混合型，其余类型均相当于小结节型。其中，以门脉性肝硬化最常见，其次为坏死后性肝硬化，其他类型较少。

二、门脉性肝硬化

门脉性肝硬化是肝硬化中最常见一种类型，相当于小结节型，约占所有肝硬化的50%。

(一) 病因和发病机制

1. *病毒性肝炎* 国内外许多资料都支持，大多数的肝硬变与病毒性肝炎关系密切，在我国更是门脉性肝硬化的主要原因，尤其是乙型肝炎和丙型肝炎。

2. *慢性酒精中毒*　是欧美发达国家引起门脉性肝硬化的主要原因，我国因酒精中毒而致肝硬化的发病率目前也呈上升趋势。

3. *营养缺乏*　动物实验研究表明，食物中长期缺乏胆碱和甲硫氨酸，可经过肝脂肪变性而发展为肝硬化。

4. *毒物中毒*　某些化学毒物，如砷、四氯化碳、黄磷、辛可芬及黄曲霉毒素等反复作用，可引起中毒性肝炎而导致肝硬化。

在上述各种因素长期的作用下，首先引起肝细胞变性、坏死，导致网状纤维支架的破坏和塌陷，网状纤维融合形成胶原纤维。在坏死区成纤维细胞和贮脂细胞增生并合成为胶原纤维。早期纤维组织较少，尚未互相连接为纤维间隔而改建肝小叶结构，称为肝纤维化，为可复性病变。如果病变继续进展，在肝小叶中央区和汇管区等处的纤维组织互相连接，使肝小叶结构和血液循环途径被改建，导致肝硬化。

（二）病理变化

肉眼观察，早、中期肝脏体积正常或略增大，质地稍硬。晚期肝脏体积缩小，重量减轻，可由正常的 1 500 g 减至 1 000 g 以下，质地变硬。肝表面呈小结节状，结节大小较一致，直径多在 0.1～0.5 cm，最大结节直径不超过 1 cm。切面可见结节周围有狭窄而均匀的纤维组织间隔包绕，结节呈黄褐色（脂肪变性）或黄绿色（淤胆）（图 14-5a）。镜下观察，正常肝小叶结构被破坏，由广泛增生的纤维组织分割原来的肝小叶并包绕成大小不等的圆形或椭圆形的肝细胞团。这些肝细胞团不具正常肝小叶结构，故称假小叶。假小叶内肝细胞索排列紊乱，不呈放射状。肝细胞大小不一，有变性、坏死的肝细胞，也有再生的肝细胞，后者体积较大，核大，染色深，可见双核细胞。假小叶内中央静脉缺如、偏位或出现两个以上的中央静脉。假小叶周围增生的纤维组织内有淋巴细胞、浆细胞浸润和小胆管增生及假胆管形成。此外，尚可见纤维组织压迫、破坏细小胆管，小胆管有淤胆现象（图 14-5b）。

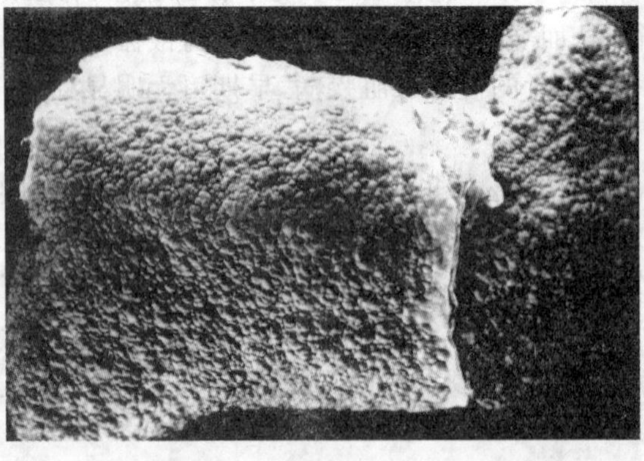

a

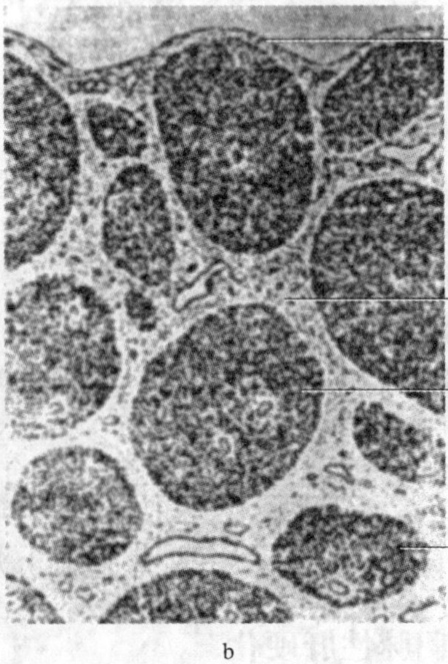

b

图 14-5　门脉性肝硬化（大体 a，镜下 b）

门脉肝硬化（大体）：肝体积变小，重量减轻，表面呈均匀的细颗粒状。

门脉肝硬化（镜下）：1. 肝细胞结节（假小叶），其中有三个中央静脉　2. 假小叶，其中有一个偏心的中央静脉　3. 近包膜的肝细胞结节在表面形成突起　4. 汇管区纤维组织增生，使肝细胞结节彼此分离

（三）临床病理联系

1. 门脉高压症　正常门脉压为 0.78 ～ 1.18 kPa（8～12 cmH_2O），肝硬化时门脉压可升至 2.5 kPa（25.5 cmH_2O）以上。产生门静脉压升高的原因有：①假小叶形成及肝内纤维化压迫了小叶下静脉（窦后）、小叶中央静脉及肝血窦，致门静脉回流受阻。②肝细胞变性、坏死，网状纤维支架塌陷，肝窦闭塞，肝内血管网减少，致门静脉回流受阻（窦性）。③肝动脉与门静脉之间形成异常吻合支，使压力高的动脉血流入门静脉，加重门脉高压的发生（窦前）（图 14-6）。

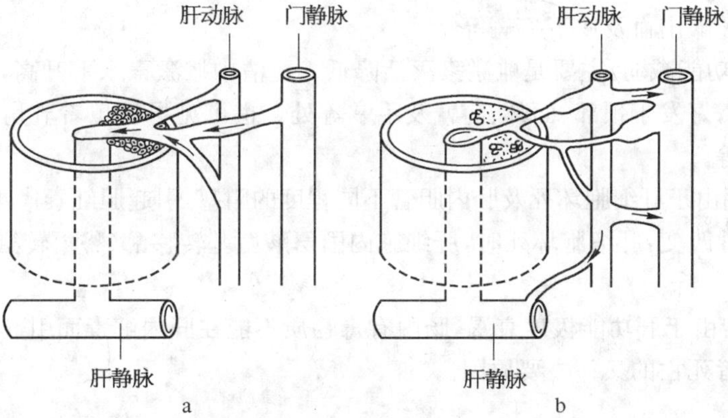

图 14-6　门脉高压异常吻合支

a. 正常时肝内血液循环　b. 肝硬变时肝内血管异常吻合

（1）脾肿大：由于脾静脉回流受阻，形成慢性脾淤血而肿大，重量可达 400～500 g，严重者可达 1 000 g，并伴有纤维组织增生，质地变硬，临床上常有脾功能亢进的表现。

（2）胃肠淤血、水肿：由于门脉高压，胃肠静脉回流受阻，胃肠壁淤血、水肿，引起消化功能障碍，临床出现食欲减退、消化不良等症状。

（3）腹腔积液：为淡黄色清亮透明的漏出液，其形成的原因主要有：①门脉高压使门静脉系统的毛细血管流体静压升高；又因缺氧，血管壁通透性升高，液体漏入腹腔。②肝细胞受损后，合成白蛋白功能降低，导致低蛋白血症，使血浆胶体渗透压降低。③假小叶压迫小叶下静脉或小叶中央静脉，导致肝窦内压力升高，使淋巴生成增多而回流障碍，可自肝包膜漏出到腹腔。④肝硬化时，肝脏灭活激素的能力降低，使血中醛固酮、抗利尿激素水平升高，造成钠、水潴留，促进腹水形成。

（4）侧支循环形成：正常门静脉血经肝静脉回流入下腔静脉。当门静脉压升高时，门静脉与体静脉之间的吻合支发生代偿性扩张，建立侧支循环，使部分门静脉血通过侧支循环绕过肝脏直接回流至右心（图 14-7）。主要形成的侧支循环及其严重的并发症有：①食管下端静脉丛曲张，这在临床上最常见且重要。因为部分门静脉血经胃左冠状静脉与食管下端静脉丛的吻合支注入奇静脉，再回流入上腔静脉至右心。曲张的食管下端静脉丛，可因粗糙食物、化学性刺激和腹腔内压增高等因素而突然破裂引起上消化道大出血，是肝硬化患者常见的死亡原因之一。②直肠静脉（痔静脉）丛曲张。其侧支循环为门静脉血经肠系膜下静脉、痔静脉、髂内静脉回流到下腔静脉。引起直肠痔静脉丛曲张，

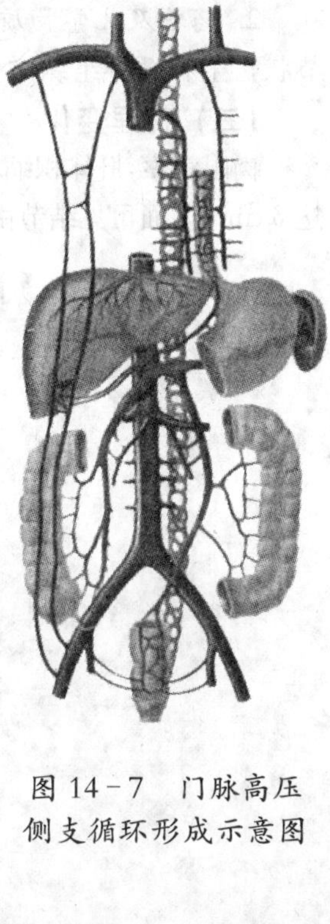

图 14-7　门脉高压侧支循环形成示意图

易破裂发生便血，长期便血可引起贫血。③脐周及腹壁静脉曲张。门静脉血经脐静脉、脐旁静脉和腹壁上、下静脉回流至上、下腔静脉。脐周静脉网迂曲并向上、下腹壁延伸，表现为“海蛇头”现象。

2. 肝功能不全

(1) 蛋白质合成障碍：肝细胞受损后，合成白蛋白减少，而损伤肝细胞作为抗原，能刺激机体免疫系统产生 γ 球蛋白，因此血浆白蛋白减少，球蛋白增高，白蛋白与球蛋白比值下降，甚至出现白、球蛋白倒置现象。

(2) 出血倾向：由于肝脏合成凝血因子、纤维蛋白原减少和脾功能亢进、血小板破坏增多所致。患者表现为鼻衄、牙龈出血及皮下瘀斑等。

(3) 激素灭活功能减弱：主要是雌激素灭活降低。血清中雌激素水平升高，可引起小动脉末梢扩张而出现蜘蛛痣，好发于颈部、面部、前臂及手掌等处。也可见男性患者乳房发育、睾丸萎缩，女性月经失调、不孕等。

(4) 黄疸：晚期由于肝细胞坏死及肝内胆管不同程度的阻塞，引起胆红素代谢障碍而出现黄疸。

(5)血清酶活性改变：肝细胞坏死时，肝细胞内丙氨酸氨基转移酶(谷丙转氨酶)等释放入血，使血清转氨酶增高。

(6) 肝性脑病：由于肝功能极度衰竭，肠内有毒物质不能在肝内解毒而引起中枢神经系统功能障碍，是肝硬化患者死亡的又一主要原因。

三、坏死后性肝硬化

坏死后性肝硬化(postnecrotic cirrhosis)相当于大结节型肝硬化和大小结节混合型肝硬化，是在肝细胞发生大片坏死的基础上形成。

(一) 病因和发病机制

1. 病毒性肝炎　多由亚急性重型肝炎转变而来，病程迁延数月至 1 年以上，则逐渐形成坏死后性肝硬化，多见于乙型、丙型肝炎患者。慢性重度肝炎反复发作也可发展为本型肝硬化。

2. 药物及化学物质中毒　某些药物或化学物质可引起肝细胞弥漫性中毒坏死，继之肝细胞结节状再生和纤维组织增生，长期反复交错进行，最终导致肝硬化。

(二) 病理变化

肉眼观察，肝体积缩小，重量减轻，质地变硬。表面结节状，结节较大且大小不等，大的结节直径可达 6 cm。切面可见结节由较宽大的纤维间隔包绕，颜色呈黄褐色或黄绿色，肝脏变形(图 14－8)。

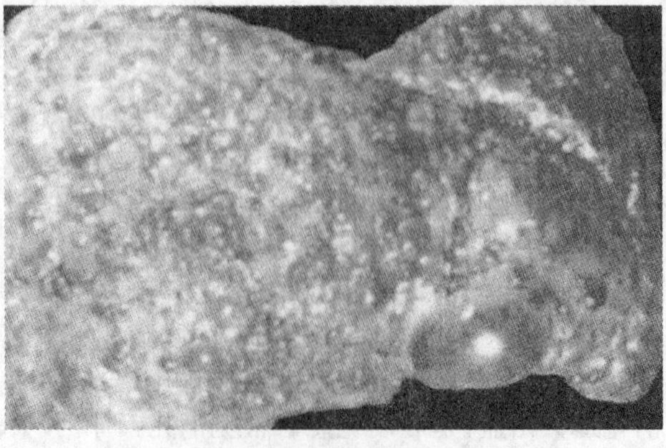

图 14－8　坏死后性肝硬化(大体)

坏死后性肝硬化，肝脏变形明显，结节大小不一镜下观察，正常肝小叶结构被破坏，代之以大小不等，形状不一的假小叶。假小叶内有不同程度的肝细胞变性、坏死和胆色素沉着。假小叶间的纤维间隔较宽，厚薄不均，其中炎细胞浸润、小胆管增生较显著。

（三）结局

本型肝硬化肝细胞坏死较严重，故肝功能障碍比门脉性肝硬化严重，且出现症状较早，而门脉高压症出现较晚，其癌变率较门脉性肝硬化高。

四、胆汁性肝硬化

胆汁性肝硬化是由于长期胆汁淤积而引起的肝硬化，可分为原发性和继发性两种。

1. 原发性胆汁性肝硬化　主要由肝内小胆管非化脓性炎症所致，病因可能与自身免疫反应有关。

2. 继发性胆汁性肝硬化　常继发于持续性肝外胆管阻塞和上行性感染。

病理变化：肉眼观察，肝脏缩小，表面较平滑呈细颗粒状或无明显结节，质中等硬度。切面结节细小，结节间隔较细。因胆汁污染而呈深绿色或绿褐色外观。镜下观察，原发性胆汁性肝硬化早期，出现非化脓性胆管炎，表现为小叶间胆管上皮细胞变性和坏死，小胆管周围有淋巴细胞等炎细胞浸润。晚期，结缔组织增生向小叶内延伸扩展，将小叶分割，形成假小叶（不太明显）。继发性胆汁性肝硬化见毛细胆管淤胆，胆栓形成，肝细胞变性、坏死。坏死的肝细胞肿大，胞质疏松呈网状，核消失，称网状或羽毛状坏死。

第八节　消化系统常见肿瘤

一、胃癌

胃癌（carcinoma of stomach）是消化系统最常见的恶性肿瘤之一。据统计，在我国许多地区恶性肿瘤病死率中居第一或第二位。胃癌患者以40～60岁多见，男多于女。好发于胃窦部，尤其是小弯侧，胃体部则少见。

（一）病因

本病病因不明，目前认为与以下因素有关。

1. 饮食和环境因素　胃癌的发生有一定的地理分布特点。日本、哥伦比亚、匈牙利等国家和我国的某些地区发病率高，可能与这些地区的水源、土壤因素有关，还可能与当地居民的饮食习惯有关。大量摄取熏制的鱼、肉类食品，可能与胃癌的发病有关。此外，进食不定时、高盐腌制品、食物保存调制过程中加入亚硝酸盐等，都与胃癌发生有一定关系，改变上述饮食习惯可降低胃癌的发生率。

2. 幽门螺杆菌感染　被认为是胃癌发生的主要危险因素。幽门螺杆菌感染可增加细胞的增殖活性、癌基因激活及抑癌基因失活，诱发胃黏膜上皮细胞的癌变。

3. 某些慢性胃疾病　慢性萎缩性胃炎（B型）、胃息肉、慢性胃溃疡等长期未治愈，通过异型性增生而癌变。

（二）类型和病理变化

胃癌好发于胃窦部小弯侧，其他部位少见，按病理变化进展程度分为早期胃癌与中晚期胃癌两大类。

1. 早期胃癌　癌组织浸润仅限于黏膜层及黏膜下层，未达肌层，故又称为黏膜内癌或表浅扩散癌。肉眼分为三种类型。①隆起型（I型）：肿瘤组织明显隆起于胃黏膜表面，有时呈息肉状，较少见。②表浅型（II型）：肿瘤表面较平坦，没有明显的隆起，此型又可根据形态分为表浅隆起型、表浅平坦型和表浅凹陷型。③凹陷型（Ⅲ型）：肿瘤组织较周围黏膜明显凹陷，常形成溃疡，其深度局限于黏膜下层，此型最常见。

镜下观察，以胃管状腺癌最多见，其次为乳头状腺癌，未分化癌最少见。

2. 中晚期胃癌　癌组织浸润达肌层或胃壁全层，常有扩散和转移，又称为进展期胃癌。肉眼可分为三种类型。①息肉型或蕈伞型：癌组织向黏膜表面生长，呈息肉状或蕈状凸入胃腔，表面有深浅不一的溃疡。②溃疡型：癌组织部分坏死脱落形成溃疡，溃疡一般较大，边缘不整齐，多呈皿状或火山喷口状，底部凹凸不平（图 14－9）。溃疡型胃癌与胃溃疡的肉眼形态区别见表 14－2。③浸润型：癌组织向胃壁各层呈局限性或弥漫性浸润，与周围正常组织分界不清。弥漫浸润时导致胃壁增厚、变硬，胃腔缩小，皱襞大部消失，胃似皮革制成的囊袋，故有“革囊胃”之称。

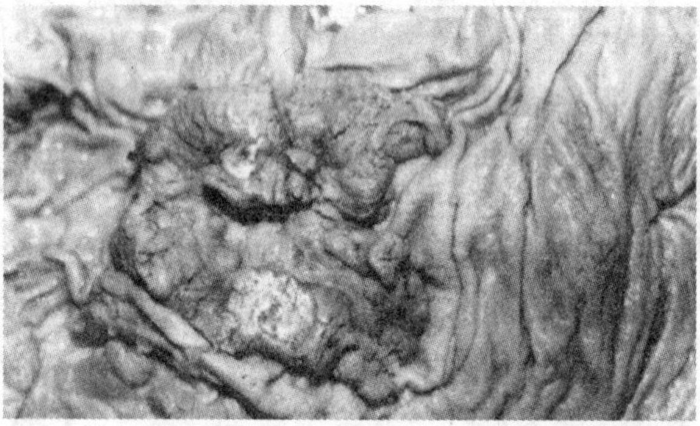

图 14－9　溃疡型胃癌

表 14－2　良、恶性溃疡的肉眼形态鉴别

特征	胃溃疡	溃疡型癌
外形	圆形或椭圆形	不整形、皿状口状
大小	溃疡直径一般＜2 cm	溃疡直径一般＞2 cm
深度	较深	较浅
边缘	整齐、不隆起	不整齐、隆起
底部	较平坦	凹凸不平、有坏死出血
周围黏膜	黏膜皱襞向溃疡集中	黏膜皱襞中断肥厚

镜下观察，常有以下几种类型。①管状腺癌：癌组织呈腺管状结构，分化程度较高，恶性度较低。②乳头状腺癌：癌细胞形成乳头状向扩张的腺管内突起。③黏液腺癌：癌细胞产生大量黏液，分泌到细胞或间质中，形成大片的“黏液湖”，癌细胞漂浮在黏液中。④印戒细胞癌：癌细胞质内含大量黏液，将核挤向一侧，状似印戒。癌细胞弥漫分布，不形成腺管，恶性程度高。

（三）扩散方式

1. 直接蔓延　癌组织浸润胃壁各层，当穿透浆膜层后可直接扩散至相邻器官和组织，如肝、胰腺、大网膜等。

2. 淋巴道转移　是主要转移途径，首先转移到局部淋巴结，如胃小弯侧的胃冠状静脉旁淋巴结及幽门下淋巴结，以后进一步发展可扩散到腹主动脉旁淋巴结、肝门处淋巴结、肠系膜根部淋巴结。晚期癌细胞经胸导管转移至左锁骨上淋巴结。

3. 血道转移　晚期经门静脉转移至肝，其次是肺、骨及脑等器官。

4. 种植性转移　胃癌细胞浸润至浆膜面时，尤其是黏液癌细胞，可发生脱落，种植于腹壁和盆腔器官的腹膜上。

(四) 临床病理联系

早期胃癌无明显症状。随着病变进展，患者可有上腹部不适、疼痛、呕血、消瘦、贫血等症状。癌组织侵蚀大血管可引起上消化道大出血，位于贲门、幽门等部位的肿块可引起梗阻症状，如吞咽困难、呕吐等。晚期表现为恶病质及转移等症状和体征。

二、原发性肝癌

原发性肝癌(primary carcinoma of liver)是指由肝细胞或肝内胆管上皮细胞发生的恶性肿瘤，简称肝癌。在我国发生率较高，发病年龄多在中年以上，男性多于女性。

(一) 病因

本病病因尚未研究清楚，可能与下列因素有关。

1. 病毒性肝炎　现已知乙型肝炎与肝癌发生有密切关系。肝癌患者 HBsAg 阳性率高达 81.82%。最近认为丙型肝炎与肝癌的发生也有一定的关系。

2. 肝硬化　肝硬化与肝癌之间有较密切的关系。其中坏死后性肝硬化癌变率最高，肝炎后肝硬化次之。

3. 真菌及其毒素　黄曲霉菌、青霉菌、杂色曲霉菌等都可引起实验性肝癌，尤为重要的是黄曲霉菌及其毒素。在肝癌高发区，食物被黄曲霉菌污染的情况较严重。

4. 其他因素　亚硝胺类化合物可诱发肝癌，华支睾吸虫寄生在肝内胆管分支，能刺激胆管上皮增生发展为胆管细胞癌。

(二) 类型和病理变化

1. 早期肝癌　是指单个癌结节直径在 3 cm 以下或结节数目不超过 2 个，或两个癌结节直径总和在 3 cm 以下，又称小肝癌。肿瘤结节常为球形或分叶状，与周围组织分界限清楚，质较软，灰白色，切面无出血、坏死。

2. 中晚期肝癌　肉眼观察可分三型。①巨块型：肿瘤形成巨大肿块，直径常大于 15 cm，圆形，多位于肝右叶内(图 14－10)，质地较软。切面癌组织中心常有坏死出血。瘤体周边常有多少不等的卫星状瘤结节。②结节型：最多见，常继发于肝硬化。癌结节多个散在，圆形或椭圆形，大小不等，有的相互融合形成较大的结节。③弥漫型：较为少见，癌组织在肝内弥散分布，多为极小结节，不易与肝硬化区别。

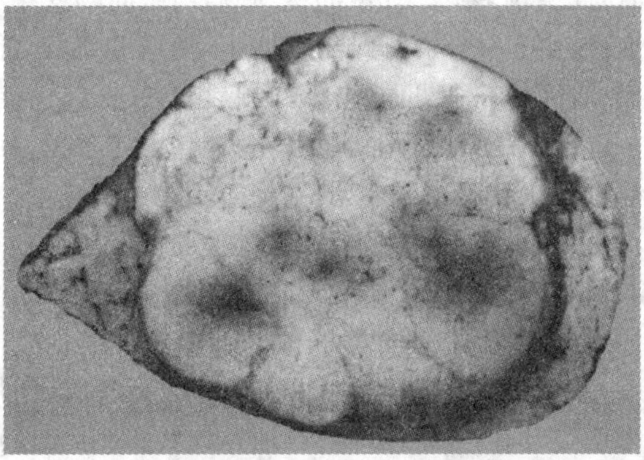

图 14－10　肝癌(巨块型)

镜下观察分为三型。①肝细胞癌：来源于肝细胞，最多见。分化较好者，癌细胞与正常肝细胞相似。分化差者，癌细胞异型性明显，常有巨核及多核瘤细胞。癌细胞可排列呈条索状、腺管样,有时癌组织中有大量纤维组织分割。②胆管细胞癌:是肝内胆管上皮的癌,较少见。其组织结构为腺癌或单纯癌,间质较多。较少合并肝硬化,可继发于华支睾吸虫病。③混合细胞型肝癌:癌组织中具有肝细胞癌和胆管细胞癌两种结构,最少见。

(三) 扩散方式

肝癌首先在肝内蔓延和转移。癌细胞常沿门静脉播散,在肝内形成多个转移癌结节,还可逆行蔓延至肝门静脉主干形成癌栓,堵塞管腔引起门静脉高压。肝外转移主要经淋巴道转移至肝门、上腹部及腹膜后淋巴结。肝癌晚期可经血道转移至肺、肾上腺、脑及骨等处。

(四) 临床病理联系

早期肝癌无明显表现。随着病变的发展,患者表现为进行性消瘦、肝区疼痛、黄疸、腹水等。有时位于肝表面癌结节自发破裂或癌组织侵蚀大血管,可引起腹腔大出血。

三、大肠癌

大肠癌(carcinoma of large intestine)是大肠黏膜上皮和腺体发生的恶性肿瘤。在消化道恶性肿瘤中仅次于胃癌。在我国大肠癌的发病率与发达国家相比较少。随着饮食结构的变化,大肠癌发病率有增高趋势。发病年龄以 40 岁以上中、老年多见,但青年患者有增多的趋势。

(一) 病因

1. *饮食因素* 与大肠癌的关系较为密切。高营养低纤维饮食不利于规律的排便,延长了肠黏膜与饮食中可能含有的致癌物质的接触时间。如高脂肪食物的人群中大肠癌发病率较高,因其粪便中所含的胆汁酸、中性类固醇物质在肠道厌氧菌的作用下,生成促癌物质或致癌物质,如多环芳烃化合物等。

2. *遗传因素* 曾有大肠癌家族性高发现象的报道。特别是家族性多发性息肉病,有很高的癌变倾向,为癌前病变,属于单基因遗传病。在该病患者体内可检出一种单基因突变体,对息肉的癌变有易感性。

3. *慢性肠道疾病* 如肠息肉状腺瘤、慢性溃疡性结肠炎、肠道慢性血吸虫病等,由于长期慢性炎症刺激,使肠黏膜上皮异型性增生而形成大肠癌。

(二) 病理变化

大肠癌好发于直肠,其次为乙状结肠,两者可占全部病例的 2/3 以上。再次为盲肠、升结肠、降结肠和横结肠。肉眼观察分为以下四种类型。①隆起型:肿瘤突向肠腔内形成结节状、息肉状或菜花状。表面常有坏死、出血及溃疡形成。②溃疡型:肿瘤表面形成较深溃疡,边缘隆起,呈火山喷口状,此型较多见。③浸润型:肿瘤组织向肠壁各层弥漫性浸润,常累及肠壁全层,使肠壁局部增厚、变硬,由于常伴有纤维组织增生,使肠管缩小,形成环形狭窄。④胶样型:肿瘤表面及切面呈半透明、胶冻状。多见于青年人,预后较差。

镜下观察,以管状腺癌、乳头状腺癌多见,其次为低分化腺癌、黏液腺癌和印戒细胞癌,未分化癌和鳞状细胞癌等少见。

(三) 扩散方式

1. *直接蔓延* 当大肠癌组织浸润到浆膜后,可直接蔓延到邻近器官,如前列腺、膀胱、子宫及阴道、腹膜等。

2. *淋巴道转移* 癌组织未穿透肠壁肌层时,淋巴道转移较少见。一旦突破肌层,淋巴道转移率明显升高,癌细胞沿淋巴道首先转移到附近淋巴结。如结肠癌首先转移到结肠上、旁、中间和终末淋巴结,直肠癌首先转移到直肠旁淋巴结,以后可扩散到远处淋巴结,甚至经胸导管转移到锁骨上淋巴结。

3. 血道转移　晚期癌细胞可经血道转移到肝、肺、骨等处。

(四) 临床病理联系

大肠癌因发生部位和累及范围不同,临床表现也有不同。早期常无明显症状,随病变发展,会表现出贫血、消瘦、腹部不适和大便次数增多、变形及黏液血便等。

第九节　肝功能不全

一、概述

肝脏是人体的重要器官之一,其主要功能包括物质代谢、生物转化、分泌、合成、解毒及免疫功能。肝功能不全是指肝脏在损伤因素作用下,肝实质细胞和非实质(主要为肝巨噬细胞,其次是星型细胞等)细胞发生变性、坏死及功能障碍,患者表现出黄疸、出血、腹水、继发感染、肾功能障碍、脑病等一系列临床综合征。当其发展至晚期阶段时常发生肝功能衰竭,而肝功能衰竭患者几乎都以肝性脑病而告终,且在肝性脑病发生过程中往往伴有肾功能衰竭。因此,肝功能衰竭的主要临床表现为肝性脑病和肝肾综合征。

(一) 病因和分类

1. 病因　引起肝功能不全的病因很多,概括为以下几类。

(1) 病原微生物感染　最常见的是肝炎病毒,其他还有细菌感染、寄生虫(血吸虫、阿米巴原虫)、钩端螺旋体等。

(2) 营养因素　营养不良、维生素 A 缺乏和微量元素铜、锌缺乏等。

(3) 毒物和药物中毒　化学性毒物有四氯化碳、氯仿、三氯乙烯、苯、磷等。能引起肝损伤的药物较多,常用的有利福平、异烟肼、对乙酰氨基酚、磺胺类、氟烷等。

(4) 其他　如遗传、免疫、酗酒、恶性肿瘤、脂肪肝、胆道疾病等。

肝脏的再生和代偿功能非常强大,只有肝损伤程度超过肝脏的代偿和再生修复能力时,才出现明显的肝功能障碍。因此,临床上患者一旦出现肝功能不全的表现,即表明肝实质细胞和肝巨噬细胞(枯否细胞)破坏程度已经相当严重。

2. 分类　肝功能不全有多种分类方法,按病情可分为急性肝功能不全和慢性肝功能不全两种。

(1) 急性肝功能不全:以起病急骤、进展快、病情重为特点,故又称暴发性肝功能衰竭。常见于急性肝坏死的患者,如暴发性病毒性肝炎、四氯化碳中毒、药物中毒、妊娠期急性肝坏死等。患者常在发病后 12～24 小时出现黄疸,2～4 天后由嗜睡转为昏迷,伴有全身出血倾向。

(2) 慢性肝功能不全:表现为病情进展缓慢,病程较长,多见于各种类型肝硬化的失代偿期、肝癌晚期患者。往往在某些诱因(如上消化道出血、感染,服用镇静剂、麻醉剂,电解质和酸碱平衡紊乱,氮质血症等)作用下病情突然加剧,进而发生肝性脑病和肝肾综合征。

(二) 肝功能不全对机体的影响

肝脏是一个多功能器官,其功能不全对机体的影响大,主要归纳为以下几个方面。

1. 物质代谢障碍

(1) 低血糖症:严重肝损伤时,致使肝内糖原储备锐减;同时由于肝细胞内质网上葡萄糖-6-磷酸酶遭到破坏,使肝糖原水解障碍。此外,由于肝脏严重受损使胰岛素灭活减少、血浆胰岛素升高等原因，常引起低血糖症，低血糖往往可诱发肝昏迷。

(2) 低蛋白血症：肝是人体合成和分解蛋白质的主要器官，也是血浆蛋白的重要来源。因肝细胞严重损伤，导致血浆白蛋白、凝血因子、运载蛋白及酶的合成代谢障碍，形成低蛋白血症，尤其是血浆白蛋白合成可减少一半以上，其在肝性腹水形成上具有一定作用。

(3) 水、电解质紊乱：肝脏损伤后，肝细胞灭活醛固酮能力减弱，血中醛固酮浓度升高，肾远曲小管和集合管保钠排钾过程加强，引起钠水潴留和低钾血症；又因抗利尿激素灭活减少，加之分泌增多，促使肾远曲小管和集合管对水的重吸收功能增强，引起水潴留，并可发生稀释性低钠血症。肝功能不全患者常出现腹水和全身水肿。

2. 胆汁分泌和排泄障碍　胆汁是由肝细胞不断生成和分泌的。肝细胞损伤后，处理胆红素能力降低及肝内胆汁淤积，使患者血中非酯型胆红素和酯型胆红素浓度均升高，血清胆红素定性试验呈双向阳性反应。患者临床上表现出黄疸，即皮肤、黏膜、巩膜等黄染。

3. 凝血功能障碍　肝细胞几乎合成全部的凝血因子(除 Ca^{2+} 外)，同时也能清除活化的凝血因子。肝功能不全患者可因凝血因子合成减少、凝血因子消耗增多和血小板数量减少等，出现出血倾向，如皮肤、黏膜出血点和鼻衄、牙龈出血等。

4. 免疫功能障碍　肝巨噬细胞有很强的吞噬能力，能吞噬血中的异物、细菌、染料、内毒素及其他颗粒物质。肝脏是免疫蛋白和补体的主要产地，也是处理抗原、抗体的重要场所，对机体的免疫起重要作用。肝功能不全时，肝巨噬细胞吞噬能力下降，常合并感染，如菌血症、感染性心内膜炎、尿路感染、自发性细菌性腹膜炎等。此外，肠道细菌产生的内毒素经门静脉到达肝脏时，不能被肝巨噬细胞及时清除，而形成肠源性内毒素血症。肠源性内毒素血症可进一步加重肝细胞变性、坏死、纤维化。肝细胞合成补体和纤维连接蛋白不足，可使吞噬细胞识别和吞噬细菌的能力下降。

5. 肾功能不全　肝功能不全的晚期，因有效循环血量减少、内毒素血症、假性神经递质蓄积等多种因素，可发生肾功能不全，患者表现出少尿、氮质血症和水、电解质紊乱等一系列肾功能不全的症状，称为肝肾综合征。

6. 生物转化功能障碍　体内产生的多种生物活性物质、代谢终末产物(如氨)和由外界进入体内的各种物质(如药物、毒物)，需经肝的生物转化作用(氧化、还原、水解、结合等反应)将其转变为水溶性物质再从肾脏排出或从胆汁排出。肝功能不全时，上述转化功能障碍，造成体内代谢产物蓄积，产生毒性作用。如氨中毒时可引起中枢神经功能障碍，即肝性脑病。

二、肝性脑病

肝性脑病是继发于严重肝功能不全的神经精神综合征，患者出现一系列的精神神经症状，根据临床表现及精神障碍的严重程度分为四个发展阶段：早期有轻微的性格和行为改变；继之以精神错乱、睡眠障碍、行为失常为主；进一步以昏睡和严重精神错乱为主；最后患者完全丧失意识，不能唤醒，即进入昏迷阶段。

(一) 发病机制

肝性脑病的发病机制尚未完全阐明。大量有关本病死者的病理形态学资料表明，肝性脑病时脑组织没有明显的特征性病理变化，目前多数学者认为是毒物通过血脑屏障进入脑内引起脑组织功能和代谢障碍所致。关于肝性脑病的发病机制主要有以下几种学说。

1. 氨中毒学说　临床研究发现，80%～90%的肝性脑病患者血氨高于正常值2～3倍，且血氨水平与病情严重程度有明显的相关性；肝硬化患者进食大量蛋白质及口服铵盐等含氮物质可诱发肝性脑病；动物实验证实，喂食大量铵盐也可出现类似肝性脑病的症状，这些均表明血氨升高与肝性脑病有密切关系。

在正常情况下，血氨的生成与清除保持动态平衡，血氨浓度保持稳定，一般不超过 59 μmol/L（100 mg/dl）。严重肝功能受损，使氨生成增多或清除不足，就会引起血氨水平升高，导致肝性脑病的发生。

（1）血氨增高的原因：①氨生成过多：肝性脑病前期，患者高度不安与躁动，使肌肉活动增强，肌肉中腺苷酸分解代谢增强，产氨增多；肝硬化患者有上消化道出血，血浆蛋白在肠道细菌作用下产氨增多及门脉高压所致胃肠黏膜淤血、水肿，或因胆汁分泌不足，食物消化和吸收功能障碍，排空减慢，细菌生长活跃使氨生成增多；肝功能衰竭常伴有肾功能衰竭而发生尿毒症，尿素大量弥散至肠道，经肠道细菌的尿素酶分解产氨也增多。②氨清除不足：正常人体内生成的氨，其主要去路是在肝内经鸟氨酸循环合成无毒的尿素，通过肾脏排出体外。肝功能严重损害时，能量代谢障碍，ATP 生成不足及肝内酶活性降低，致使鸟氨酸循环障碍，尿素合成减少，使血氨升高。此外，肝硬化晚期，门-体侧支循环形成或行门-体分流手术后，来自肠道的氨绕过肝直接进入体循环而使血氨升高。

肠道中氨的吸收与肠道 pH 有密切关系。当 pH 降低时，NH_3 与 H^+ 结合为 NH_4^+，不能被肠道吸收而随粪便排出体外。当结肠内环境 pH 降至 5 时，氨不但不能被肠道吸收，反而可向肠道排氨，称此为酸透析。应用乳果糖治疗肝性脑病就是根据酸透析原理，现已取得一定疗效。

（2）氨对脑组织的毒性作用：氨对脑组织毒性作用，至今仍未完全阐明，一般认为，血氨增高通过以下途径引起肝性昏迷。①干扰脑组织的能量代谢：正常脑组织的能量主要来自葡萄糖氧化，血氨增高可通过血脑屏障进入脑组织干扰葡萄糖的生物氧化。氨与三羧酸循环的重要中间产物 α-酮戊二酸结合生成谷氨酸，再与氨结合生成谷氨酰胺，一方面使 α-酮戊二酸减少，影响糖的有氧代谢，另一方面又消耗了大量还原型辅酶 I（NADH），使呼吸链中的递氢过程不能正常进行，以致 ATP 产生不足。此外，在合成谷氨酰胺过程中消耗了大量 ATP，使脑细胞活动所需能量不足而不能维持中枢神经系统的正常功能，引起昏迷。②氨使脑内神经递质发生改变或对神经细胞膜产生抑制作用。一些实验证明，脑内氨升高时可使兴奋性神经递质（谷氨酸、乙酰胆碱等）减少，而抑制性神经递质（谷氨酰胺、γ-氨基丁酸等）增加，而出现脑功能抑制。有研究认为，氨可抑制神经细胞膜上 Na^+-K^+-ATP 酶活性，影响复极期细胞膜的离子转运，使 Na^+、K^+ 在神经细胞膜内外分布异常，从而干扰神经元的兴奋和传导活动。

2. *假性神经递质学说*　该学说认为，肝性脑病的发生是由于假性神经递质在网状结构的突触部位堆积，竞争性地取代正常神经递质，使神经突触部位的神经冲动传导发生障碍，而引起中枢神经系统功能紊乱导致昏迷。

（1）假性神经递质的形成：正常饮食中的蛋白质在肠道中被分解为氨基酸，其中芳香族氨基酸如苯丙氨酸和酪氨酸，经肠道细菌脱羧酶作用，生成苯乙胺和酪胺，正常这类胺被吸收后，绝大部分在肝内被单胺氧化酶分解清除。当肝功能障碍或有侧支循环形成时，未经肝脏处理，循环血液中的单胺类通过血脑屏障进入脑内。在神经细胞内，苯乙胺和酪胺经非特异性 β-羟化酶作用被羟化，形成苯乙醇胺和羟苯乙醇胺。这两种物质的化学结构与正常神经递质去甲肾上腺素和多巴胺相似，但传递神经冲动的功能远较正常神经递质为弱，故称假性神经递质（图 14-11）。

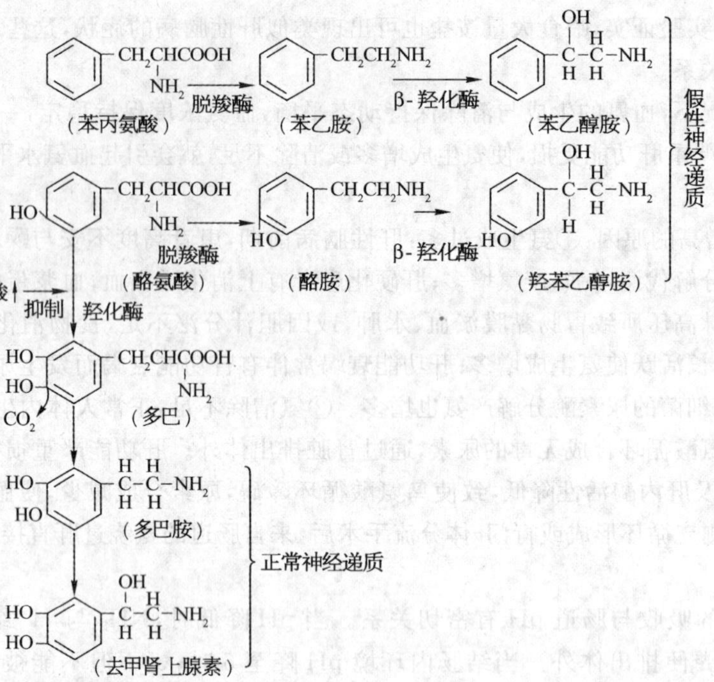

图 14－11．正常神经递质及假神经递质的产生过程

(2) 假性神经递质的致病机制：脑干网状结构中的上行激动系统维持着大脑皮质的兴奋性和觉醒状态。上行激动系统在脑干网状结构中多次更换神经元，通过许多突触间神经递质的交换来传递信息。突触在传递信息时所需要的生理性神经递质主要有去甲肾上腺素和多巴胺。当脑干网状结构中的假性神经递质增多时，被神经元摄取、贮存和释放，但由于其生理效应极弱，因而不能维持网状结构上行激动系统的正常功能，大脑皮质的兴奋性降低，以致发生昏迷。此外，多巴胺是黑质-纹状体中抑制性递质，当它被假性神经递质取代时，患者出现抽搐、扑翼样震颤等症状。

3. 血浆氨基酸失衡学说　该学说是假性神经递质学说的补充和发展。正常人血浆中的支链氨基酸和芳香族氨基酸的比值为 3～3.5，而肝性脑病患者为 0.6～1.2。若用中性氨基酸混合液将此比值矫正到 3～3.5，中枢神经系统功能即会得到改善。

(1) 血浆氨基酸失衡的原因：主要是肝功能障碍或侧支循环形成，胰岛素在肝脏内灭活减少，血液中胰岛素水平升高，促进骨骼肌和脂肪组织对支链氨基酸的摄取和分解，使血浆支链氨基酸水平下降。而芳香族氨基酸的分解代谢，只能在肝内进行，由于肝功能降低而分解减少，使血液水平升高。此外，肝功能障碍时，胰岛素和胰高血糖素的灭活都降低，在血中浓度都升高，但胰高血糖素升高较胰岛素更为明显，使胰岛素与胰高血糖素比值下降，蛋白质分解代谢增强，大量的芳香族氨基酸从肌肉和肝分解出来，导致血液中芳香族氨基酸浓度明显升高。

(2) 血浆氨基酸失衡的后果：芳香族氨基酸及支链氨基酸等在生理 pH 情况下呈电中性，由同一载体转运通过血脑屏障，具有竞争抑制作用，其结果是芳香族氨基酸大量进入脑内。酪氨酸、苯丙氨酸、色氨酸可通过抑制酪氨酸羟化酶或多巴脱羧酶，使多巴胺和去甲肾上腺素合成减少，同时在芳香族氨基酸脱羧酶作用下分别形成羟苯乙醇胺和苯乙醇胺。色氨酸在脑内先羟化后脱羧生成 5-羟色胺（5-HT），可取代去甲肾上腺素。因此，也是一种假性神经递质。

总之，芳香族氨基酸大量进入脑组织内，生成假性神经递质增多，并抑制去甲肾上腺素和多巴胺的合成，使正常神经递质减少，神经冲动传导发生障碍。因此，血浆氨基酸失衡学说是对假性神经递质学说的补充和发展。

4. γ-氨基丁酸学说　动物实验发现，肝性脑病患者的血清γ-氨基丁酸（GABA）水平升高，同时在动物实验和患者脑内均发现其受体数目增多。γ-氨基丁酸被认为是体内最主要的抑制性神经递质。在脑内的γ-氨基丁酸主要是在突触前神经元内谷氨酸经谷氨酸脱羧酶作用生成，并贮存在细胞质囊泡内。突触神经元兴奋时，囊泡释放γ-氨基丁酸进入突触间隙，与突触后膜的特异性受体结合，从而产生抑制效应。

肠道菌群是产生γ-氨基丁酸的主要来源，正常生理情况下，外周血中的γ-氨基丁酸不能通过血脑屏障，而是在肝脏内经γ-氨基丁酸转氨酶作用而被分解。肝功能衰竭时，肠源性γ-氨基丁酸不能经肝脏清除，使血中浓度升高，同时血脑屏障的通透性增强，因而外周血中的γ-氨基丁酸进入脑组织，并与突触后神经元的γ-氨基丁酸受体结合而发挥其抑制作用，引起昏迷。

（二）肝性脑病的诱因

1. 出血　上消化道出血是肝性脏病最常见的诱因。因为：①血液中的蛋白质在肠内经细菌作用，可产生大量氨及其他毒物。②大出血使有效循环血量减少，肾缺血导致尿量减少，尿素肠肝循环增加，产氨增多。③大出血引起血压降低、休克，致使脑组织缺血缺氧及血脑屏障通透性增加而诱发昏迷。

2. 感染　肝病患者抵抗力较低，易继发感染。细菌及其毒素可直接损害肝功能，使氨合成尿素减少；感染引起发热，组织蛋白分解增加，产氨增多；感染还可使血脑屏障通透性增加和脑对氨等毒性物质敏感性增高而诱发肝性脑病。

3. 电解质、酸碱平衡紊乱　肝硬化患者伴腹水形成，常用利尿剂治疗，使钾丢失过多，引起低钾性碱中毒。碱中毒可使 NH_4^+ 转变为 NH_3。同时，碱中毒时肾小管上皮细胞产生的氨以铵盐形式排出减少，以 NH_3 的形式弥散入血增多，使血氨浓度升高。

4. 氮质血症　肝性脑病患者大多伴有肾功能不全，致使血中非蛋白氮升高，大量尿素弥散入肠腔并生成氨，使血氨升高。

5. 其他　放腹水过多过快、镇静剂与麻醉剂使用不当、酒精中毒、便秘、严重创伤、手术等均可诱发本病。

（三）肝性脑病防治的病理生理基础

肝性脑病的发病机制比较复杂，常是多种因素综合作用的结果，故在防治上应多种措施同时或相继进行。

1. 防止诱因　诱因的出现，无论对已发生肝性昏迷的患者，或者是尚未发生肝性脑病的肝功能衰竭患者，都是非常重要的。主要措施有：①严格限制蛋白质摄入量，增加葡萄糖及维生素等营养物质。②预防上消化道出血。③慎用镇静剂和麻醉剂。④保持大便通畅，减少肠道有毒物质进入体内。⑤注意预防因利尿、放腹水、电解质紊乱等诱发的肝性脑病。

2. 降低血氨　口服抗生素能抑制肠道细菌，减少氨生成；口服乳果糖或高位弱酸液体灌肠能降低肠道 pH，减少氨的生成和吸收；应用谷氨酸和精氨酸，通过合成谷氨酰胺和尿素从而降低血氨浓度。

3. 恢复神经传导功能　补充正常神经递质，使其与脑内假性神经递质竞争。目前应用较多的是左旋多巴，因其易于通过血脑屏障进入中枢神经系统，并转变为正常神经递质发挥效应。此外，左旋多巴还有降低血氨的作用。

4. 调整血浆氨基酸的平衡　应用富含支链氨基酸及精氨酸的复方氨基酸溶液，有利于恢复血浆氨基酸的平衡，改善脑功能状态，防治肝性脑病。

三、肝肾综合征

肝肾综合征（hepatorenal syndrome，HRS）是指肝硬化患者失代偿期或急性重症肝炎时所伴发的急性肾小管坏死，是继发于肝功能衰竭基础上的功能性肾功能衰竭，又称肝性功能性肾衰竭。

（一）病因与类型

各种类型的肝硬化、重症病毒性肝炎、肝癌、暴发性肝衰竭、妊娠性急性脂肪肝等均可导致肝肾综合征。大多数肝肾综合征表现为肝性功能性肾功能衰竭，肾并无器质性病变，如果肝病病情得到改善则肾功能可恢复。但如果持续时间过长，可因肾小管缺血、休克、肠源性内毒素血症等引起急性肾小管坏死，产生肝性器质性肾功能衰竭。

（二）发病机制

实验证明，HRS的发生主要表现为肾血管收缩。如应用^{133}氙冲洗法和肾动脉造影显示 HRS 患者肾皮质血液灌注量降低，肾叶间动脉与弓形动脉呈念珠状或扭曲状。患者死后重做造影，肾血管光滑、规则、念珠状影像消失，说明这些动脉生前有挛缩。目前认为 HRS 的肾血管收缩可能与下列因素有关。

1. *肾交感神经张力增高*　肝硬化晚期大量腹水形成、胃肠出血、利尿、腹腔放液等可使有效循环血量减少；肝硬化晚期由于门脉高压使大量血液淤积在门脉所属的内脏血管床内，也可使有效循环血量减少。有效循环血量减少反射性地引起交感-肾上腺髓质系统兴奋性加强，儿茶酚胺增多，使肾血管收缩。

2. *肾素-血管紧张素系统活动增强*　肾血流量减少使肾素增加，而肝功能衰竭可使肾素灭活减少。该系统激活导致肾血管收缩。

3. *激肽释放酶-激肽系统活动异常*　现已证明，在 HRS 患者血浆和尿中检测不到缓激肽和激肽释放酶及其前体，说明 HRS 发生时，肾内舒血管物质——缓激肽活性不足，而缩血管物质——血管紧张素Ⅱ活性增强，使肾血管收缩。

4. *前列腺素合成不足*　肾脏可产生前列腺素（PG_S），其中 PGE_2、PGL_2、PGA_2 有舒张血管作用，也可产生血栓素（TXA_2），而 TXA_2 则可收缩血管。正常时两者维持平衡，以保证肾脏血管的正常舒缩功能。HRS 患者 PG_S 减少而 TXA_2 增多，肾血管收缩占优势。

5. *内皮素生成增多*　内皮素-1（ET-1）具有缩血管作用，HRS 患者血中 ET-1 增加。因为 HRS 时组织缺氧、内毒素血症和儿茶酚胺增多等均可促进 ET-1 的生成增多。ET-1 除可收缩血管外，也可刺激肾小球系膜细胞收缩，减少滤过面积，促使肾小球滤过率降低。

6. *内毒素血症*　肝硬化伴 HRS 患者血浆内毒素水平明显增高，且与肌酐清除率、血清尿素氮密切相关，说明内霉素血症在 HRS 发病机制中有一定的作用。其详细机制不明，有人认为内毒素可刺激 TXA_2 生成增多，可促进肾血管收缩。

总之，重症肝病患者由于腹水和门脉高压等原因，引起有效循环血量减少，导致肾血流量减少，同时交感-肾上腺髓质系统、肾素-血管紧张素系统活性增强。此外，肝功能严重障碍所致的内皮素、TXA_2 等物质产生增多，PG_S 合成不足，使肾血管收缩，滤过率降低，直接影响 HRS 的发生发展。

小结

胃炎可分为急性胃炎和慢性胃炎。其中 [redacted] 慢性浅表性胃炎较常见，炎症仅局限于黏膜浅层。慢性萎缩性胃炎以B型多见，胃黏膜固有层炎细胞浸润广泛，伴有腺体萎缩和肠上皮化生。

消化性溃疡包括胃溃疡和十二指肠溃疡。胃溃疡多发生于胃小弯近幽门处，十二指肠溃疡多在球部。并发症有出血、穿孔、幽门梗阻、癌变。

胆囊炎多由细菌引起，且多有胆汁淤滞作为发病的基础，以急性胆囊炎较多见，主要病变为蜂窝织性或坏疽性胆囊炎。胆石症是胆汁的某些成分在各种因素作用下析出凝集而形成的，结石的种类有胆色素性结石、胆固醇性结石、混合性结石。

胰腺炎是胰腺因胰酶的自身消化作用而引起的疾病，可分为急性胰腺炎和慢性胰腺炎，好发于中年男性，发作前多有暴饮暴食或胆道疾病史。急性出血性胰腺炎可因腹膜炎和休克等导致患者死亡。

阑尾炎居临床急腹症首位，病理类型有单纯性阑尾炎、急性蜂窝织性阑尾炎和急性坏疽性阑尾炎三种。

病毒性肝炎与肝硬化密切相关，病毒性肝炎是一组肝炎病毒感染引起的变质性炎，属于传染病。当肝细胞广泛变性、坏死，继发纤维组织增生和肝细胞的再生，久之，破坏肝小叶的正常结构和肝内血液循环体系，形成假小叶，导致肝脏变形、变硬，称肝硬化。当肝结构被破坏，引起肝功能不全，导致肝性脑病和肝肾综合征，晚期常出现昏迷。

消化系统肿瘤以恶性肿瘤多见，对人体的危害性较大，尤其是胃癌、原发性肝癌和大肠癌发病率较高，在我国常见。

附　实验实训

1. 观察慢性胃溃疡、门脉性肝硬化、急性蜂窝织炎性阑尾炎、胃癌(溃疡型)、肝癌(结节型)、直肠癌的大体标本特点。
2. 识别慢性胃溃疡、门脉性肝硬化的镜下改变。
3. 利用多媒体教学课件进行演示。

第十五章
泌尿系统疾病

导学

了解：肾盂肾炎的病因、发病机制；肾细胞癌和膀胱癌的病因、病理变化和临床病理联系。

熟悉：肾小球肾炎的分型、基本病变和临床病理联系；肾盂肾炎的病变特点和临床病理联系；急、慢性肾功能衰竭的病因、发病机制以及机体功能和代谢变化。

应用：通过肾脏疾病的学习，为临床上诊断泌尿系统疾病提供重要依据。

实验：观察辨认和描述常见肾炎、肾盂肾炎、肾癌和膀胱癌的形态变化。

泌尿系统包括肾、输尿管、膀胱和尿道。其主要功能是将人体代谢过程中产生的废物和毒物以尿的形式排出体外，以维持机体内环境的稳定。肾不但是尿生成的器官，而且还具有内分泌功能，可分泌肾素、促红细胞生成素、前列腺素、$1,25-(OH)_2-D_3$ 等激素，参与调节血压、红细胞的生成和钙的吸收。肾的解剖生理单位称为肾单位，由肾小球和肾小管组成。肾小球由毛细血管丛和肾球囊构成。肾小球毛细血管壁内皮细胞、基底膜和肾球囊脏层上皮细胞，共同组成肾小球的滤过膜。

肾脏复杂的结构是完成多功能的基础，掌握肾脏的解剖生理知识，对于学习肾疾病将有很大的帮助。

第一节　肾小球肾炎

肾小球肾炎(glomerulonephritis)是以肾小球损害为主的超敏反应性疾病。临床表现主要有蛋白尿、血尿、水肿和高血压等。早期症状常不明显，容易被忽略，发展到晚期可引起肾衰竭，严重威胁患者的健康和生命。肾小球肾炎可分为原发性和继发性。原发性肾小球肾炎是指原发于肾脏的独立性疾病。继发性肾小球肾炎是指继发于其他疾病引起的肾小球损伤，如红斑狼疮性肾炎、过敏性紫癜性肾炎等。本节仅介绍原发性肾小球肾炎。

一、病因和发病机制

肾小球肾炎的病因和发病机制虽然尚未完全明了，但大量实验和临床研究证明大多数肾小球肾炎是抗原抗体反应引起的免疫性疾病，细胞免疫可能在某些类型肾小球肾炎的发病中起一定作用。

(一) 肾小球肾炎的抗原

引起肾小球肾炎的抗原物质可分为内源性和外源性两大类。

1. *内源性抗原*　包括肾小球性抗原(如肾小球基膜抗原、系膜细胞膜抗原、内皮细胞膜抗原、足细胞膜抗原等)和非肾小球性抗原(如核抗原、DNA、肿瘤抗原、免疫球蛋白、甲状腺球蛋白等)。

2. *外源性抗原*　包括各种病原生物体的成分、某些药物、异种血清等。

(二) 肾小球肾炎的发病机制

抗原抗体复合物是引起肾小球损伤的主要原因。由于不同的抗原物质形成免疫复合物的方式和沉积部位不同,导致肾小球肾炎的病变和类型非常复杂。

1. *原位免疫复合物性肾炎*　比较少见,约10%。抗体与肾小球性抗原或植入在肾小球内的抗原结合,在肾小球原位直接反应,形成免疫复合物,引起肾小球损伤。由于抗原性质不同,所引起的抗体反应不同,所引起的肾炎类型也不同。

(1) 抗肾小球基膜肾炎:肾小球基膜本身的某种成分可能在某些因素的作用下,其结构发生了改变而具有抗原性,刺激机体产生相应的自身抗体,这种自身抗体直接与肾小球基膜结合形成免疫复合物;或某些病原微生物与肾小球基底膜有共同抗原性,病原微生物抗原刺激机体产生的抗体可与肾小球毛细血管基膜起交叉反应。此种肾炎用免疫荧光法检查,可见免疫复合物沿肾小球毛细血管基膜沉积呈连续的线形荧光(图 15－1a)。这类肾炎在人类较少见,约占人类肾小球肾炎的 5%。

(2) Heymann 肾炎:Heymann 肾炎是为研究人膜性肾小球肾炎而复制的动物模型。用肾小管刷状缘抗原免疫大鼠后,大鼠体内产生相应抗体,抗体通过内皮细胞和基膜后,与足细胞基膜侧细胞膜上的抗原结合,形成典型的上皮下沉积物,并引起与人膜性肾小球肾炎相似的病变。免疫荧光检查显示为沿基膜不连续的颗粒状荧光。电子显微镜下可见肾小球毛细血管基膜与足细胞间有多数小堆状电子致密物沉积(图 15－1b)。

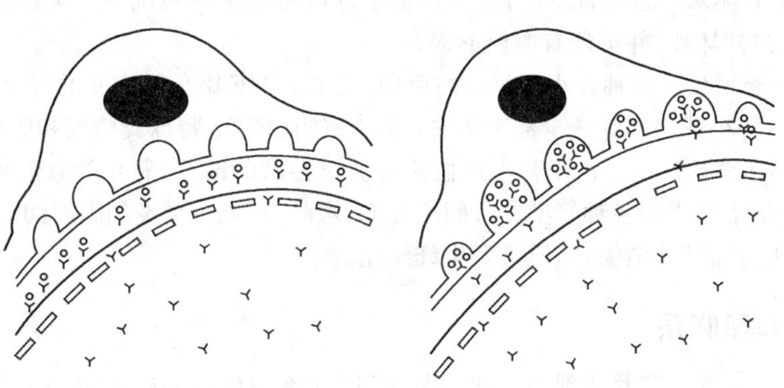

图 15－1　肾小球肾炎原位免疫复合物形成机制示意图

∘:抗原　Y:抗体　♀:抗原抗体复合物

(3) 植入性抗原肾炎:内源性或外源性非肾小球抗原(如细菌、病毒、药物等)可能与肾小球内的成分结合形成植入性抗原。大多数植入抗原引起的肾小球肾炎,用免疫荧光法检查可见免疫复合物在肾小球内显示为散在的颗粒状荧光。

2. *循环免疫复合物性肾炎*　比较多见,约 90%。引起循环免疫复合物性肾炎可以是外源性抗原,如感染产物、异种蛋白、药物等;也可以是内源性非肾小球性抗原,如 DNA、甲状腺球蛋白及肿

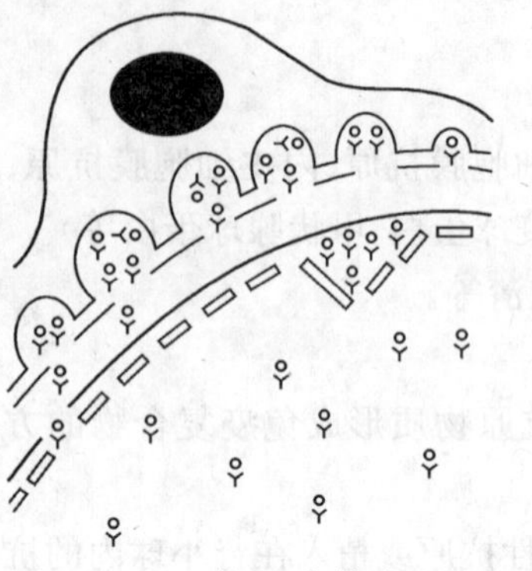

图 15-2　肾小球肾炎循环免疫复合物沉积机制示意图

○:抗原　Y:抗体

♀:抗原抗体复合物

瘤抗原等。这些抗原刺激机体产生相应抗体,抗原抗体在血液循环内结合,形成抗原抗体复合物。抗原抗体复合物随血流经肾时,在肾小球内沉积引起肾小球损伤。由于免疫复合物分子的大小和携带的电荷不同以及其他因素的影响,免疫复合物在肾小球内沉积的部位有所不同,进而引起不同类型的肾小球肾炎。免疫荧光法检查可见免疫复合物在肾小球内呈颗粒状荧光。电子显微镜下可见肾小球系膜区、内皮细胞与基膜间、基膜内或基膜与足细胞间有电子致密物质沉积(图 15-2)。

以上两种机制既可单独作用,也可共同作用引起肾小球肾炎。两种发病机制引起的肾炎都可表现为急性或慢性过程,病变也都有轻有重。这一方面与抗原和抗体的性质、数量、免疫复合物沉积的量和持续的时间有关,另一方面也取决于机体的免疫状态和反应性等内在因素。

由于有些患者或实验性肾炎组织中无免疫复合物,但可见巨噬细胞或淋巴细胞反应,所以有人认为,这些肾炎的发生可能与T细胞介导的细胞免疫有关。

二、基本病理变化

肾小球肾炎的基本病理变化主要有:

1. 肾小球细胞增多　急性肾小球肾炎时,肾小球系膜细胞、内皮细胞和上皮细胞增生,并伴有中性粒细胞、单核巨噬细胞和淋巴细胞浸润,肾小球细胞数量增多,肾小球体积增大。

2. 肾小球基膜增厚　基膜增厚既可以是基膜本身的改变,也可以是因为内皮下、基膜内或上皮下免疫复合物沉积而引起。增厚的基膜由于理化性状发生了改变,通透性升高。

3. 炎性渗出和坏死　急性肾小球肾炎时,肾小球内可见中性粒细胞等炎细胞渗出,毛细血管壁可发生纤维蛋白样坏死,并可伴有血栓形成。

4. 玻璃样变和硬化　各种肾小球肾炎的后期,光镜下HE染色见病变的肾小球发生玻璃样变和纤维化。此时,肾小球内细胞减少甚至消失,毛细血管腔闭塞,肾球囊脏层和壁层融合。

5. 肾小管和间质的改变　由于肾小球血流和滤过性状的改变,肾小管管腔内可见由蛋白质、细胞或细胞碎片聚集而成的各种管型。肾间质充血、水肿,可见少量炎细胞浸润。慢性肾小球肾炎时,肾小管可发生萎缩甚至消失,间质可发生纤维化。

三、临床病理联系

由于肾小球肾炎的病变及病理类型比较复杂,因此不同患者的临床表现也不尽相同,主要有以下几种类型。

1. 急性肾炎综合征　起病较急,有明显的血尿,轻至中度蛋白尿,常有水肿和高血压。严重的患者可出现氮质血症。

2. 快速进行性肾炎综合征　起病急,病情进展快,在出现水肿、血尿和蛋白尿等改变后,迅速出现少尿甚至无尿,并伴有氮质血症,常发展为急性肾功能衰竭。

3. 肾病综合征　主要表现为大量蛋白尿、高度水肿、高脂血症和脂尿、低蛋白血症。

4. 慢性肾炎综合征　主要表现为多尿、夜尿、低比重尿、高血压、贫血、氮质血症等,后期出现慢性肾功能衰竭甚至尿毒症。

5. 无症状性血尿或蛋白尿　表现为持续或复发性肉眼或镜下血尿，或轻度蛋白尿，也可两者兼有。

四、常见病理类型

通过肾穿刺活检，肾组织病理学检查在肾小球肾炎的诊断上发挥着重要作用。而肾炎的病理变化与临床发展有着密切的联系，因此，肾小球肾炎的病理分类对临床治疗和判断预后有很大帮助。但原发性肾小球肾炎病变复杂，类型繁多，临床表现也不尽相同。常见的肾小球肾炎有下列几种类型。

（一）急性弥漫性增生性肾小球肾炎

急性弥漫性增生性肾小球肾炎（acute diffuse proliferative glomerulonephritis）的主要病变特点是弥漫性的毛细血管内皮细胞和系膜细胞增生，在临床上称为急性肾小球肾炎，为临床常见的肾炎类型，多见于5～14岁儿童，主要表现为急性肾炎综合征。

急性弥漫性增生性肾小球肾炎常发生于感染以后，最常见的为A族乙型溶血性链球菌感染，一般发生在链球菌感染后1～4周，是链球菌感染引起的超敏反应性疾病，称为链球菌感染后肾炎。此种肾炎患者发病时血中查不到细菌，但抗链球菌溶血素"O"抗体增多，补体水平下降。除链球菌外，其他细菌、某些病毒和寄生虫等也可引起这种类型的肾炎。

1. 病理变化　肉眼观察双侧肾表面充血，颜色较红，体积增大，被膜紧张，称为大红肾。有时肾脏表面见散在粟粒大小的出血点，称为蚤咬肾。切面可见肾皮质略增厚。镜下观察病变为弥漫性，两侧肾的绝大多数肾小球受累。肾小球体积增大，肾小球内细胞数量增多，增生的细胞主要为毛细血管内皮细胞和系膜细胞，并伴有中性粒细胞等浸润。毛细血管腔狭窄甚至闭塞（图15－3，彩图，见插页）。

2. 临床病理联系　主要表现为急性肾炎综合征，由于肾小球细胞增生肿胀而压迫毛细血管，管腔狭窄，肾小球血流量减少，肾小球滤过率降低而出现少尿和无尿，严重者可出现氮质血症。血尿、蛋白尿、管型尿是由于肾小球毛细血管损伤、通透性增大引起。患者常有轻度或中度水肿，往往首先出现在眼睑等组织疏松的部位。水肿的主要原因是由于肾小球滤过减少、肾小管重吸收功能相对正常而引起的钠水潴留。此外，患者还可有轻至中度高血压，其主要原因可能与钠水潴留引起的血容量增加有关。

3. 结局　儿童患者预后好，95%以上的患者可完全恢复。少数患者症状可反复，逐渐发展为慢性肾小球肾炎。极少数患者可发展为新月体性肾小球肾炎或在短期内发生肾衰竭、心力衰竭或高血压脑病。成人由感染引起的急性肾小球肾炎预后较差。

（二）急进性肾小球肾炎

急进性肾小球肾炎（rapidly progressive glomerulonephritis）又称弥漫性新月体性肾小球肾炎。其病变特点为肾小球内有大量新月体形成。主要症状为血尿，并迅速出现少尿甚至无尿、高血压和氮质血症。如不及时治疗，患者常在数周至数月内发生肾衰竭并死于尿毒症，故又称快速进行性肾小球肾炎。

1. 病理变化　肉眼观察，双侧肾脏体积增大，色苍白，表面可见出血点。镜下观察，大部分肾小球内有新月体形成。新月体主要由增生的壁层上皮细胞和渗出的单核细胞等组成，以上成分附着于球囊壁层，在毛细血管球外侧形成新月状或环状结构。早期新月体以细胞成分为主，称为细胞性新月体。随后，新月体内的细胞和渗出物逐渐被纤维组织替代，称为纤维性新月体。新月体形成后，可压迫毛细血管丛并使肾球囊腔闭塞，肾小球的结构和功能因此发生破坏，最后毛细血管丛萎缩、纤维化，整个肾小球纤维化和玻璃样变，功能丧失。

2. 临床病理联系　患者临床上多出现血尿、蛋白尿，迅速出现少尿，甚至无尿和氮质血症。这种肾炎常发生在坏死性肾小球肾炎的基础上，由于肾小球毛细血管坏死，血尿常比较明显，而蛋白尿相对较轻，水肿不明显。大量新月体形成后，阻塞肾球囊腔，血浆不能滤过，故出现少尿甚至无尿。代谢废物不能排出，在体内潴留引起氮质血症。大量肾单位纤维化、玻璃样变，肾组织缺血，通过肾素-血管紧张素的作用，可发生高血压。由于病变广泛，大量代谢产物在体内堆积，水、电解质和酸碱平衡调节紊乱，最后可导致肾衰竭。

3. 结局　预后极差，如不及时采取措施患者往往在数周至数月内死于尿毒症。预后一般与病变的广泛程度有关。80%～90%以上肾小球有新月体形成者往往不能恢复。

（三）膜性肾小球肾炎

膜性肾小球肾炎（membranous glomerulonephritis）的主要病变为弥漫性肾小球毛细血管基底膜增厚，常伴有大量蛋白尿，是引起成人肾病综合征的最常见原因。由于肾小球无明显炎性改变，故又称为膜性肾病。

1. 病理变化　肉眼观察，双肾肿大，色苍白，称为“大白肾”。镜下观察，早期病变轻，随病变进展，肾小球毛细血管基底膜弥漫性增厚。

2. 临床病理联系　主要表现为肾病综合征，由于肾小球基底膜严重损伤，滤过膜通透性明显升高，小分子和大分子蛋白均可滤过引起严重的非选择性蛋白尿。由于大量蛋白由尿中排出，血浆蛋白降低，患者出现低蛋白血症。进而由于血浆胶体渗透压降低，血管内水分进入组织间隙，引起水肿。同时，由于血容量减少，肾血流量和肾小球滤过减少，醛固酮和抗利尿激素分泌增多，引起钠水潴留，可加重水肿。高脂血症可能是由于低蛋白血症刺激肝合成脂蛋白增多引起的。由于血脂过高，血中的脂蛋白也可由肾小球滤过，引起脂尿症。

3. 结局　起病缓慢，病程较长，对肾上腺皮质激素不敏感。病变轻者，症状可消退或部分缓解，多数则反复发作。发展到晚期，大量肾单位纤维化、硬化，可导致肾衰竭和尿毒症。

（四）微小病变性肾小球肾炎

微小病变性肾小球肾炎（minimal change glomerulonephritis）的病变特点是在光镜下肾小球病变轻微或无明显变化，临床上常表现为肾病综合征。由于本病肾小管上皮细胞内常有脂质沉积，故又称为脂性肾病。此型肾炎多见于小儿，是引起小儿肾病综合征最常见的原因。

1. 病理变化　肉眼观察，肾体积增大，色苍白，切面可见黄色条纹。光镜下，肾小球无明显变化，近曲小管上皮细胞内有脂滴，这是由于肾小球毛细血管通透性增加，大量脂蛋白滤出，而在肾小管被重吸收所致。电镜下，见弥漫性肾小球脏层上皮细胞足突消失。

2. 临床病理联系　大多表现为肾病综合征，较早出现的症状是水肿。与膜性肾小球肾炎不同之处，脂性肾病的蛋白尿为高度选择性，主要为小分子的白蛋白。

3. 结局　大多数患者对皮质激素治疗效果很好，90%以上儿童可以完全恢复。极少数患者可有反复，发展为慢性肾衰竭。

（五）慢性硬化性肾小球肾炎

慢性硬化性肾小球肾炎（chronic sclerosing glomerulonephritis）是各种类型肾小球肾炎发展到晚期的结果。其病变特点是大量肾小球纤维化及玻璃样变。部分患者起病隐匿，无自觉症状，无其他类型肾炎病史，发现时已为慢性。临床上，患者主要表现为慢性肾炎综合征，最终往往发展为慢性肾衰竭和尿毒症。

1. 病理变化　肉眼观察，两侧肾对称性萎缩变小，颜色苍白，质地变硬，表面呈弥漫性细颗粒状，故称颗粒性固缩肾。切面皮质变薄，皮髓质分界不明显。肾盂周围脂肪增多。镜下观察，大量肾小球纤维化及玻璃样变，形成无结构的玻璃样小球。这些肾小球所属的肾小管也萎缩、消失。肾间质内纤维化，使纤维化、玻璃样变的肾小球相互靠近集中。间质内还可见大量淋巴细胞和浆细胞浸润。残存的肾单位常发生代偿性变化，肾小球体积增大，肾小管扩张。扩张的肾小管腔内常有各种管型（图 15-4，彩图，见插页）。

2. 临床病理联系　表现为慢性肾炎综合征。

(1) 尿的变化：多尿、夜尿和低比重尿主要是大量肾单位破坏后，通过残存肾单位的血流增多，流速加快，肾小球滤过率增加，但肾小管重吸收功能有限，尿浓缩功能降低。

(2) 高血压：由于大量肾单位纤维化，肾组织严重缺血，肾素分泌增加，患者往往有明显的高血压。高血压又可促进动脉硬化，从而加重肾缺血，使血压进一步升高。长期高血压可引起左心室肥大，严重时甚至可导致心力衰竭。

(3) 贫血：由于肾组织大量破坏，促红细胞生成素分泌减少，以及肾功能不全有毒物质蓄积，抑制了骨髓造血，患者表现为贫血。

(4) 氮质血症：由于残存的肾单位逐渐减少，最后造成体内代谢废物不能排出，血中含氮废物增多而出现氮质血症和肾衰竭，严重时发展为尿毒症。

3. 结局　病程进展的速度差异很大，但预后均差，病变发展到晚期，大量肾单位被破坏，患者常发生肾衰竭甚至尿毒症。此外，患者也可死于高血压引起的心力衰竭、脑出血和继发感染。

第二节　肾 盂 肾 炎

肾盂肾炎(pyelonephritis)是由细菌感染引起的累及肾盂、肾间质和肾小管的化脓性炎症，可发生于任何年龄，多见于女性。临床上按其病程，肾盂肾炎可分为急性和慢性两种。

一、急性肾盂肾炎

(一) 病因和发病机制

引起急性肾盂肾炎(acute pyelonephritis)的病原体主要为革兰阴性菌，以大肠杆菌最常见，占60%～80%；其次为变形杆菌、产气杆菌、肠球菌和葡萄球菌等。肾盂肾炎的感染途径有以下两种。

1. 血源性(下行型)感染　此种途径感染的病原菌以金黄色葡萄球菌为多见。细菌由体内某处感染灶侵入血液，随血流到达肾。此种肾盂肾炎病变常累及两侧肾。

2. 尿路(上行性)感染　病原菌以大肠杆菌为主。首先引起尿道炎和膀胱炎，然后细菌沿输尿管或输尿管周围的淋巴管上行到肾盂、肾盏和肾间质。病变可累及一侧或两侧肾。这是大多数肾盂肾炎感染的主要途径。

此外，肾盂肾炎的发生可能与下列某种诱因有关。①泌尿道结石、前列腺肥大、妊娠子宫及肿瘤的压迫、尿道炎症和损伤后的瘢痕狭窄、肾盂输尿管畸形或发育不全等引起尿路阻塞时，尿流不畅引起尿液潴留，有利于细菌感染、繁殖，容易发生肾盂肾炎。②导尿、膀胱镜检查和其他尿道手术、器械操作等有时可将细菌带入膀胱，并易损伤尿道黏膜引起感染，诱发肾盂肾炎，故应严格无菌操作过程。③慢性消耗性疾病如糖尿病等全身抵抗力低下时易并发肾盂肾炎。

(二) 病理变化

上行性感染病变可为单侧性，也可为双侧性。血源性感染则多为双侧性。肉眼观察，肾肿大、充血，表面散在大小不等的黄白色脓肿，周围有紫红色充血带。切面髓质内有黄色条纹，并向皮质延伸，可有脓肿形成。肾盂黏膜充血水肿，表面可有脓性渗出物覆盖。严重时，肾盂肾盏腔内可有脓液积聚。

镜下观察，上行性感染引起的肾盂肾炎首先累及肾盂，局部黏膜充血，肾间质水肿和大量中性粒细胞浸润，病变逐渐向肾实质蔓延。早期肾间质内可见化脓性改变，之后累及肾小管。肾小管管腔内充满中性粒细胞，可形成中性粒细胞管型，病变严重时可累及肾小球。血源性感染的特点是常先累及肾皮质，病变发生于肾小球及其周围的肾间质，并逐渐扩大蔓延到邻近组织，也可破入肾小管蔓延到肾盂。

（三）临床病理联系

由于明显的急性炎症反应，患者常有寒战、发热、血中白细胞增多等全身表现。因肾体积增大使肾被膜紧张和炎症累及肾周组织，患者可有腰痛和肾区叩击痛。尿检查表现为脓尿、菌尿、蛋白尿、管型尿和血尿等。由于膀胱和尿道急性炎症的刺激，患者还可有尿频、尿急、尿痛等膀胱和尿路刺激症状。

（四）结局及并发症

绝大多数急性肾盂肾炎患者经及时有效的抗生素治疗可痊愈。如治疗不彻底或诱因持续存在，常反复发作，迁延不愈而转为慢性。少数病例可出现下列并发症。

1. 急性坏死性肾乳头炎　主要发生于糖尿病或有尿路阻塞的患者。病变可为单侧或双侧，患者常有明显血尿。肾乳头坏死组织脱落后通过输尿管排出可引起绞痛。严重病例可发生急性肾衰竭。

2. 肾盂积脓　严重尿路阻塞，尤其是严重高位尿路阻塞时，脓性渗出物不能排出，潴留在肾盂、肾盏内，引起肾盂积脓。

3. 肾周围脓肿　病变严重时，肾组织内的化脓性炎症可穿过肾包膜扩散到肾周组织中，引起肾周围脓肿。

二、慢性肾盂肾炎

慢性肾盂肾炎多数由急性肾盂肾炎未得到及时彻底治疗发展而来，少数也可无明显急性肾盂肾炎的表现，开始即为慢性肾盂肾炎。造成慢性肾盂肾炎的原因有：①尿路梗阻未解除或严重的膀胱输尿管反流使肾脏反复感染。②多种细菌感染及细菌 L 型（原生质体）长期存在与肾盂肾炎发展为慢性有一定关系。

（一）病理变化

肉眼观察，病变累及一侧或双侧肾。如病变为双侧肾，则两侧改变不对称。病变肾体积缩小，质地变硬。表面高低不平，有不规则凹陷型瘢痕。切面见皮、髓质界限不清，肾乳头萎缩，肾盂、肾盏因瘢痕收缩而变形。肾盂黏膜粗糙，增厚。

镜下观察，病变呈不规则灶性分布，夹杂于相对正常的肾组织之间。病变区的肾小球多发生玻璃样变或纤维化，肾小管多萎缩、消失。肾间质内纤维组织大量增生，有淋巴细胞、浆细胞、单核细胞和多少不等的中性粒细胞浸润。病灶周围的肾组织内肾小球尚完好，有些肾小球的球囊壁增厚，纤维化。有些肾单位呈代偿性肥大，有些扩张的肾小管管腔内有均匀红染的胶样管型，形似甲状腺滤泡。肾盂、肾盏黏膜纤维组织大量增生，有大量炎细胞浸润。如果慢性肾盂肾炎急性发作时，出现大量中性粒细胞浸润，甚至形成小脓肿。

(二) 临床病理联系

慢性肾盂肾炎常表现为间歇性无症状性菌尿或急性肾盂肾炎症状的间隔性发作，部分病例发病隐匿，就诊时已发生慢性肾功能不全。由于肾小管病变严重，尿浓缩功能降低，患者可出现多尿和夜尿。肾小管重吸收功能降低，可导致低钠、低钾和代谢性酸中毒。肾组织纤维化和小血管硬化，引起肾组织缺血，肾素分泌增加，引起高血压。晚期因大量肾组织破坏，可出现氮质血症和尿毒症。X线肾盂造影检查见肾盂、肾盏因瘢痕收缩而变形，对临床诊断有一定价值。

(三) 结局

慢性肾盂肾炎病程较长，常可反复发作，如能及时治疗，可控制病变发展。若病变广泛并累及两侧肾，可引起肾衰竭甚至尿毒症。患者也可死于高血压引起的心力衰竭等并发症。

第三节　泌尿系统常见肿瘤

一、肾细胞癌

肾细胞癌(renal cell carcinoma)又称肾癌，起源于肾小管上皮细胞，是最常见的肾脏恶性肿瘤，占肾恶性肿瘤的80%～85%。多发生于40岁以后，男性多于女性。

(一) 病因

流行病学调查表明，除常见的化学致癌物的作用外，吸烟是引起肾癌的重要因素。肥胖(特别是女性)、长期接触石棉、石油产品和重金属等也是肾癌发生的危险因素。此外，由于发现部分肾癌患者存在染色体和基因的异常，因此认为遗传因素的作用及基因改变在肾癌的发生中也起重要作用。

(二) 病理变化

肉眼观察，肾癌可发生于肾的任何部位，但以上、下两极多见，尤以上极最常见。一般为单个肿块，圆形，大小差别较大，多数直径为3～10 cm。切面呈淡黄色或灰白色，常有出血、坏死、软化和钙化等改变，故呈红、黄、灰白相间的多种色彩。肿瘤常有假包膜形成，与邻近的肾组织分界明显。肾癌还常侵入肾静脉，并可在静脉腔内生长呈条索状向下腔静脉延伸，甚至可达右心。

镜下观察，癌细胞形态和排列多样，据此，肾癌有透明细胞癌、颗粒细胞癌、乳头状癌等多种组织学类型。其中，以透明细胞癌最为多见。在大多数肾癌中，几种类型常同时并存，而以某一类型为主。癌组织的间质很少，但血管丰富，有些区域纤维组织可增多，常有出血、坏死和钙化。

(三) 扩散

1. *直接蔓延*　肿瘤逐渐生长可侵入肾盂、肾盏和输尿管，造成阻塞，引起肾盂、肾盏扩张和肾盂积水。有时癌组织可穿破肾包膜，侵犯肾上腺和肾周围软组织。

2. *血道转移*　肾癌组织血管丰富，早期即可发生血道转移。有时原发灶体积很小，甚至无局部症状，但已侵入肾静脉引起远处转移。血道转移最常见于肺，其次为骨、肝、肾上腺和脑。有些肾癌可转移至对侧肾。有时可转移到口腔、喉、眼和阴道。左肾静脉内的癌细胞栓可沿精索静脉或卵巢静脉逆行转移到生殖器官。

3. *淋巴道转移*　常首先累及肾门及主动脉旁淋巴结。

(四) 临床病理联系

肾癌早期常无明显症状，肿瘤体积较大时才被发现，患者可出现发热、乏力等全身症状。具有诊断意义的三大典型症状是血尿、肾区肿块和腰痛。无痛性血尿为最常见的症状，多因癌组织浸润血管或侵及肾盂、肾盏而引起。肿瘤体积大或侵犯包膜时，可引起腰部疼痛，并可触及肿块。有时癌组织出血，血块通过输尿管排出时，可引起剧烈绞痛。少部分患者首先出现的症状是由转移灶引起。

肾癌可产生多种激素或激素样物质而引起各种不同的症状，其中包括促红细胞生成素可引起红细胞增多症、甲状旁腺样激素可引起血钙过高、肾素可引起高血压、肾上腺糖皮质激素可引起Cushing综合征。

二、膀胱癌

膀胱癌(carcinoma of bladder)是泌尿系统最常见的恶性肿瘤，多发生于50～70岁，男性多于女性。

(一) 病因

膀胱癌的发生与化学致癌物有关。研究表明，苯胺类试剂可诱发动物的膀胱癌；长期接触苯胺染料人员的膀胱癌发病率较高。此外，吸烟、膀胱慢性炎症和结石的长期刺激可能与膀胱癌的发生也有一定的关系。

(二) 病理变化

肉眼观察，膀胱癌多发生于膀胱侧壁和膀胱三角区近输尿管开口处，为单发性或多发性，大小不一，从数毫米至数厘米。分化较好者，常呈乳头状或息肉状，有蒂与膀胱黏膜相连；分化较差者常，呈扁平状突起，无蒂，基底宽，并向膀胱壁内呈浸润性生长。肿瘤切面灰白，可有坏死等改变。

镜下观察，膀胱癌的组织学类型有移行细胞癌、鳞状细胞癌和腺癌，有些为混合性。其中，以移行细胞癌为最常见，按照分化程度的高低，移行细胞癌分为Ⅰ级、Ⅱ级和Ⅲ级。

各级膀胱移行细胞癌和乳头状瘤都有复发倾向，且复发的肿瘤分化往往更不成熟。有些分化不好的移行细胞癌部分可有鳞状上皮样化生，生长较快，预后较差。

(三) 扩散

Ⅱ级和Ⅲ级膀胱移行细胞癌常侵犯邻近脏器，也可经淋巴道转移到局部淋巴结，并可侵犯子宫旁、髂动脉旁和主动脉旁淋巴结。晚期可发生血道转移，常转移至肝、肺、骨髓、肾、肾上腺等处。

(四) 临床病理联系

无痛性血尿是膀胱癌最常见和最突出的症状。血尿的发生与乳头状癌的乳头断裂、肿瘤表面坏死、溃疡形成等有关。肿瘤侵犯膀胱壁、刺激膀胱黏膜或并发感染时，可出现尿频、尿急和尿痛等膀胱刺激症状。肿瘤如阻塞输尿管开口可诱发肾盂肾炎，或引起肾盂积水甚至肾盂积脓。

患者的预后与肿瘤的分化程度和浸润范围有密切关系，分化程度越高预后越好。

膀胱癌手术后容易复发，且复发的肿瘤往往分化更差。晚期患者往往死于肿瘤的广泛转移和输尿管阻塞引起的感染。膀胱镜检查和活检是诊断膀胱癌的主要方法。

第四节　肾功能不全

肾脏是人体重要的生命器官，具有多种生理功能。①排泄功能：排出体内代谢废物和有毒物质。②调节功能：调节体内水、电解质和酸碱平衡以及维持血压。③内分泌功能：产生肾素、前列腺素、促红细胞生成素、1,25-二羟维生素 D_3 等激素；同时，肾脏也能灭活某些激素，以调节机体的代谢。

肾功能不全(renal insufficiency)是指各种病因引起肾功能严重障碍时，代谢产物在体内蓄积，水、电解质和酸碱平衡发生紊乱，并伴有尿量和尿质的改变以及肾脏内分泌功能障碍等一系列病理生理过程。肾功能不全与肾衰竭本质是相同的，只是程度上的差别。在实际工作中，这两个概念通用。

按照发病的急缓和病程的长短，肾功能不全可分为急性肾衰竭和慢性肾衰竭，两者发展到严重阶段则称为尿毒症。

一、急性肾衰竭

急性肾衰竭(acute renal failure，ARF)是各种原因引起肾脏泌尿功能在短期内急剧障碍，以致机体内环境出现严重紊乱的综合征。临床上主要表现为尿量减少、水中毒、氮质血症、高钾血症和代谢性酸中毒等。

(一) 急性肾衰竭的原因和分类

根据发病原因可将急性肾衰竭分为肾前性、肾性和肾后性三类。

1. 肾前性急性肾衰竭　肾前性 ARF 是由于肾脏血液灌流量急剧减少所致，常见于各型休克的早期。此时，由于有效循环血量减少和肾血管强烈收缩，肾血液灌流量和肾小球滤过率显著下降。同时，由于继发性醛固酮和抗利尿激素分泌增多，远曲小管和集合管对钠、水的重吸收功能增强，因而尿量显著减少，尿钠含量低于 20 mmol/L，尿比重较高。

肾前性 ARF 时尚无肾实质的器质性损害，故当血容量、血压及肾血流量因及时的治疗而恢复正常时，肾脏泌尿功能也随即恢复正常。因此，这是一种功能性急性肾衰竭。

2. 肾性急性肾衰竭　由肾实质器质性病变引起。临床上常见的原因有持续性肾缺血及肾毒物中毒引起的急性肾小管坏死，少数由肾本身疾病引起。

(1) 急性肾小管坏死

1) 肾缺血：各种原因引起的休克，患者未得到及时有效的治疗时，严重和持续性的血压下降和肾小动脉的强烈收缩，使肾血液灌流量显著而持续地减少，导致急性肾小管坏死。

2) 肾中毒：重金属(如汞、砷、铅等)、药物(如新霉素、多黏菌素、庆大霉素、先锋霉素、磺胺等)、某些有机化合物(如有机磷、甲醇等)、生物性毒物(如蛇毒、蕈毒、肌红蛋白等)、含碘的 X 线造影剂等经肾排泄时，均可直接损害肾小管，甚至引起肾小管上皮细胞坏死。

(2) 肾本身疾病：见于急性肾小球肾炎、狼疮性肾炎、双侧肾动脉栓塞等，均可引起弥漫性肾实质损害，导致急性肾衰竭。

3. 肾后性急性肾衰竭　从肾盂到尿道口任何部位的尿路梗阻，都有可能引起肾后性 ARF，主要见于结石或肿瘤引起的双侧输尿管阻塞、前列腺肥大和前列腺癌引起的尿道阻塞。在肾后性 ARF 的早期，肾实质无器质性损害。因此，如能及时解除梗阻，可使肾泌尿功能迅速恢复。

(二) 急性肾衰竭的发病机制

不同原因引起的急性肾衰竭的发病机制是不完全相同的，下列所述主要是急性肾小管坏死引起的发病机制。

1. 肾小球因素　在急性肾衰竭的发病机制中，肾小球滤过功能障碍日益受到重视。肾血流量减少和肾小球病变均可使肾小球滤过率下降，导致肾泌尿功能障碍。

(1) 肾血液灌流量减少：引起肾血液灌流量减少的因素主要有如下因素。①肾灌注压下降：当动脉血压低于 50～70 mmHg 时，肾小球滤过率下降。②肾血管收缩：休克或肾中毒时，因交感-肾上腺髓质系统兴奋，血中儿茶酚胺增多，肾素-血管紧张素系统的激活等原因，可引起肾小球入球小动脉收缩，使肾小球有效滤过压和滤过率降低。这可能是肾前性 ARF 和肾性 ARF 早期主要的发病机制。③肾血管内凝血：见于休克患者有 DIC 发生时。④肾缺血-再灌注损伤：肾缺血再灌注时，因产生了大量的氧自由基，可引起血管内皮细胞肿胀，管腔狭窄，可进一步加重肾缺血。

(2) 肾小球病变：急性肾小球肾炎、狼疮性肾炎时，由于大量肾小球受损，滤过面积减少，肾小球滤过率下降。

2. 肾小管因素

(1) 原尿回漏：持续性肾缺血或肾毒物中毒引起肾小管上皮坏死时，肾小管管腔内原尿向肾间质的回漏，一方面可直接使尿量减少，另一方面又可引起肾间质水肿，进而压迫肾小管和阻碍原尿通过，使肾小球囊内压增高，肾小球滤过率进一步减少，少尿加重。

(2) 肾小管阻塞：急性肾小管坏死时脱落的细胞碎片、异型输血时的血红蛋白、挤压伤时的肌红蛋白、某些药物结晶都可在肾小管内形成管型，阻塞肾小管，引起管腔内压升高，进而使肾小球囊内压增高，有效滤过压降低，肾小球滤过率减少，从而导致肾衰竭的恶化。

综上所述，急性肾小管坏死所致肾衰竭的发病机制是比较复杂的，概括如图 15－5。

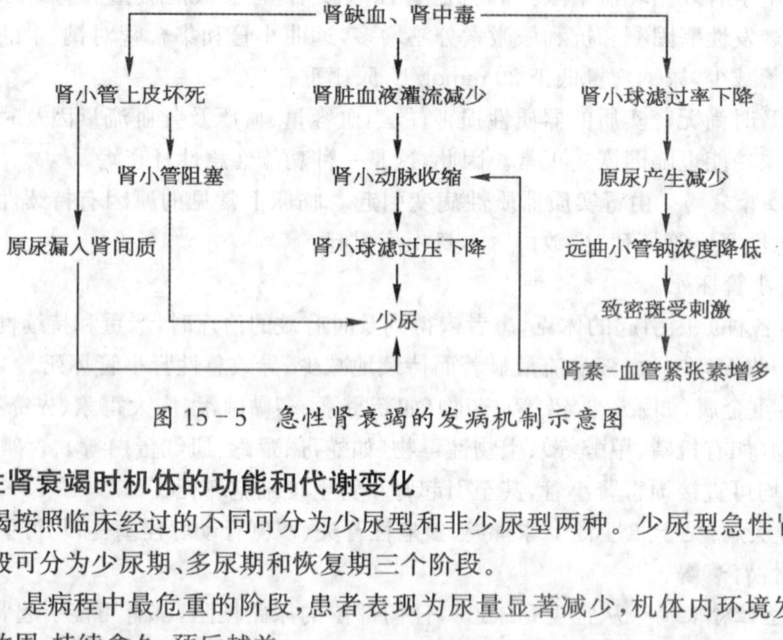

图 15－5　急性肾衰竭的发病机制示意图

（三）急性肾衰竭时机体的功能和代谢变化

急性肾衰竭按照临床经过的不同可分为少尿型和非少尿型两种。少尿型急性肾衰竭较常见，其发病过程一般可分为少尿期、多尿期和恢复期三个阶段。

1. 少尿期　是病程中最危重的阶段，患者表现为尿量显著减少，机体内环境发生严重紊乱。可持续数天至数周，持续愈久，预后越差。

(1) 尿变化：①少尿或无尿。少尿是指每天尿量少于 400 ml，无尿是指每天尿量少于 100 ml。尿量减少与肾小球滤过率降低、原尿回漏、肾小管阻塞等因素有关。②尿比重降低、尿钠增多。当原尿通过受损的肾小管时，由于肾小管上皮浓缩和稀释原尿的功能障碍，故尿比重低，常固定于 1.010～1.012，尿钠含量高于 40 mmol/L。③血尿、蛋白尿、管型尿。由于肾小球滤过功能障碍和肾小管受损，尿中可含有蛋白质、红细胞、白细胞和各种管型。

功能性急性肾衰竭时，由于无肾小管坏死，其尿液成分与器质性急性肾衰竭有明显差别。两者的鉴别对于临床上判断预后和指导治疗有重要意义（表 15－1）。

表 15-1 功能性与器质性急性肾衰竭尿液变化的比较

项 目	功能性 ARF	器质性 ARF
尿比重	>1.020	<1.015
尿钠(mmol/L)	<20	>40
尿/血肌酐比值	>40∶1	<10∶1
尿蛋白含量	阴性至微量	+～++++
尿沉渣镜检	基本正常	透明、颗粒、细胞管型,红细胞、白细胞和变性坏死上皮细胞
甘露醇利尿效应	佳	差

(2) 水中毒:由于少尿、分解代谢所致内生水增多、摄入水过多等原因,导致体内水潴留、稀释性低钠血症和细胞水肿。严重患者可并发脑水肿、肺水肿和心功能不全。因此,对急性肾衰竭患者,应严格控制补液速度和补液量。

(3) 高钾血症:这是急性肾衰竭患者最危险的变化,常为少尿期致死原因。引起高钾血症的原因有:①尿量减少使钾随尿排出减少。②组织损伤、酸中毒等因素均可促使钾从细胞内向细胞外转移。③摄入含钾量高的药物或输入大量库存血。高钾血症对机体的危害主要是对心肌的毒性作用,可导致心律紊乱、心跳骤停甚至死亡。

(4) 代谢性酸中毒:主要是因为肾脏排酸保碱功能障碍所致。酸中毒可导致心血管系统和中枢神经系统功能障碍,并能促进高钾血症的发生。

(5) 氮质血症:由于体内蛋白质代谢产物不能由肾脏充分排出,故血中肌酐、尿素、尿酸等非蛋白氮含量显著升高,称为氮质血症。患者可有厌食、恶心、呕吐、腹胀及腹泻等症状。感染、中毒、组织创伤等都会使血中非蛋白氮水平进一步升高,严重时可出现尿毒症。

2. *多尿期* 一般每天尿量增多至 400 ml 以上时,即进入多尿期。以后随着病情的好转,尿量逐渐增多,可达每天 3 000 ml 以上。多尿的机制是:①肾血流量和肾小球滤过功能逐渐恢复正常。②肾间质水肿消退,肾小管内的管型被冲走,阻塞解除。③新生的肾小管上皮细胞功能尚不成熟,重吸收钠、水的功能仍低下。④少尿期潴留在血中的尿素等代谢产物经肾小球大量滤出,引起渗透性利尿。

在多尿期的早期,由于肾功能未完全恢复,肾小球滤过率仍低于正常,因此氮质血症、高钾血症和酸中毒等继续存在。而在多尿期的后期,由于患者排出大量水和电解质,则易发生脱水、低钾血症和低钠血症。此时要注意及时予以补充。

多尿期持续 1～2 周后进入恢复期。

3. *恢复期* 此期患者尿量逐渐恢复正常,各种紊乱及其所引起的症状也逐渐消失,但肾小管的浓缩和酸化功能需要经过数月甚至更长时间才能完全恢复正常。少数患者因为肾小管上皮和基底膜的破坏严重而不能完全修复,肾组织发生纤维化进而转变为慢性肾衰竭。

临床上,少部分急性肾衰竭患者尿量不明显减少,称为非少尿型 ARF。此型急性肾衰竭,肾内病变和临床表现较轻,病程较短,预后较好。其主要特点是尿量并不减少;尿比重低而固定,尿钠含量也低;有氮质血症。

(四) 急性肾衰竭防治的病理生理基础

1. *积极治疗原发病* 积极抢救危重患者,预防休克的发生,如患者已发生休克且有功能性 ARF 时,应及时采用抗休克措施,迅速恢复有效循环血量,使肾血流量和肾小球滤过功能恢复正常。

2. 慎用对肾脏有损害的药物　应合理用药，避免损害肾小管。

3. 综合治疗

(1) 适当输入液体，以维持体内水和电解质代谢平衡：在少尿期，应严格控制液体输入量，以防止水中毒的发生。在多尿期，除注意补液外，还应适当补钠、补钾，以防脱水、低钠血症和低钾血症的发生。

(2) 处理高钾血症：高钾血症是少尿期威胁生命的因素，应进行紧急处理，严重时可采用透析疗法。

(3) 纠正酸中毒。

(4) 限制蛋白质摄入量。

(5) 积极抗感染。

(6) 透析疗法：是治疗急性肾衰竭有效的方法，包括血液透析和腹膜透析，可以纠正水、电解质和酸碱平衡紊乱，减轻氮质血症，清除体内潴留的其他有害物质。

二、慢性肾衰竭

慢性肾衰竭(chronic renal failure, CRF)是指各种慢性肾脏疾病引起肾单位进行性破坏，以致残存肾单位不足以充分排出代谢废物和维持内环境的恒定，进而发生泌尿功能障碍和内环境紊乱，机体出现水、电解质和酸碱平衡紊乱，代谢废物及毒物在体内潴留，并伴有一系列临床症状的病理过程。

(一) 慢性肾衰竭的病因和发病机制

引起慢性肾衰竭的疾病，以慢性肾小球肾炎最为常见，其他的有慢性肾盂肾炎、高血压性肾硬化、肾结核、全身性红斑狼疮、糖尿病性肾病、多囊肾、肾肿瘤等。有关慢性肾衰竭的发病机制，目前有三种学说加以解释。

1. 健存肾单位学说　各种慢性肾疾病时，肾单位不断发生病变而丧失功能，肾功能只能由健存肾单位来代偿。随着疾病的发展，健存肾单位逐渐丧失了自动调节肾小球血流和压力的功能。当健存肾单位越来越少，最后少到不能维持正常的泌尿功能时，内环境就开始发生紊乱，发展为慢性肾衰竭。

2. 肾小球过度滤过学说　该学说是健存肾单位学说的补充和发展。当肾单位不断发生病变而丧失功能时，由健存肾单位发生过度滤过而逐渐肥大、纤维化和硬化，最后也丧失功能，出现肾衰竭。

3. 矫枉失衡学说　该学说认为，当肾功能障碍时，体内出现某种物质的蓄积，为了促进这种物质的排泄，体内分泌某种调节因子增多，这就是矫枉过正。但矫枉过正又引起了新的失衡，从而使内环境的紊乱进一步加剧。

(二) 慢性肾衰竭的发展过程

由于肾脏具有强大的代偿功能，引起慢性肾衰竭的各种疾病并非突然导致肾衰竭。随着肾功能的逐渐下降，慢性肾衰竭的发展过程可以分为下列四个时期。

1. 肾储备功能降低期(代偿期)　在此期，肾实质破坏尚不严重，肾脏能维持内环境的稳定，无临床症状。内生肌酐清除率在正常值的30%以上，血液生化指标无异常。但肾储备能力降低，在应激作用下(如钠、水负荷突然增大或发生感染等)，可出现内环境紊乱。

2. 肾功能不全期　肾实质进一步受损，肾脏已不能维持机体内环境的稳定。内生肌酐清除率降至正常值的25%～30%，有轻、中度氮质血症和贫血等。

3. 肾衰竭期　肾内生肌酐清除率降至正常值的20%～25%，机体内环境紊乱明显，出现明显的氮质血症、贫血，以及头痛、恶心、呕吐和全身乏力等症状。

4. 尿毒症期　为慢性肾衰竭的晚期。内生肌酐清除率降至正常的20%以下，机体内环境紊乱严重，氮质血症和中毒症状进一步加重，还可出现多器官功能障碍综合征。

(三) 慢性肾衰竭时机体的功能和代谢变化

1. 尿的变化

(1) 夜尿：正常成人每日尿量约为1 500 ml，夜间尿量占1/3。慢性肾衰竭患者，早期即有夜间尿量增多的表现，夜间尿量和白天尿量相近，甚至超过白天尿量，这种情况称为夜尿。

(2) 多尿：多尿是指每天尿量超过2 000 ml，是慢性肾衰竭较常见的泌尿功能变化。其机制可能为：①原尿流速快。大量肾单位破坏后，残存肾单位血流量增多，使其GFR增高，原尿生成增多，流经肾小管时流速加快，肾小管来不及充分重吸收。②渗透性利尿：健存肾单位滤出的原尿中溶质含量代偿性增高，产生渗透性利尿。③尿浓缩功能降低。慢性肾小球肾炎、慢性肾盂肾炎等患者髓襻主动重吸收 Cl^- 的功能减弱，髓质不能形成高渗环境，因而尿的浓缩功能降低。但当肾单位大量破坏、肾小球滤过极度减少时，则可出现少尿。

(3) 等渗尿：慢性肾衰竭时，由于肾浓缩和稀释功能障碍，尿比重固定在1.008～1.012，尿渗透压与血浆渗透压相近，称为等渗尿。

2. 氮质血症　当血液中尿素、尿酸、肌酐等非蛋白氮浓度超过正常时称为氮质血症。临床上常用尿素氮(BUN)作为判断氮质血症的指标，用内生肌酐清除率来判断病情的严重程度。

3. 水、电解质及酸碱平衡紊乱

(1) 钠、水代谢紊乱：慢性肾衰竭时，由于大量肾单位被破坏，肾对钠、水平衡的调节功能减退。对多尿的患者，特别是在伴有呕吐、腹泻时，如不及时补充水分，则可发生脱水；反之，当补水过多时，又易发生水潴留。在低盐饮食、食欲缺乏、恶心呕吐时因钠的摄入减少易发生低钠血症，并可导致细胞外液和血浆容量减少，使肾小球滤过进一步减少，从而加重内环境的紊乱。若补充钠盐过多，易造成钠水潴留，使细胞外液及血浆容量扩大，加重心脏负荷并促进心力衰竭的发生。

(2) 钾代谢紊乱：慢性肾衰竭患者，只要尿量不减少，血钾可长期维持在正常水平，但多尿、反复使用排钾利尿剂、厌食、呕吐、腹泻等可导致低钾血症。在晚期，由于尿量过少、长期使用保钾利尿剂、代谢性酸中毒、感染等原因，患者可发生高钾血症。

(3) 钙、磷代谢紊乱：慢性肾衰竭时，患者可出现为血磷升高、血钙降低及骨营养不良。

1) 高磷血症：慢性肾衰竭早期，因肾小球滤过降低，肾脏排磷减少，血磷暂时性升高并引起低钙血症，而血钙降低可刺激甲状旁腺，引起甲状旁腺激素分泌增多。甲状旁腺激素可抑制健存肾单位肾小管对磷的重吸收，使肾排磷增多，血磷可恢复正常。因此慢性肾衰竭患者可在很长时间内不发生血磷升高。但在慢性肾衰竭的晚期，由于残存肾单位过少，继发性甲状旁腺激素分泌增多也不能促使磷充分排出，故血磷水平升高。

2) 低钙血症：其原因有如下。①血液中钙、磷浓度乘积为一常数，血磷浓度升高，血钙浓度就会降低。②肾实质破坏后，$1,25-(OH)_2-D_3$ 生成不足，肠钙的吸收减少。③血磷升高时，肠道分泌的磷酸根与食物中的钙结合形成难溶解的磷酸钙，妨碍了肠钙的吸收。④肾毒物损伤肠道，影响肠道钙磷的吸收。

3) 肾性骨营养不良：这是慢性肾衰竭尤其是尿毒症的严重并发症，亦称肾性骨病，包括儿童肾性佝偻病和成人骨囊性纤维化、骨质软化、骨质疏松、纤维性骨炎等病变，其发病机制与高磷血症、低钙血症、甲状旁腺激素分泌增多、1,25-$(OH)_2$-D_3形成减少、酸中毒等有关。

(4) 代谢性酸中毒:CRF患者因肾小球滤过率明显下降、肾小管泌H^+和$NH4^+$减少、重吸收$HCO3^-$减少等发生代谢性酸中毒。酸中毒可使骨动员加强,促进骨盐溶解,引起骨质脱钙。酸中毒还可干扰1,25-$(OH)_2$-D_3的合成,抑制肠对钙磷的吸收。

4. 肾性高血压　因肾实质病变引起的高血压称为肾性高血压,其发病机制与下列因素有关。

(1) 钠、水潴留:CRF时肾排钠水功能降低,钠水潴留引起血容量和心排血量增多,导致血压升高,这种高血压称为钠依赖性高血压。对患者限制钠盐摄入及使用利尿剂,可以收到较好的降压效果。

(2) 肾素-血管紧张素系统活性升高:慢性肾小球肾炎、肾小动脉硬化症等引起的慢性肾衰竭,常伴有肾素-血管紧张素系统的活性增高。血管紧张素Ⅱ可直接引起小动脉收缩,使外周阻力升高,醛固酮分泌增多,导致钠水潴留,因而引起血压增高,这种高血压称为肾素依赖性高血压。

(3) 肾形成降压物质减少:肾单位大量破坏,其产生激肽、前列腺素A_2(PGA_2)和E_2(PGE_2)等降压物质减少,可促进肾性高血压的发生。

5. 肾性贫血　慢性肾衰竭患者大多伴有贫血,且贫血的程度与肾功能受损的程度往往一致。其发生机制为:①促红细胞生成素生成减少,导致骨髓红细胞生成减少。②体内蓄积的毒性物质对骨髓造血功能的抑制。③毒性物质抑制血小板功能所致的出血。④毒性物质的蓄积使红细胞的破坏增加,引起溶血。

6. 出血倾向　慢性肾衰竭患者常伴有出血倾向,表现为皮下淤斑和黏膜出血,如鼻出血和胃肠道出血等。其原因可能是由于体内蓄积的毒性物质抑制血小板的功能所致。

三、尿毒症

急、慢性肾衰竭发展到最严重阶段,即终末肾功能衰竭,机体除发生水、电解质、酸碱平衡紊乱和肾脏内分泌功能失调外,还可因内源性毒性物质蓄积,而出现一系列的自身中毒症状,称为尿毒症(uremia)。

(一) 尿毒症毒素

研究发现,尿毒症患者血中有200多种代谢产物或毒性物质,其中许多与尿毒症的中毒症状有关的称尿毒症毒素。尿毒症毒素有的是正常代谢产物在体内蓄积(如尿素、胍等);有的属外源性毒物因未经机体解毒、排泄而蓄积(如铝等);有的是毒性物质经机体代谢又产生新的毒性物质;有的是超生理剂量的活性物质(如甲状旁腺激素等)。尿毒症毒素的作用机制,迄今尚未完全阐明。

(二) 尿毒症时机体的功能和代谢变化

尿毒症时,除有水、电解质、酸碱平衡紊乱和贫血、出血倾向、高血压等进一步加重外,还可发生各器官系统功能障碍和物质代谢障碍,患者"集各系统疾病为一身"。

1. 神经系统　中枢神经系统功能紊乱是尿毒症的主要表现,表现为头痛、头昏、烦躁不安、理解力和记忆力减退等。严重时出现神经抑郁、嗜睡甚至昏迷,称为尿毒症性脑病。周围神经受损的症状有乏力、下肢麻木、腱反射减弱或消失,甚至麻痹。这些症状的发生与毒性物质对神经细胞的损伤、电解质和酸碱平衡紊乱、肾性高血压所致的脑血管痉挛等因素有关。

2. 消化系统　尿毒症患者最早出现的是消化系统症状,表现为厌食、恶心、呕吐、腹泻、消化道溃疡和出血等。这些症状与肠道菌尿素酶分解尿素产氨增多、胃泌素灭活减少导致的胃肠道黏膜溃疡有关。

3. 心血管系统　由于肾性高血压、高钾血症、钠水潴留、酸中毒、贫血及毒性物质等的作用,患者可发生心力衰竭、心律失常和尿毒症性心包炎等。

4. 呼吸系统　可出现酸中毒特有的深大呼吸(Kussmaul 呼吸)。因细菌分解唾液中的尿素形成氨,患者呼出的气体有氨味。严重时,患者可出现肺水肿、纤维素性胸膜炎等病变。

5. 皮肤症状　患者常有皮肤瘙痒、干燥、脱屑和颜色改变等。其中瘙痒可能是毒性物质对皮肤感受器的刺激引起的,也可能与继发性甲状旁腺功能亢进有关。此外,大量尿素随汗液排出,在汗腺开口处形成的细小白色结晶,称为尿素霜。

6. 物质代谢障碍

(1) 糖代谢:约半数尿毒症患者伴葡萄糖耐量降低,其机制可能与毒性物质引起的胰岛素分泌减少、生长激素分泌增多而拮抗胰岛素的作用加强、胰岛素与靶细胞受体结合障碍、肝糖原合成酶的活性降低等有关。

(2) 蛋白质代谢:患者可有消瘦、恶病质和低蛋白血症等负氮平衡的表现。引起负氮平衡的原因有:①因厌食、恶心和呕吐等使得蛋白质摄入减少。②某些物质如甲基胍或合并感染时可导致蛋白质分解增强。③因出血和蛋白尿而致蛋白质丢失。

(3) 脂肪代谢:尿毒症患者血中三酰甘油含量增高,出现高脂血症。这是肝脏合成三酰甘油增多,周围组织脂蛋白酶活性降低而清除三酰甘油减少所致。

(三) 尿毒症防治的病理生理基础

1. 治疗原发病　以防止肾实质的继续破坏。

2. 消除诱因,避免肾功能的进一步恶化　如控制感染、减轻高血压、注意饮食等。

3. 对症治疗　使用重组人红细胞生成素,逆转肾性贫血。纠正水、电解质和酸碱平衡紊乱,以维持内环境的稳定。

4. 透析疗法　包括腹膜透析、血液透析等,可延长患者生命。

5. 肾移植　肾移植是目前治疗尿毒症最有效的方法。

小结

肾脏既是泌尿系统中最重要的脏器,又是最易发生疾病的器官,故肾脏疾病是本章的重点和难点。由于肾脏疾病具有隐匿性,其病名和临床表现很相似,学习中要注意区别。

首先,要求掌握急性弥漫性增生性肾小球肾炎、急进性肾小球肾炎、慢性硬化性肾小球肾炎、急性肾盂肾炎、慢性肾盂肾炎的病变特点及临床病理联系;比较慢性肾小球肾炎与慢性肾盂肾炎的不同;其次,要了解肾癌和膀胱癌的病变特点及扩散途径;最后,要求掌握急慢性肾功能不全时,机体发生水、电解质和酸碱平衡紊乱、代谢产物及毒物在体内蓄积以及肾内分泌功能障碍时的病理过程,最终导致尿毒症的临床病理联系。

附　实验实训

1. 观察急性弥漫性增生性肾炎、慢性硬化性肾炎、慢性肾盂肾炎、肾癌和膀胱癌的大体形态。

2. 认识急性弥漫性增生性肾炎、慢性硬化性肾炎和急、慢性肾盂肾炎、肾癌和膀胱癌的镜下特点。

3. 辅以多媒体教学课件进行演示。

第十六章
生殖系统和乳腺疾病

导学

了解：子宫内膜增生症、子宫内膜异位症、子宫内膜癌、卵巢浆液性肿瘤、卵巢黏液性肿瘤的病因及病变特点。

熟悉：慢性宫颈炎、宫颈癌、前列腺增生症、前列腺癌、葡萄胎、侵袭性葡萄胎、绒毛膜上皮癌的病因、病理变化及临床特点。

应用：能够运用常见生殖系统疾病的基本知识、基本理论和基本病变，对常见生殖系统疾病作出初步的分析。

实验：通过观察和辨认，描述常见生殖系统疾病的病理变化；初步具备对群众进行常见妇科疾病防治宣传教育工作的能力。

第一节　子宫颈疾病

一、慢性宫颈炎

慢性宫颈炎(chronic cervicitis)是育龄妇女最常见的妇科疾病，多数由急性宫颈炎未及时治愈反复发作演变而来。临床上主要表现为白带增多，偶有血性白带或伴有腹坠、腰痛等表现。

(一) 病因和发病机制

慢性宫颈炎常由链球菌、肠球菌和葡萄球菌引起。如分娩、流产等操作导致子宫颈损伤，细菌感染所致。此外，阴道酸性环境改变致子宫颈分泌物增加或月经过多等，均促进慢性宫颈炎的发生。

(二) 类型和病理变化

1. 宫颈糜烂(erosion of the cervix)　慢性宫颈炎时，子宫颈阴道部的鳞状上皮因炎症或其他损伤而坏死脱落，形成表浅的缺损称为真性糜烂，但较少见。临床上常见的宫颈糜烂实际上为假性糜烂，因为子宫颈上皮损伤，由增生的子宫颈管黏膜的柱状上皮外移向子宫颈阴道部鳞状上皮的缺损处延伸，取代了原鳞状上皮缺损区域。由于柱状上皮薄，使上皮下充血小血管易显露，临床检查时，子宫颈外口病变黏膜处呈鲜红色糜烂样，似无上皮覆盖。有学者称这种子宫颈糜烂为“子宫颈内膜外移或移位”。

早期宫颈糜烂表面光滑，称为单纯性糜烂。病程较长者，伴有腺体增生，使糜烂面高低不平呈颗粒状或乳头状，称为乳头状糜烂。糜烂修复时，由柱状上皮下储备细胞增生并发生鳞状上皮化生，取代原有柱状上皮而愈合。增生的鳞状上皮向腺体内延伸，并取代腺体上皮细胞，称腺体鳞状上皮化生。有异型增生时注意对患者随诊。

2. 宫颈息肉(cervical polyp)　慢性宫颈炎时，子宫颈黏膜上皮、腺体及间质结缔组织呈局限性增生，形成向黏膜表面突出的带蒂的息肉状物，称为宫颈息肉。息肉可为单发或多发，红色，直径数毫米至数厘米不等。子宫颈管内息肉质软，易形成溃疡伴出血感染。子宫颈阴道息肉则较坚实。镜下观察，息肉表面被覆柱状上皮或鳞状上皮。间质由腺体、结缔组织组成，并伴有充血、水肿和慢性炎细胞浸润，可见腺体鳞状上皮化生。宫颈息肉属良性瘤样病变，恶变率很低。

3. 宫颈腺体囊肿(nabothian cyst)　由于子宫颈腺体被增生的纤维组织压迫，或腺体被黏液阻塞，使黏液潴留，腺体扩大呈囊状，形成宫颈腺体囊肿(又称纳博特囊肿)。囊肿常为多发，一般较小，直径仅数毫米，少数直径可达数厘米，色灰白，内含无色透明或黏液脓性渗出物。

4. 宫颈肥大(cervical hypertrophy)　长期慢性炎症刺激，子宫颈结缔组织和腺体明显增生致子宫颈体积均匀增大，质地较硬，表面黏膜光滑，色苍白。

二、宫颈癌

宫颈癌(cervical carcinoma)是指发生于子宫颈上皮细胞的恶性肿瘤，是女性生殖系统中常见的恶性肿瘤之一，发病年龄以40～60岁最多见。由于防癌工作的开展，很多宫颈癌能在早期被发现，因此晚期癌远较过去为少。目前对宫颈癌的临床和病理工作也都着重于对癌前病变和早期癌的发现。

(一) 病因和发病机制

宫颈癌的病因尚无定论，一般认为与早婚、多产、性生活紊乱、子宫颈裂伤、配偶有包茎积垢及雌激素刺激等因素有关。近年来对病毒病因研究较多，特别是单纯疱疹病毒Ⅱ型(HVS-Ⅱ)和人类乳头瘤病毒(HPV)16、18、31、33型均与宫颈癌的发生关系密切。但现有资料尚未能证实病毒是直接致癌，其作用机制有待进一步研究。

(二) 病理变化

1. 肉眼观察　分为四型。

(1) 糜烂型：病变处黏膜潮红，呈颗粒状，质脆，触之易出血，在组织学上多属原位癌和早期浸润癌。

(2) 外生菜花型：癌组织主要向子宫颈表面生长，形成乳头状或菜花状突起，表面常有坏死和浅表溃疡形成。如能早期诊断和治疗，预后好于内生浸润癌。

(3) 内生浸润癌：癌组织主要向子宫颈深部浸润生长，使子宫颈前后唇增厚变硬，表现常较光滑。临床检查容易漏诊。

(4) 溃疡型：癌组织除向深部浸润外，表面同时有大块坏死脱落，形成溃疡，似火山口状。

2. 病理组织学类型　其组织发生来源主要有二，即子宫颈外口的鳞状上皮和子宫颈管黏膜的柱状上皮。前者形成鳞状细胞癌，后者形成腺癌。鳞状细胞癌约占90%以上，腺癌少见。

(1) 鳞状细胞癌：根据癌的发生过程，可分为以下几种类型。①原位癌：当异型增生的细胞达子宫颈黏膜全层，但尚未突破基底膜即为原位癌。原位癌的癌细胞可通过子宫颈腺口进入腺体内，取代腺上皮细胞，称为原位癌累腺。②早期浸润癌或微浸润癌：是指上皮内癌突破基底膜向固有膜浸润，浸润深度不超过基底膜下3～5 mm，在固有膜中形成一些不规则的癌细胞条索或小团块。一般肉眼不能判断，镜下检查方能确诊。③浸润癌：指癌组织突破基底膜，明显浸润到间质内，浸润深度超过基底膜下5 mm者，称为浸润癌。按肿瘤的分化程度可分为高分化、中分化、低分化鳞状细胞癌(图16-1，彩图，见插页)。

(2) 腺癌：较鳞状细胞癌少见，近年发病率有上升趋势，占宫颈癌的10%～25%。其发病年龄一般在55岁左右，年轻患者宫颈癌大多数为腺癌。腺癌的肉眼形态与鳞癌基本相同。镜下为一般腺癌结构，可表现为乳头状腺癌、黏液腺癌和管状腺癌。宫颈腺癌对放射线治疗不敏感，易早期发生转移。预后较鳞癌差。

(三) 扩散和转移

宫颈癌的主要扩展途径为直接蔓延和转移。

1. 直接蔓延　癌组织可直接蔓延或循淋巴管浸润而侵犯邻近组织。向下可侵犯阴道，向上可蔓延至子宫体，向两侧可以侵及子宫旁及盆壁组织，可因肿瘤压迫输尿管而引起肾盂积水。晚期可侵犯膀胱和直肠。

2. 转移

(1) 淋巴道转移：淋巴道转移是宫颈癌最重要和最多见的转移途径。一般是通过子宫颈旁淋巴管先转移至闭孔、髂内、髂外等淋巴结，然后再转移至髂总、深腹股沟或骶前淋巴结。晚期患者可转移至锁骨上淋巴结。

(2) 血道转移：血道转移在宫颈癌很少见，最常见的部位是肺、骨及肝、脑等处。

(四) 临床病理联系

宫颈癌最常发生在子宫颈外口，早期宫颈癌常无自觉症状，与宫颈糜烂不易区别，随病变进展，癌组织破坏血管，患者出现不规则阴道流血和接触性出血。因癌组织坏死继发感染，同时由于癌组织刺激子宫颈分泌亢进，使白带增多，有特殊腥臭味。晚期因癌组织侵犯盆腔神经，可出现下腹部和腰底部疼痛。当癌组织侵及膀胱及直肠时，可引起膀胱瘘或子宫直肠瘘。

对于已婚妇女，定期做子宫颈脱落细胞学检查，是发现早期宫颈癌的有效措施。

第二节　子宫体疾病

一、子宫内膜增生症

子宫内膜增生症(endometrial hyperplasia)多发生于青春期和更年期妇女。其发生与雌激素分泌增高、孕酮缺乏有关。属于无排卵性功能性子宫出血，是妇科的常见病之一。主要表现为月经过多、不规则的子宫大量出血。由于子宫内膜增生、不典型增生和宫内膜癌，是一个连续的演变过程，应引起对此疾病的高度重视。

(一) 病理变化

肉眼观察，一般可见子宫内膜普遍增厚，可达0.5～1 cm，表面光滑，柔软，也可呈不规则形或息肉状。镜下观察，子宫内膜增生，有分泌功能。有一系列的形态变化，开始为内膜良性增生和非典型增生，最后可演变为分化程度不同的腺癌。近年来，主要根据腺体结构的异常及细胞不典型性子宫内膜增生可分以下几种类型。

1. 单纯型增生　腺体增多、密集、大小较一致，呈小圆形，上皮细胞增生呈多层；内膜间质细胞增生。细胞无异型性与增生期子宫内膜相似(图16-2，彩图，见插页)。1%的单纯性子宫内膜增生可发展为宫内膜腺癌。

2. 复杂型增生　以往称腺瘤型增生。腺体明显增生，相互拥挤，出现背靠背现象，间质稀少。由于腺上皮增生，腺体结构复杂且不规则，可向腺腔内呈乳头状或向间质内出芽样生长。腺上皮细胞为高柱状，假复层，核空泡状，核分裂象常见，但无明显异型性(图16-2，彩图，见插页)。约

3%可发展为腺癌。

3. 非典型增生　为癌前病变，在复杂型增生基础上，伴有上皮细胞异型性，排列呈复层，极向紊乱，体积增大，核深染，核仁明显，核质比例增大。重度子宫内膜不典型增生与子宫内膜癌较难鉴别，主要鉴别点是前者不见间质浸润，如有间质浸润则归属为癌，往往需经子宫切除后全面检查才能确诊。1/3 的患者可发展为腺癌。

（二）临床病理联系

子宫内膜增生症主要表现为大量不规则子宫出血，也可在一段闭经后出血，长期出血可引起贫血。由于卵巢功能紊乱而导致雌激素水平增高，而孕酮缺乏。一方面卵巢持续不排卵，引起子宫内膜增生，故患病期间不能受孕。另一方面则反馈地作用于垂体前叶，使增生的子宫内膜得不到足够的雌激素的支持而发生坏死、脱落，引起子宫出血。

二、子宫内膜异位症

当子宫内膜组织出现在正常子宫内膜以外的部位时，称为子宫内膜异位症。一般将子宫肌层内的子宫内膜异位症称为子宫腺肌病，子宫外的子宫内膜异位症称为子宫内膜异位症。

（一）子宫腺肌病

子宫腺肌病（adenomyosis）是指子宫肌壁内出现子宫内膜腺体及间质，并伴有平滑肌增生。多发生于育龄期妇女，主要临床表现为子宫增大、痛经和月经过多。

肉眼观察，分弥漫型和局限型两种。局限型者子宫呈不规则增大，多发生于子宫后壁，呈球形增大。病变处子宫肌层增厚有时呈结节状，但无包膜。弥漫型表现为子宫均匀增大，切面可见在增厚的子宫肌壁中散在着大小不等的腔隙，内含咖啡色黏稠的血性液体，称巧克力囊肿。镜下观察，子宫腺肌病的诊断标准是，距子宫内膜基底层以下至少 2 个低倍（10×10）视野（大约 2 mm）深处的子宫肌层中出现子宫内膜腺体及间质，呈岛状分布，其周围有肥大的平滑肌纤维。

临床表现为子宫增大、变硬和痛经、月经失调等症状。

（二）子宫外子宫内膜异位症

子宫外子宫内膜异位症（endometriosis）是指子宫内膜异位于子宫以外的组织及器官，80%发生于卵巢，其余依次发生于子宫阔韧带、直肠阴道陷窝、盆腔腹膜、腹部手术瘢痕、脐部、阴道、外阴和阑尾等。一般好发于青年妇女和不孕症妇女。主要症状为痛经。

子宫内膜异位处见暗红色或紫红色结节，有时形成含血囊肿，称巧克力囊肿，囊肿不断增大，当囊肿破裂时易与周围组织粘连。镜下观察，囊肿壁可见子宫内膜腺体及间质。常伴有出血及含铁血黄色素样细胞。

临床上患者可有痛经、月经不调。检查时子宫不大，但在卵巢或盆腔、腹壁等部位可扪及到固定的包块，当月经来潮时包块增大并有疼痛。

该病病因未明，主要有种植和移植学说。认为在月经期子宫内膜经输卵管反流至腹腔器官，或因手术时人为地将子宫内膜移植到腹壁切口所致。另一种是体腔上皮发生学说，认为异位的子宫内膜组织是由于器官本身局部的体腔上皮化生而来。

三、子宫内膜癌

子宫内膜癌又称子宫体癌（endometrial carcinoma）是指子宫内膜上皮细胞发生的恶性肿瘤，发病率仅次于宫颈癌，在女性生殖系统恶性肿瘤中占第二位，多见于 50 岁以上绝经期和绝经期后妇女，50～59 岁为高峰期。主要症状是白带增多和不规则阴道出血。

子宫内膜癌的病因不明，一般认为与雌激素长期持续作用有关，患者常有内分泌失调的表现。

(一) 病理变化

肉眼观察，子宫内膜癌分为弥漫型和局限型两种。弥漫型表现为子宫内膜弥漫性增厚，表面粗糙不平、颜色灰白、质地脆，常有出血、坏死或溃疡形成，并浸润到子宫肌层。局限型多位于子宫底或子宫角，呈息肉状或结节状突向子宫腔。镜下观察，以腺癌居多，癌组织可呈高、中、低分化，其中多数为高分化腺癌。①高分化腺癌：结构很像子宫内膜腺体，腺体排列拥挤、紊乱，细胞轻度异型性。②中分化腺癌：腺体不规则，排列紊乱，细胞向腔内生长形成乳头或筛状结构，部分形成实心细胞团。癌细胞异型性明显，核分裂象多见。③低分化腺癌：癌细胞分化差，大部分区域为实性片状或条索状，很少形成腺样结构。核异型性明显，核分裂象多见。子宫内膜腺癌如伴有鳞状上皮化生时称为棘皮癌，腺癌组织中混杂有鳞癌成分时称为腺鳞癌。

(二) 扩散和转移

子宫内膜癌的扩散途径以直接蔓延和淋巴道转移多见，晚期可有血道转移。

1. *直接蔓延*　子宫内膜癌向上可达子宫角，相继至输卵管、卵巢和其他盆腔器官；向下直接浸润至子宫颈和阴道；向外侧扩展至输卵管、卵巢和腹膜。

2. *淋巴道转移*　最常见的转移部位为主动脉旁淋巴结，其次为闭孔及髂总、髂外和子宫旁淋巴结。子宫底部的癌多转移至腹主动脉旁淋巴结；子宫角部的癌可经圆韧带的淋巴管转移至腹股沟淋巴结。

3. *血道转移*　少见，晚期转移至肺、肝及骨骼。

(三) 临床病理联系

在临床上，早期患者可无任何症状，最常见的临床表现是阴道不规则流血，部分患者可有阴道分泌物增多，呈淡红色。如继发感染则呈脓性，有腥臭味。晚期，癌组织侵犯盆腔神经，可引起下腹部和腰骶部疼痛等症状。

第三节　滋养层细胞疾病

滋养层细胞发生的肿瘤有葡萄胎、侵袭性葡萄胎和绒毛膜癌，三者既有联系，又有区别，前者为良性，后两者为恶性，尤以绒毛膜癌恶性程度最高。

一、葡萄胎

葡萄胎(hydatidiform mole)又称水泡状胎块，是胎盘绒毛的良性病变，好发于 20 以下或 40 岁以上妇女，可能与卵巢功能不健全或卵巢功能衰退有关。

(一) 病因和发病机制

病因尚未完全明了。目前学说有两种，一为肿瘤性疾病，由胎盘滋养层的细胞肿瘤性增生所致；另一种认为是一种病理性妊娠，胎儿发育障碍而死亡，绒毛内血液循环不复存在，母体进入绒毛的液体不能运送而积蓄在绒毛间质内，致使绒毛水肿胀大。近年来经细胞学研究显示，葡萄胎在发生过程中，染色体异常起着重要作用。

(二) 病理变化

肉眼观察，部分绒毛水肿形成半透明水泡状，大小不一，其形状似葡萄成串成簇。镜下观察，见绒毛间质高度水肿；间质血管减少或消失；滋养层细胞为局灶性增生或轻度增生(图 16-3，彩图，见插页)。

（三）临床病理联系

因胚胎早期死亡，临床听不到胎心音，触不到胎体，感觉不到胎动。由于绒毛高度水肿，充满子宫腔，子宫明显增大超过正常妊娠月。由于产生多量绒毛膜促性腺激素（HCG），尿妊娠试验呈强阳性。

二、侵袭性葡萄胎

侵袭性葡萄胎（invasive mole）也称恶性葡萄胎。多继发于葡萄胎之后，少数也可开始就为侵袭性葡萄胎，其生物学行为介于葡萄胎和绒毛膜上皮癌之间。肉眼观察，绒毛侵入子宫肌层是本病最主要的病理特征。也可向子宫外侵袭，在阴道或外阴见转移结节。镜下观察，子宫肌层内有滋养层细胞侵袭，其增生程度和异型性比良性葡萄胎显著。并见水泡状和坏死的绒毛，常见出血坏死（图 16－4，彩图，见插页）。

三、绒毛膜癌

绒毛膜癌（choriocarcinoma）也称绒毛膜上皮癌，是发生于滋养层细胞的高度恶性肿瘤，简称绒癌。其发生与妊娠有关，约 50%继发于水泡状胎块，以往病死率高，近年来由于化疗的进展，该肿瘤有治愈的可能。

（一）病理变化

肉眼观察，出血性坏死是绒癌的主要特点，子宫不规则增大，子宫腔内可见一个或多个息肉状紫蓝色结节，表面可溃烂，切面暗红色。镜下观察，肿瘤由异常增生的细胞滋养层细胞和合体滋养层细胞组成，癌细胞成团、呈片或条索状排列。常有核分裂，绒癌组织没有绒毛结构，无血管及间质。病灶周围常见大片出血、坏死（图 16－5，彩图，见插页）。

（二）临床病理联系

患者表现为：①阴道持续性或间隙性流血，常在葡萄胎流产以后或妊娠数月、数年后发生。②子宫增大，血和尿中 HCG 持续升高。③绒癌一般通过血道转移到肺、阴道、外阴、脑与肝等，骨也有转移，其中最常转移部位是肺。淋巴道转移少见。

第四节　卵巢上皮性肿瘤

卵巢组织可发生各种肿瘤，按其组织发生分为三大类：上皮性肿瘤、性索间质肿瘤、生殖细胞肿瘤。本节只介绍常见的上皮性肿瘤。

卵巢上皮肿瘤是由卵巢表面的生发上皮发生，占卵巢肿瘤的 65%～70%，最常见的是浆液性肿瘤和黏液性肿瘤。

一、卵巢浆液性肿瘤

卵巢浆液性肿瘤是最常见的卵巢肿瘤，好发于 30～40 岁。卵巢浆液性肿瘤可分为浆液性囊腺瘤、交界性浆液性囊腺瘤（低度恶性）、浆液性囊腺癌。

1. 浆液性囊腺瘤（serious cystadenoma）　最常见，肉眼见多为单房性，也可为多房性，囊内充满清亮的浆液，囊内壁一般光滑，也可有乳头状突起。镜下见囊壁被覆单层立方或柱状上皮（图 16－6，彩图，见插页）。

2. 交界性浆液性囊腺瘤（borderline serious cystadenoma）　肉眼见有较多乳头向囊内突起。镜下见乳头增多密集，细胞层次增加至2～3层，有明显异型性，无间质和包膜浸润。

3. 浆液性囊腺癌(serious cystadenocarcinoma) 肉眼见一般为囊实性或实性，乳头分支多或呈实心团块，常侵犯包膜伴出血、坏死。镜下见乳头分支多而复杂，甚呈实心团块。细胞层次超过三层以上，具有明显异型性，核分裂象多见，有间质浸润，或血管内有瘤栓，可见砂砾体。

二、卵巢黏液性肿瘤

黏液性囊腺瘤多数肿瘤体积较大、多房，囊内含黏液，很少有乳头，好发年龄与浆液性肿瘤相似，但比浆液性肿瘤少见。卵巢黏液性肿瘤可分为黏液性囊腺瘤、交界性黏液性囊腺瘤、黏液性囊腺癌。

1. 黏液性囊腺瘤(mucinous cystadenoma) 肉眼肿瘤表面光滑，一般为多房，内含黏稠的黏液，囊壁内光滑，较少形成乳头。镜下见囊壁被覆单层柱状上皮，核在基底部，核的上部充满黏液(图16-7，彩图，见插页)。

2. 交界性黏液性囊腺瘤(borderline mucinous cystadenoma) 细胞出现轻度到中度异型性，无间质、包膜浸润，核分裂少见，有低度恶性。

3. 黏液性囊腺癌(mucinous cystadenocarcinoma) 肉眼呈囊性或囊实性，可有乳头形成，伴有出血坏死。镜下见上皮细胞多层排列，具有明显异型性，核分裂象多见，包膜与间质均可有浸润。

如果卵巢黏液性肿瘤破裂，上皮和黏液种植在腹膜上形成胶冻样肿块，则称为腹膜假黏液样瘤。

第五节 乳 腺 疾 病

一、乳腺增生症

乳腺增生症(mazoplasia)又称乳腺腺病或乳腺结构不良，是妇女最常见的乳腺疾病，可发生于青春期后任何年龄，30～40岁为发病高峰。其病因一般认为是由于卵巢内分泌功能失调，主要是孕激素减少而雌激素分泌过多，刺激乳腺组织不同程度增生。临床上表现为乳腺肿块，单侧或双侧，本病可分以下三种类型。

(一) 乳腺组织增生

乳腺组织增生为早期病变，主要以乳房周期性疼痛为特征，伴有与月经周期相关的乳腺肿胀，单侧或双侧乳腺可触及弥散的颗粒状肿块。肉眼观察，增生区域呈弥漫性，边界不清，质韧。镜下观察，乳腺小叶大小不一，形状不规则，末梢导管呈芽状增生，腺泡增多。管腔呈轻度扩张或有小囊腔形成，上皮细胞正常或增生为复层，有的可出现分泌现象，小叶间质纤维组织增生。这些病变通常在1～3月内可自行消失，部分病例可复发或发展为乳腺腺病。

(二) 乳腺腺病

乳腺腺病以小叶腺泡、末梢导管和结缔组织增生为特征，小叶结构基本保存。根据组织学改变，大致可分为三型。①小叶增生型：主要表现为小叶数目及小叶内腺泡数目增多，致使小叶增大。上皮细胞呈双层或多层。②纤维腺病型：主要特点是小叶内除末梢导管和腺泡增生外，间质结缔组织也有较明显增生，故也称硬化性腺病。③纤维化型：是乳腺腺病的晚期表现，由于间质结缔组织大量增生，腺泡受压而萎缩、消失，仅残存一些萎缩的小导管，有时也可看到末梢导管扩张。

(三) 乳腺囊肿病

乳腺囊肿病又称乳腺囊性增生症，以小叶末梢导管和腺泡高度扩张成囊为特征。囊腔大小不等，多少不一。肉眼观察，可见多个散在的小囊肿形成。镜下观察，小导管或腺泡扩张呈囊状，囊壁上皮萎缩或增生，部分上皮呈乳头状增生突入囊内。当多数扩张的导管和囊肿内均有乳头状增生时，则称为乳头状瘤病。囊肿病伴有非典型增生性时，有转变为乳腺癌的可能，属于癌前病变。

二、乳腺癌

乳腺癌(carcinoma of the breast)是由乳腺导管上皮及腺泡上皮发生的恶性肿瘤。由于宫颈癌防治取得进展，乳腺癌在我国女性恶性肿瘤中跃居第一位，常发生于40～60岁的妇女。半数以上发生于乳腺外上象限，其次为乳腺中央区和其他象限。男性乳腺癌罕见。

(一) 病因和发病机制

乳腺癌发生的因素可能是多种多样的，一般认为雌激素水平过高、病毒(乳汁因子)、家族遗传倾向有关，环境因素和长时间接触放射线也与乳腺癌的发生有关。

(二) 病理变化

乳腺癌最常发生在乳腺的外上象限，单侧多见。乳腺癌形态结构十分复杂，类型很多。我国一般根据组织发生及形态特点将其分为非浸润性癌(原位癌)、早期浸润癌和浸润性癌。

1. *非浸润性癌*　包括导管内原位癌和小叶原位癌。导管内原位癌主要发生于乳腺的中、小导管。肉眼观察，肿块呈条索状、切面呈灰白色、质脆、有时见导管腔内充满灰黄色或灰白色半固体物，可从管腔内排出，又称粉刺癌。镜下观察，癌细胞局限于导管内，基底膜完整。癌细胞分化一般较好，分化较低的病例，癌细胞异型性明显，核分裂象多见。管腔内或癌巢中央常发生坏死，这是诊断此型癌的主要特征之一(图16-8，彩图，见插页)。

小叶原位癌发生于小叶腺泡上皮或小叶内末梢导管上皮，此癌较少见。肉眼观察，无明显肿块，有时表现为粉红色或半透明稍硬的颗粒状。镜下观察，癌细胞呈圆形，大小形态比较一致，核分裂象少见。癌细胞限于小叶中的腺泡或终末导管内，基底膜完整。

2. *早期浸润癌*　包括早期浸润性导管癌和早期浸润性小叶癌。前者是指导管内原位癌部分区域的癌细胞突破基底膜向间质浸润，但浸润的范围较小和局限性，癌细胞巢仅像发芽样向间质内伸展。后者是指癌细胞突破腺泡基底膜，向小叶间质内浸润，但尚未浸润至小叶范围以外。

3. *浸润癌*　包括浸润性导管癌、浸润性小叶癌、黏液腺癌和小管癌等特殊类型癌。

(1) 浸润性导管癌：由导管内原位癌发展而来，是乳腺癌最常见的类型，占乳腺癌的50%～80%。肉眼观察，多为单个结节状，直径常为2～3 cm，质硬，与周围组织无明显界限。切面灰白，癌组织侵入周围组织。如癌组织侵犯皮肤，与皮肤粘连并导致皮肤出现不规则浅表微小凹陷，外观呈橘皮样。如累及乳头，可出现乳头回缩下陷现象(图16-9，彩图，见插页)。镜下观察，组织形态多样，癌细胞排列多呈实体团块或不规则的条索，偶见腺样结构。一般根据实体癌的癌实质与纤维间质比例不同将其分为单纯癌、硬癌和髓样癌。癌实质和纤维组织大致相等，为单纯癌；癌实质少而纤维组织多，为硬癌；癌实质丰富而纤维组织少，为髓样癌。

(2) 浸润性小叶癌：由小叶原位癌突破小管或末梢导管基底膜向间质浸润所致。镜下观察，癌细胞排列松散，呈条索状，浸润于纤维组织之间。癌细胞体积小，呈圆形或椭圆形，大小一致。

(3) 其他类型:主要有黏液腺癌和小管癌。

(三) 临床病理联系

乳腺癌患者早期为无痛性肿块。晚期患者可出现皮肤呈橘皮样外观和乳头下陷。橘皮样外观是由于乳腺真皮层淋巴管被癌细胞阻塞,引起淋巴回流受阻,进而导致真皮水肿,毛囊汗腺处的皮肤附件的牵引而相对凹陷所致。乳头下陷是由于乳头下癌灶伴有大量纤维组织增生,乳头被纤维组织牵拉所致。

(四) 扩散和转移

1. 直接蔓延　癌细胞浸润到周围组织,不断扩散累及乳头及皮肤、筋膜甚至胸肌和胸壁。

2. 淋巴道转移　这是乳腺癌的主要转移途径,首先转移到同侧腋窝淋巴结,然后是锁骨上、下淋巴结,胸肌间淋巴结和乳腺内淋巴结也可累及,少数可通过胸壁深部的筋膜淋巴管丛转移到对侧腋窝淋巴结。

3. 血道转移　晚期癌细胞可经血道转移至肺、骨、肝、脑等组织或器官。

第六节　前 列 腺 疾 病

一、前列腺增生症

前列腺增生症(prostatic hyperplasia)又称前列腺肥大,主要表现为前列腺上皮和间质增生为特征,导致前列腺明显呈结节状肿大。本病的发生与激素平衡失调有关,患者常见于 50 岁以上。其发病率依年龄增长而递增,目前呈上升趋势。

由于增生多发生在前列腺的内区、移行区和尿道周围区,尿道受压而产生尿道梗阻或尿流不畅。

(一) 病因和发病机制

前列腺增生症的病因和发生机制尚未明了,其发病机制有三种学说。①雄激素致病,为雄激素代谢失衡所致。②雌激素致病,已为动物实验所支持,单给足量雄激素不能产生前列腺增生症,而给予雌激素及少量雄激素可产生典型的前列腺增生症。③良性前列腺增生生长因子和抑制因子的作用,其具体作用及调节过程尚不清楚。

(二) 病理变化

肉眼观察,正常前列腺约栗子大,重约 20 g,增生的前列腺可达正常的 2～4 倍,甚至可达 100 g 以上。颜色和质地与增生的成分有关。增生的前列腺呈结节状,一般有核桃或鸡蛋大。结节以腺体增生为主,呈淡黄色,质软,切面可见大小不一的蜂窝状腔隙。用手指压迫时可有较多奶白色混浊的分泌物流出。而以纤维、平滑肌增生为主者,色灰白,质地较韧,与周围正常前列腺组织界限不清。

镜下观察,前列腺增生的成分主要由腺体、平滑肌和纤维组成。其中以腺体增生为主,增生的腺体和腺泡数互相聚集或在增生的间质中散在排列,腺体的上皮由两层细胞组成,内层细胞呈柱状,外层细胞呈立方形或扁平形,周围由完整的基膜包绕,上皮细胞向腔内出芽呈乳头状或形成皱褶,腔内可见淀粉样小体或钙化的小结(图 16-10)。

此外,可见鳞状上皮化生和小灶性梗死,化生的上皮常位于梗死灶的周边。一般认为,前列腺增生极少发生恶变。

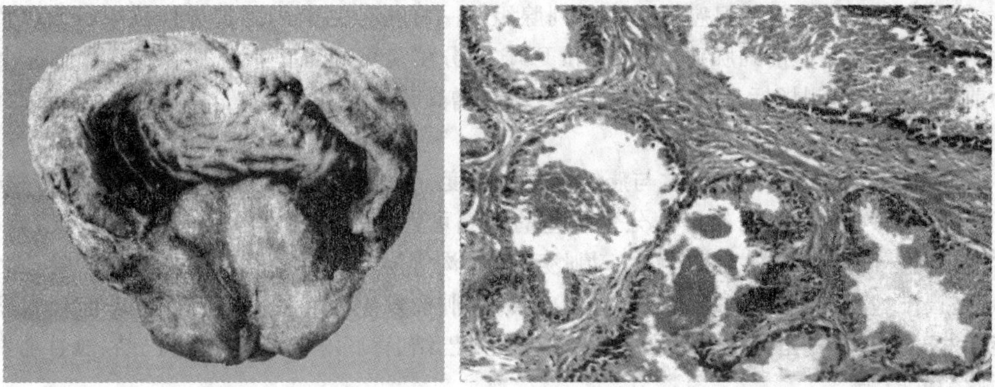

a　　　　　　　　b

图 16－10　前列腺增生

a. 为大体标本。前列腺明显增大，切面呈结节状，部分区域可见扩张成小囊的腔腺

b. 为镜下图，腺体数目增加，腺腔扩张，上皮细胞双层排列，腺腔内可见淀粉小体

(三) 临床病理联系

尿道受压、排尿困难是常见症状，表现为尿频、尿痛、夜尿和排尿淋漓不止。由于膀胱内尿潴留和膀胱扩张、肥厚，继而引起膀胱炎、肾盂肾炎。

目前认为，前列腺增生症不是前列腺癌的癌前病变，故临床和病理均需注意两者的鉴别诊断。

二、前列腺癌

前列腺癌(prostatic carcinoma)是来源于前列腺上皮的恶性肿瘤，在男性生殖系统中较常见。本病好发于 50 岁以后，发病率随年龄增加而递增，在欧美国家其发病率仅次于肺癌，居所有癌症的第二位。我国的发病率近年来有缓慢增加的趋势。

(一) 病因和发病机制

前列腺癌的病因和发病机制目前尚不十分清楚，一般认为与性激素，尤其是体循环中雌激素与雄激素比例失调，特别是雄激素的变化有关，如睾丸切除患者很少发生前列腺癌；肝硬化患者雌激素水平升高，前列腺癌的发病率降低；服用雌激素可抑制肿瘤的生长。与正常前列腺一样，前列腺癌上皮细胞也具有雄激素受体，激素和受体结合后可促进肿瘤生长。

(二) 病理变化

肉眼观察，大多数的前列腺癌发生在前列腺的周围区，以后叶多见。初期为单个或多数的硬结节，病灶几乎都发生于包膜下，质韧硬。切面灰白色、结节状，与周围前列腺界限不清。

镜下观察，前列腺癌多数为分化较好的腺癌，少数为移行细胞癌和鳞状细胞癌。癌细胞排列成大小不等的腺腔结构，颇似前列腺腺体，但癌细胞体积较小，核较深染，腺体由单层立方或低柱状上皮构成，外层的基底细胞常常缺如，偶见腺体扩张，腺上皮在腔内呈乳头状或筛状。胞质一般无显著改变，但是胞核体积增大，呈空泡状，含有一个或多个大的核仁。胞核大小形状不一，但总体上说，多形性不是很明显，核分裂象很少见。在低分化前列腺癌中，癌细胞排列成条索状、巢状或片状，缺乏腺腔样结构。

(三) 临床病理联系

1. 早期前列腺癌　一般无症状，常在前列腺增生的切除标本中，或在死后解剖中偶然发现。大多数前列腺癌的形态呈结节状，位于被膜下，肛诊检查可直接扪及。

2. 免疫组化诊断 前列腺癌与正常前列腺组织一样可分泌前列腺特异性抗原(PSA)及前列腺酸性磷酸酶(PAP),但前列腺癌的 PSA 和 PAP 的分泌量可高出正常前列腺组织。临床上常以此作为前列腺癌的检测指标。假如两者分泌量明显增高时,应高度疑为癌。必要时,可行前列腺组织穿刺,由组织病理检查确诊本病。

3. 前列腺癌的蔓延和转移 这与癌细胞分化程度有一定关系。高分化腺癌蔓延和转移较晚,可长期局限于前列腺内,预后较好。分化较差的腺癌可直接侵犯周围器官,如膀胱底、精囊、尿道等。常侵犯的淋巴结有髂内、髂外、腹主动脉旁、腹股沟等淋巴结。血道转移可转移至骨、肺、肝等处,特别是腰椎、盆骨及肋骨的转移较常见。在男性,肿瘤发生骨转移时应首先考虑前列腺癌转移的可能。淋巴转移首先至闭孔淋巴结,随之到内脏淋巴结、胃底淋巴结、髂骨淋巴结、骶骨前淋巴结和主动脉旁淋巴结。

小结

生殖系统与乳腺疾病最常见为炎症、肿瘤和内分泌失调等。由于内容多,临床表现类似,病理诊断具有一定价值。由于女性解剖和生理特点的特殊性,其生殖系统和乳腺疾病较男性多见。积极防治生殖系统和乳腺疾病,对提高人类健康水平具有重要意义。学习中要注意,子宫颈上皮非典型增生→原位癌→子宫颈浸润癌的病变特点及发展关系;葡萄胎、侵蚀性葡萄胎和绒毛膜癌的病变特点及区别;宫颈癌、乳腺癌、前列腺癌的病理类型及病变特点是本章的重点。

附 实验实训

1. 观察宫颈癌、葡萄胎、侵袭性葡萄胎、绒毛膜癌、乳腺癌等大体标本,掌握常见生殖系统肿瘤病变特点。
2. 认识宫颈癌、葡萄胎、绒毛膜癌、乳腺癌的镜下特点。
3. 利用多媒体教学手段,帮助学生直观动态地理解它们的病变发展过程。
4. 组织学生到医院或社区参与妇科普查,并对群众进行常见妇科疾病的防治宣传教育工作。

第十七章
内分泌和代谢紊乱性疾病

导学

了解：弥漫性非毒性甲状腺肿、弥漫性毒性甲状腺肿、糖尿病、痛风症的病因和发病机制。

熟悉：弥漫性非毒性甲状腺肿、弥漫性毒性甲状腺肿、糖尿病、痛风症的概念、病理变化和结局。

应用：弥漫性非毒性甲状腺肿、弥漫性毒性甲状腺肿、糖尿病、痛风症的临床病理联系。弥漫性非毒性甲状腺肿和弥漫性毒性甲状腺肿的鉴别。

实验：观察弥漫性非毒性甲状腺肿、弥漫性毒性甲状腺肿、糖尿病、痛风症的病理标本和患者。

内分泌系统与神经系统共同调节机体的生长发育、物质代谢和各种生理功能，以维持内环境稳定。当内分泌系统发生疾病时，常因激素分泌过多引起功能亢进；也可因激素分泌不足导致功能低下。代谢紊乱大部分为家族性疾病，具有遗传倾向，一部分为体质性的慢性疾病。本章主要介绍甲状腺疾病、糖尿病和痛风症。

第一节 甲状腺疾病

一、弥漫性非毒性甲状腺肿

弥漫性非毒性甲状腺肿(diffuse nontoxic goiter)是由于长期缺碘，导致甲状腺素分泌不足，反馈性地引起垂体分泌促甲状腺素增多，甲状腺滤泡上皮增生，胶质堆积使甲状腺肿大。一般不伴有甲状腺功能亢进，亦称单纯性甲状腺肿。流行病学调查，全世界有10亿人生活在缺碘地区，我国病区人口已超过3亿。由于本病常呈地方性分布，又称地方性甲状腺肿(endemic goiter)，但也有散发性病例。本病多见于内陆山区和半山区，女性远远多于男性。

(一) 病因和发病机制

1. 缺碘　地方性甲状腺肿的主要病因是缺碘。①饮水、土壤和食物中缺碘，导致人体碘摄入不足。②青春期、妊娠期、哺乳期机体对碘需求量的增加而相对缺碘，引起甲状腺素合成减少。由于反馈机制，垂体分泌促甲状腺素增多，使甲状腺滤泡上皮细胞增生、肥大，同时摄取碘的功能增强，合成、分泌甲状腺素的能力增强，血中甲状腺素恢复到正常水平。这时增生的上皮可以逐渐复旧到正常。如果缺碘长期存在，一方面滤泡上皮持续增生，另一方面其所合成的甲状腺球蛋白不能充分碘化，不能被上皮细胞吸收，从而堆积在滤泡内，使滤泡腔充满胶质而显著扩大，甲状腺发生肿大。

2. 致甲状腺肿物质的作用　多种物质可引起甲状腺肿大。①饮水中摄入大量钙和氟，一方面可影响肠道对碘的吸收，另一方面使甲状腺滤泡上皮细胞膜的 Ca^{2+} 增多，抑制甲状腺素分泌，进而引起甲状腺肿。②某些食物如木薯等，因含有氰化物，可抑制碘化物在甲状腺内的转运，进一步引起甲状腺肿。③硫氰酸盐和过氯酸盐影响碘向甲状腺聚集，硫脲类和磺胺类药物可抑制 I^- 的浓集或 I^- 有机化，都具有引起甲状腺肿大的作用。

3. 遗传与免疫作用　在激素合成过程中有关酶的遗传性缺乏，引起家族性甲状腺肿。还有人认为，甲状腺肿的发生可能与自身免疫有关。

（二）病理变化

根据弥漫性非毒性甲状腺肿病变的发生发展过程，分为三个时期。

1. 增生期　肉眼观察，甲状腺呈弥漫性对称性中度肿大（一般不超过 150 g），表面光滑。镜下观察，滤泡上皮增生肥大，呈立方形或低柱状，伴有小滤泡增生，滤泡腔内胶质含量少，间质充血。此期又称为弥漫性增生性甲状腺肿，没有明显的甲状腺功能改变。

2. 胶质贮积期　肉眼观察，甲状腺弥漫性对称性肿大，达 200～300 g，有的可达 500 g 以上，表面光滑，质地较软，切面呈淡褐色，半透明胶冻状。镜下观察，长期缺碘使滤泡上皮反复增生、复旧，少数滤泡上皮呈增生状态并形成小型滤泡，大部分滤泡显著扩大，腔内充满浓厚的胶质，上皮细胞因受压而变得扁平。此期又称为弥漫性胶样甲状腺肿（图 17－1，彩图，见插页）。

3. 结节期　随着病程的进展，由于甲状腺内不同部分滤泡上皮增生与复旧变化不一致，逐渐形成不规则结节，故此期又称结节性甲状腺肿。肉眼观察，甲状腺呈结节状不对称性肿大，结节大小不一，小者直径 1 mm，大者可达数厘米，结节境界清楚，但无包膜或包膜不完整。切面常发生坏死、出血、囊性变、钙化及瘢痕形成。镜下观察，部分滤泡上皮呈柱状或乳头状增生并形成小滤泡。有的滤泡扩大，上皮复旧或萎缩，腔内充满胶质。有的滤泡过度扩大，直径可达 300～400 μm 以上，使滤泡大小差别更大。间质内纤维组织大量增生。

（三）临床病理联系

本病临床主要表现为甲状腺肿大，一般无甲状腺功能亢进及其他症状，仅有少数患者伴有甲状腺功能亢进或低下等症状。部分患者后期可因压迫气管和喉返神经而出现呼吸困难、声音嘶哑。1%～2%的结节性甲状腺肿病例可发生癌变。

地方性甲状腺肿治疗的关键在于预防，打深井改变水源和碘化盐可减少本病的发生。

二、弥漫性毒性甲状腺肿

弥漫性毒性甲状腺肿（diffuse toxic goiter）是指血中甲状腺素过多，作用于全身各组织所引起的综合征，又称甲状腺功能亢进症（hyperthyroidism）简称“甲亢”。临床主要表现为甲状腺肿大、基础代谢升高和神经系统兴奋性增高等症状。大约有 1/3 患者有眼球突出，故又称为突眼性甲状腺肿。该病患者年龄在 20～40 岁，多见女性。男女之比 1∶4～1∶6。

（一）病因和发病机制

本病的病因和发病机制目前尚未完全阐明，认为是一种自身免疫性疾病。①患者血中有多种抗甲状腺的自身抗体（如甲状腺刺激免疫球蛋白和甲状腺生长刺激免疫球蛋白），能够与促甲状腺素受体结合，分别引起甲状腺素分泌增多和促进滤泡上皮生长。②本病发生时可伴有其他的自身免疫性疾病，如重症肌无力、血小板减少性紫癜等。③可能与遗传和精神创伤等有关。

（二）病理变化

肉眼观察，甲状腺弥漫性对称性肿大，一般为正常的 2～4 倍，质较软，表面光滑；切面灰红色，分叶状，因胶质含量少则质实如牛肉状外观。镜下观察，①滤泡增生，大小不一，以小型滤泡为主。滤泡上皮多为柱状，部分呈乳头状增生，向腔内突起。②滤泡腔内胶质少而稀薄，靠近上皮处的胶质内出现大小不等的吸收空泡。③间质中血管丰富，充血明显，有多量淋巴细胞浸润并可有淋巴滤泡形成（图 17－2，彩图，见插页）。病程较长者，可有纤维组织增生。此外，甲亢患者的甲状腺组织形态常受药物的影响。如经碘治疗的病例，由于碘能阻断含甲状腺素胶质的分解，故胶质增多，上皮增生受抑制，间质血管减少，充血减轻，淋巴细胞也减少。而经硫脲嘧啶等阻断甲状腺素合成的药物治疗后，由于血中促甲状腺素代偿性增加，滤泡增生更加明显，上皮呈高柱状，胶质更加稀少甚至消失。

（三）临床病理联系

弥漫性毒性甲状腺肿患者临床综合征的主要表现为：①双侧甲状腺弥漫肿大。②基础代谢率增高，表现为心悸、多汗、多食、消瘦等症状。③神经系统兴奋性增高症状，如失眠、易怒、烦热、手震颤等。④眼球变化，如部分患者的眼裂增大、眼球突出，这是因为眼球外肌水肿、球后纤维脂肪组织增生、淋巴细胞浸润和黏液水肿所致。⑤其他，如全身淋巴组织增生、胸腺肥大和肝组织变性、坏死、纤维化，因循环加快，可发生心脏肥大，心肌可有灶状坏死及纤维化。

第二节　糖　尿　病

糖尿病（diabetes mellitus）是由于胰岛素绝对或相对不足，或靶细胞对胰岛素的敏感性降低，或由于胰岛素存在结构上的缺陷而发生的一种慢性全身性代谢性疾病。临床以血糖升高和出现糖尿为主要特征。患者表现为“三高一低”，即多饮、多食、多尿和体重减少，并可引起多种组织和器官发生形态改变、功能障碍。目前，糖尿病的发病率日趋增加，是一种严重危害人们身体健康的常见病和多发病。

一、病因和发病机制

糖尿病可分为原发性和继发性两类。继发性糖尿病是指由于炎症、肿瘤等已知疾病如胰腺炎、胰腺肿瘤等造成胰岛广泛破坏，或由于其他内分泌腺疾病影响胰岛素的分泌所导致的糖尿病。一般日常所称的糖尿病均指原发性糖尿病，按其对胰岛素的反应性不同分为以下两种。

1. *胰岛素依赖型糖尿病*　又称 1 型糖尿病，较少见。患者多为青少年，故又称幼年型糖尿病。此型糖尿病起病急，发展快，病情重，胰岛 B 细胞受损严重，数量明显减少，胰岛素分泌绝对不足，血中胰岛素明显降低，易出现酮血症甚至昏迷，治疗依赖胰岛素。目前认为本型糖尿病的发生是在遗传易感性的基础上，某些病毒的感染或其他因素的作用，机体产生了针对胰岛 B 细胞的自身免疫反应，导致 B 细胞严重破坏，胰岛素分泌绝对减少。

2. *非胰岛素依赖型糖尿病*　又称 2 型糖尿病，较多见，约占糖尿病的 90%。患者多为中老年，故又称成年型糖尿病。此型糖尿病起病缓慢，发展也较慢，病情较轻，胰岛数目正常或轻度减少，血中胰岛素水平可正常、升高或降低，不易出现酮血症，治疗一般可以不依赖胰岛素。本病的病因和发病机制尚不清楚，一般认为是与肥胖有关的胰岛素相对不足或组织对胰岛素不敏感（胰岛素抵抗）所致。此外，缺乏运动、手术、感染、精神刺激等是本病的诱因。

糖尿病患者主要有三大物质代谢障碍。在胰岛素严重缺乏情况下，糖代谢障碍出现血糖升高和糖尿；蛋白质及脂肪分解代谢增强，生成氨基酸及脂肪酸增多，氨基酸在肝内作为糖异生的原料被利用，而脂肪酸则在肝内氧化生成酮体，患者因此出现酮血症和酮尿症。

二、病理变化

糖尿病患者除了有胰岛的病变外，往往还因代谢的严重紊乱，出现多种组织和多个器官的病变。

(一) 胰岛病变

不同类型糖尿病在不同时期，胰岛病变的差异较大。1型糖尿病早期可见胰岛炎，胰岛内及其周围有大量淋巴细胞浸润，胰岛细胞进行性破坏、消失，进而胰岛变小，数目减少，有的胰岛纤维化。2型糖尿病早期无明显变化，以后可见胰岛B细胞减少和胰岛淀粉样变。

(二) 动脉病变

糖尿病患者从毛细血管到大中动脉都有不同程度的病变，主要表现为：①大、中动脉动脉粥样硬化比非糖尿病患者出现早，发展快且较严重。粥样硬化进一步发展可引起组织器官发生缺血性改变或其他病变。②细、小动脉玻璃样变，引起细动脉壁增厚、管腔狭窄，组织缺血。有的血管壁还可以发生纤维素样坏死，引起血栓形成。

(三) 肾脏病变

1. 肾小球硬化　有两种情况。①弥漫性肾小球硬化：肾小球内有弥漫性玻璃样物质沉积，毛细血管基底膜弥漫增厚，毛细血管管腔狭窄甚至闭塞，最终肾小球发生玻璃样变引起硬化。②结节性肾小球硬化：其特点是肾小球系膜内有结节状玻璃样物质沉积，使肾小球毛细血管管腔狭窄或闭塞导致硬化。

2. 肾血管病变　糖尿病累及所有的肾血管，主要引起肾动脉及主要分支的粥样硬化、入球和出球小动脉玻璃样变性。

3. 肾小管和肾间质损害　肾小管上皮细胞有糖原沉积和水样变性，晚期肾小管萎缩、消失，肾间质水肿，淋巴细胞和浆细胞浸润，纤维化。

4. 肾乳头坏死　糖尿病患者如发生急性肾盂肾炎时，因缺血和感染易发生肾乳头坏死。

(四) 视网膜病变

视网膜毛细血管基底膜增厚、玻璃样变，小静脉扩张，微小动脉瘤形成，继而可引起渗出、出血等改变。此外，由于血管病变造成视网膜缺血缺氧，可引起视网膜血管及纤维组织增生。视网膜病变易引起失明。除视网膜病变外，糖尿病患者易合并白内障。

(五) 神经系统病变

神经系统病变主要是周围神经因血管病变引起缺血性损伤，临床上出现各种症状，如肢体疼痛与麻木、感觉丧失、肌肉麻痹、胃肠与膀胱功能障碍等。严重者脑细胞可发生广泛变性，引起相应的功能障碍。

(六) 其他病变

由于高脂血症，可出现皮肤黄色瘤、肝细胞脂肪变和糖原沉积、骨质疏松，容易并发感染等。

三、临床病理联系

糖尿病患者典型症状为多饮、多食、多尿和体重减少。多尿是由于血糖浓度过高，超过了肾阈值出现尿糖，从而发生渗透性利尿所致。多饮是由于多尿引起机体丧失大量水分，血浆渗透压升高，兴奋下丘脑的口渴中枢。由于机体不能充分利用糖和血糖过高刺激胰岛素分泌，患者产生饥饿感和食欲亢进而多食。体重减少是糖代谢障碍、脂肪和蛋白质分解代谢增强的结果。酮血症可使患者发生酸中毒，严重时可发生糖尿病性昏迷。晚期患者可死于心肌梗死、肾功能衰竭、脑血管意外或继发感染。

第三节　痛　风　症

由于嘌呤代谢障碍，血尿酸过多形成尿酸盐结晶，沉积在关节、组织、软骨及肾脏等处，引起疼痛和功能障碍称痛风症。

痛风症临床典型表现有痛风性关节炎，久病者痛风石沉积导致关节畸形，肾脏病变导致肾结石等。本病易反复发作，血尿酸浓度增高。

痛风症在欧美国家是一种常见疾病，我国有明显增多的趋势。男女比例 20：1，发病年龄一般在 30～70 岁，近年来发病有年轻化趋势。从职业上看，多见于公司职员，机关工作人员、作家等脑力劳动者。从嗜好上看，爱好吃肉、贪酒和肥胖者易发病，故有人称痛风是一种现代文明病。

正常人血中尿酸含量为 0.12～0.36 mmol/L(2～6 mg/dl)，男性略高于女性。

一、病因和发病机制

核苷酸是组成核酸的基本单位，核苷酸的代谢包括嘌呤和嘧啶。其中嘌呤分解代谢的最终代谢产物是尿酸，正常时随小便排出体外。

痛风症的主要原因是长期嘌呤代谢障碍，引起血尿酸增高。如果血中尿酸浓度长期增高称为"高尿酸血症"。血尿酸增多形成的尿酸盐结晶，沉积在关节、组织、软骨及肾等处，引起疼痛和功能障碍时，称痛风症。

痛风症的发生机制可能与嘌呤核苷酸代谢酶有关。临床上用别嘌醇治疗痛风症，就是通过与黄嘌呤氧化酶的竞争性抑制来抑制尿酸的生成。此外，进食高嘌呤饮食、患白血病和其他恶性肿瘤等疾病时，体内核酸大量分解形成嘌呤。肾功能衰竭时尿酸排泄障碍，均可导致血尿酸升高。其他如饮酒、气候变化和外伤等均可诱发痛风。

二、病理变化

根据痛风症形成原因可分为原发性痛风和继发性痛风两类。90%以上为原发性痛风，主要与遗传的嘌呤代谢异常有关，属多基因遗传缺陷，见于原因未明的分子缺陷、酶及代谢紊乱。如 5-磷酸核苷酸-1-焦磷酸合成酶活性增加，导致尿酸产生过多。缺乏葡萄糖 6-磷酸酶，尿酸产生过多和肾脏清除尿酸减少的糖原积累病等。继发性痛风主要继发于白血病、淋巴瘤、慢性溶血、红细胞增多症等多种恶性肿瘤，由于细胞中大量核酸分解，尿酸形成增多。其他可能与高血压、甲状腺功能不足、肥胖、饥饿(可能是因为核苷酸分解太多的缘故)等引起有关。

当血尿酸过高达饱和浓度以上时，尿酸盐与血浆白蛋白结合减少，尿酸与钠结合沉淀为无定形尿酸钠盐结晶，沉淀在关节组织和肾脏中。尿酸盐被中性粒细胞所吞噬，引起细胞死亡而释放溶酶体酶类，导致急性关节炎。慢性炎症时，引起一种异物样反应，尿酸盐周围被上皮细胞、巨噬细胞包围，分叶核白细胞浸润形成异物结节。病变反复发作，导致关节畸形和肾脏受损。

三、临床病理联系

痛风是终生性疾病，其病情发展全过程可以分为以下四期。

1. *高尿酸血症期*　又称痛风前期，在这一期患者可无痛风的临床症状，仅表现为血尿酸升高。
2. *痛风性急性关节炎*　此期由高尿酸血症发展而来。关节痛是最常见的症状，急性发作时，最初多发生在足的跗趾关节，其次为踝、手、腕、膝、肘关节。第一次发作多数在夜间，开始时常为单个关节，呈红、肿、热、痛和运动障碍。在急性关节炎发作消失后关节可完全恢复正常，亦不遗留功能损害，但可以反复发作。此期一般无皮下痛风石的形成，亦无明显的肾脏病变如尿酸性肾病和肾结石的形成，肾功能正常。

3. 痛风石形成和痛风石沉积性慢性关节炎　此期痛风性关节炎是由于反复急性发作后造成的损伤，使关节出现不同程度的骨破坏和功能障碍，形成慢性痛风性关节炎。可出现皮下痛风石，也可有尿酸性肾病和肾结石的形成，肾功能可正常或轻度减退。

4. 关节畸形和肾功能不全　此期出现明显的关节畸形和功能障碍(图 17－3，彩图，见插页)，皮下痛风石数量增多、体积增大，可以破溃出白色尿酸盐结晶。尿酸性肾病和肾结石有所发展，肾功能明显减退，可出现氮质血症和尿毒症。

临床上痛风常与高血脂、肥胖、糖尿病、动脉粥样硬化、冠心病、阳痿和早泄等相伴。

四、结局和并发症

(一) 痊愈

仅有血尿酸增高而无症状者，或痛风性急性关节炎患者，控制饮食和诱因、对症处理，一般可康复。

(二) 并发症

1. 糖尿病　糖尿病与痛风两者都是因为体内代谢异常所引起的疾病，很容易并发于患者身上。糖尿病是因为调节血糖的胰岛素缺乏，导致体内持续处于高血糖的状态；而尿酸值与血糖值之间大有相关，通常尿酸值高者，血糖值也会比较高。

2. 高血压和高脂血症　痛风患者大多体型较为肥胖，体内蓄积过多的脂肪容易发生动脉粥样硬化而引起高血压；且由于痛风患者日常饮食上偏向摄取高脂、高能量食物，因此体内的中性脂肪含量都相当高，胆固醇值通常也都超过正常标准。

3. 心肌梗死　痛风患者的心脏血管容易发生动脉硬化的情形，导致血液无法充分回到心脏，血液循环不良，引起心肌梗死的几率比较高，尤其是原本就患有高脂血症的痛风患者更是容易发生心脏疾病。

4. 脑血管障碍　同样起因于动脉硬化，其症状包括头痛、头昏眼花、手脚发麻或麻痹等，严重者意识丧失，甚至死亡。患者就诊时除了做血管造影外，还需做脑部的CT、MRI等检查。

小结

弥漫性非毒性甲状腺肿是由于长期缺碘，导致甲状腺素分泌不足，反馈性地引起垂体分泌促甲状腺素增多，甲状腺滤泡上皮增生，胶质堆积使甲状腺肿大。一般不伴有甲状腺功能亢进，亦称单纯性甲状腺肿。因其发病具有区域性，简称“地方性甲状腺肿”。病变分增生期、胶质贮积期和结节期。由于甲状腺肿大，压迫周围组织和器官出现相应的临床表现，结节性甲状腺肿有癌变趋势。

弥漫性毒性甲状腺肿是指血中甲状腺素过多，作用于全身各组织所引起的综合征，简称“甲亢”，目前认为与自身免疫、遗传、精神等因素有关。患者甲状腺对称性肿大，滤泡增生，滤泡内胶质少而稀薄，有吸收空泡，间质淋巴组织增生等。临床主要是甲状腺素增多引起的基础代谢率和神经兴奋性升高的表现。

糖尿病是由于胰岛素绝对或相对不足，或靶细胞对胰岛素的敏感性降低，或由于胰岛素存在结构上的缺陷而发生的一种慢性全身性代谢性疾病。病变主要为胰岛B细胞减少和淀粉样变性。临床以血糖升高和出现糖尿为主要特征，患者表现为多饮、多食、多尿和体重减少，可引起一些组织和器官损伤出现相应的并发症。

由于嘌呤代谢障碍，血尿酸过多形成尿酸盐结晶，沉积在关节、组织、软骨及肾脏等处，引起疼痛和功能障碍称痛风症。痛风临床典型表现有痛风性关节炎，痛风石（尿酸盐结晶）沉积导致关节畸形，肾脏病变导致肾结石等。

附　实验实训

1. 观察地方性甲状腺肿胶质贮积期和结节期的镜下特点。
2. 观察甲状腺功能亢进症的镜下特点，并与地方性甲状腺肿比较。
3. 利用多媒体教学课件进行演示。
4. 课余时间组织学生到社区宣传、普及预防糖尿病和痛风症的知识。

第十八章

传染病和寄生虫病

导学

了解：淋病、梅毒、尖锐湿疣、艾滋病、阿米巴病、血吸虫病的病因、传播途径、发病机制、病变特点和临床病理联系。

熟悉：结核病、菌痢、伤寒、流脑、乙脑的病因、传播途径、发病机制、病变特点及临床病理联系。

应用：学生去临床参观学习；参加预防艾滋病宣传日等活动；让学生充分认识到控制传染病和寄生虫病必须做到：控制传染源、切断传染途径、保护易感人群，为临床学习打下坚实的基础。

实验：观察肺结核病、肠伤寒、菌痢、流脑、乙脑、血吸虫病等大体标本和病理切片；辨别这些病变的特点。

传染病是由病原微生物通过一定的传播途径进入易感人群的个体所引起的具有传染性的一类疾病，在一定条件下可引起广泛流行。由寄生虫引起的疾病称为寄生虫病。传染病和寄生虫病在人群中发生或流行是一个复杂过程，必须同时具备传染源、传播途径和易感人群三个基本环节。传染病的病原体侵入人体，常有一定的传染途径和方式，并往往定位于一定的组织和器官，引起具有各自特征的病理变化。传染病曾在世界各地流行，严重威胁人类的健康。近年来由于基因诊断技术和有效抗生素的应用，对传染病的诊断和治疗取得了很大进展。但是由于各种原因，有些传染病和寄生虫病的发病率又呈上升趋势，如梅毒、淋病、结核病等；并出现一些新的传染病，如艾滋病、严重急性呼吸道综合征和甲流感等。因此，积极防治传染病和寄生虫病，仍然是一项重要而艰巨的任务。

本章仅介绍结核病、伤寒、细菌性痢疾、流行性脑脊髓膜炎、流行性乙型脑炎、性传播性疾病、血吸虫病，其他传染病和寄生虫病在相关章节中述及。

第一节 结 核 病

一、概述

结核病(tuberculosis)是由结核杆菌引起的一种常见慢性传染病，其病理特征是形成结核性肉芽肿。人体全身各器官均可发病，但以肺结核多见。临床上常有低热、盗汗、食欲不振、消瘦和血沉加快。由于艾滋病的流行和耐药菌株的出现，使结核病的发病率又呈上升趋势。据统计，我国2006年传染病中病死率最高的是肺结核病。世界卫生组织已将结核病作为重点防治的传染病之一。

(一) 病因和发病机制

1. *病原体*　结核病的病原菌是结核分枝杆菌，对人有致病作用的结核杆菌主要是人型，少数为牛型。结核分枝杆菌无内、外毒素，其致病力主要与菌体含有脂质、蛋白质、多糖类三种成分有关。①脂质：细菌的毒力可能与其复杂的脂质成分有关。脂质中的糖脂(索状因子)和糖肽脂(蜡质D)具有较高的毒性作用，索状因子对组织和细胞有强烈的损伤作用；脂质还能使炎症灶中的巨噬细胞转变为上皮样细胞，形成结核结节。②蛋白质：具有抗原性，与蜡质D结合后能使机体产生超敏反应。③多糖类：作为半抗原参与免疫反应，还可引起局部中性粒细胞浸润。

2. *传染途径*　结核病主要以呼吸道传染为主；其次为食入带菌的食物可经消化道感染；而病原菌经皮肤、黏膜伤口感染者极少见。

3. *发病机制*　结核病的发生和发展除取决于结核分枝杆菌数量和毒力的大小外，更重要的是机体的反应性(主要是免疫力和超敏反应)。人对结核分枝杆菌的免疫力主要是感染后获得性免疫，以细胞免疫反应为主，这种特异的细胞免疫在临床上表现为皮肤结核菌素试验阳性。但机体在形成抗结核分枝杆菌的细胞免疫同时，也形成了对结核菌的迟发型超敏反应，主要引起局部组织坏死和全身中毒症状，尤其当菌量多、释放大量抗原时，引起剧烈的超敏反应，造成广泛的组织坏死，使病情恶化。免疫反应和超敏反应两者常同时或相伴出现，贯穿在结核病始终。

卡介苗是一种经处理后无毒力的牛型结核分枝杆菌疫苗，用它接种于结核菌素试验阴性者(主要是新生儿)的皮内，以替代结核分枝杆菌的初次感染，当再次感染结核分枝杆菌时，机体已具有获得性免疫力，这是目前预防结核病的既经济而又有效的方法。近年来应用基因诊断技术诊断结核病，借助于结核分枝杆菌的遗传物质核酸的特异性，可快速鉴定和诊断。

(二) 基本病理变化

结核病的基本病变是一种特殊性炎症，常呈慢性经过，其特征性病变是形成结核性肉芽肿。由于机体的免疫力和超敏反应以及菌量、毒力和组织的特性不同，可有不同的病变类型。

1. *渗出性病变*　当细菌数量多，机体的免疫力低和超敏反应明显时出现。多发生在疾病早期或病变恶化时，好发于肺、浆膜、滑膜及脑膜等。主要表现为浆液性或浆液纤维蛋白性炎，病变早期有中性粒细胞浸润，但很快被巨噬细胞所取代。渗出物可完全吸收，或转变为增生性或坏死性病变。

2. *增生性病变*　当细菌量少，毒力低或免疫力强时，则发生增生性病变，形成具有诊断价值的结核结节。结核结节是由上皮样细胞、郎汉斯巨细胞加上外周局部集聚的淋巴细胞和少量反应性增生的成纤维细胞构成的肉芽肿性病变。单个结核结节肉眼不易看到，几个结节融合成较大结节时，肉眼才能见到。结节一般为灰白色、粟粒般大小、境界清楚。有干酪样坏死时略呈黄色，可微隆于器官表面。镜下观察，典型结核结节(图 18－1，彩图，见插页)中央常见干酪样坏死，周围绕以呈放射状的上皮样细胞、郎汉斯巨细胞加上外周局部集聚的淋巴细胞和少量反应性增生的成纤维细胞构成。

3. *坏死性病变*　当细菌数量多、毒力强、机体免疫力低下或超敏反应强烈时，病变组织发生干酪样坏死。肉眼观察，干酪样坏死物呈淡黄色，均匀细腻，质地松脆似奶酪样。镜下观察，细胞坏死、崩解，呈一片红染无结构的颗粒状物质。

上述三种基本病理变化往往同时存在，或以某一种病变为主，并在一定的条件下互相转化。

(三) 基本病理变化的转归

结核病的发展和结局取决于机体抵抗力和结核分枝杆菌致病力之间的矛盾关系。在机体抵抗力增强时,结核分枝杆菌被抑制、杀灭,病变转向愈合;反之,则转向恶化。

1. 转向愈合

(1) 吸收、消散:是渗出性病变的主要愈合方式。渗出物经淋巴道吸收而使病灶缩小或完全吸收消散。较小的增生性病变和干酪样坏死灶也有可能被吸收。

(2) 纤维化、纤维包裹、钙化:结核性肉芽肿可通过周围的成纤维细胞增生、纤维化形成瘢痕而愈合;未被完全吸收的渗出性病变和较小的干酪样坏死灶也可通过机化、纤维化而愈合;较大的干酪样坏死灶则在病灶周围发生纤维包裹,中央的干酪样坏死可以逐渐干燥,并因有钙盐沉积而发生钙化。

2. 转向恶化

(1) 浸润进展:当病变恶化时,病灶周围出现新的渗出性病变,范围不断扩大,并继发干酪样坏死。

(2) 溶解播散:病变恶化时,干酪样坏死物受蛋白酶的作用发生溶解液化后,可通过自然管道如支气管、输尿管排出,并可进一步播散,使局部形成空洞。如肺结核空洞排出的干酪样坏死物通过支气管播散到肺和其他部位,形成新的渗出和坏死病灶。此外,结核分枝杆菌还可循血道、淋巴道播散到全身各处。

二、肺结核病

结核分枝杆菌最常见的传播途径是由呼吸道侵入人体,故肺结核病(pulmonary tuberculosis)最多见。由于机体对初次感染和再次感染结核分枝杆菌的反应性不同,根据肺部病变发生、发展的不同,将肺结核病分为原发性和继发性两大类。

(一) 原发性肺结核病

机体初次感染结核分枝杆菌所引起的肺结核称原发性肺结核病(primary pulmonary tuberculosis),多见于儿童,又称儿童型肺结核病,以外源性感染为主。

1. 病变特点　原发性肺结核病的病变特征是原发综合征形成。结核分枝杆菌被吸入肺后最先在上叶下部或下叶上部近胸膜处,形成一个直径在 1 cm 左右、灰白色炎性实变病灶称原发病灶,绝大多数病灶中央有干酪样坏死。由于是初次感染,机体缺乏对结核分枝杆菌的免疫力,结核分枝杆菌很快侵入淋巴管,并随着引流的淋巴管扩散到肺门淋巴结,引起结核性淋巴管炎和肺门淋巴结结核。上述肺内原发灶、结核性淋巴管炎和肺门淋巴结结核三者合称原发综合征(图 18-2,彩图,见插页)。X线检查时,显示哑铃状病灶阴影。

2. 病变的转归

(1) 愈合:绝大多数原发性肺结核病患者,随着机体免疫力逐渐增强而自然痊愈。小的病灶可完全吸收或纤维化,较大的干酪样坏死灶则发生纤维包裹和钙化。

(2) 恶化:少数病例因机体抵抗力下降,病情恶化进展,肺内和肺门的病灶日益扩大,并通过以下途径播散(图 18-3)。

1) 淋巴道播散:肺门淋巴结的结核分枝杆菌,可沿淋巴管蔓延到气管支气管旁、纵隔、锁骨下和颈部淋巴结,也可逆行至腹膜后、腋下、腹股沟等淋巴结,受累的淋巴结先后肿大,发生干酪样坏死,并互相粘连形成局部肿块。

2) 血道播散:肺部或淋巴结的干酪样坏死可侵蚀血管壁,细菌侵入血流;或经淋巴管由胸导管入血。血道播散可引起以下三种类型结核病。①全身粟粒性结核病:病理特点是全身各器官如肺、肝、肾、脑、脑膜、腹膜等处,形成无数肉眼可见的灰白色或灰黄色粟粒样结节,病灶大小一致、分布均匀。每个粟粒病灶常由几个结核结节组成，镜下为增生性病变，也可为渗出性病变或变质性病变。临床表现危重，常有高热、盗汗、食欲不振、烦躁不安甚至神志不清等症状。X 线检查两肺可见密度均匀、粟粒大小的点状阴影。病灶可自愈或细菌被潜伏下来，成为以后肺外器官结核病的细菌来源。②肺粟粒性结核病：又称血行播散型肺结核病，急性患者常为全身性粟粒性结核病的一部分，也可仅局限于两肺。这是由于支气管周围、肺门或纵隔等处淋巴结干酪样坏死物破入附近静脉，结核分枝杆菌经右心和肺动脉播散到两肺所致，病变特点与全身粟粒性结核病相同。③肺外器官结核病：系少量结核分枝杆菌入血，侵入肺外个别器官（如骨、关节、泌尿等器官）潜伏，当机体抵抗力降低时即恶化而引起结核病。

3）支气管播散：即肺内原发病灶与肺门淋巴结结核侵犯破坏支气管，溶解液化的干酪样坏死物经支气管播散到邻近或远隔的肺组织，发生多发性小叶性或大叶性干酪样肺炎。支气管播散在原发性肺结核病较少见。

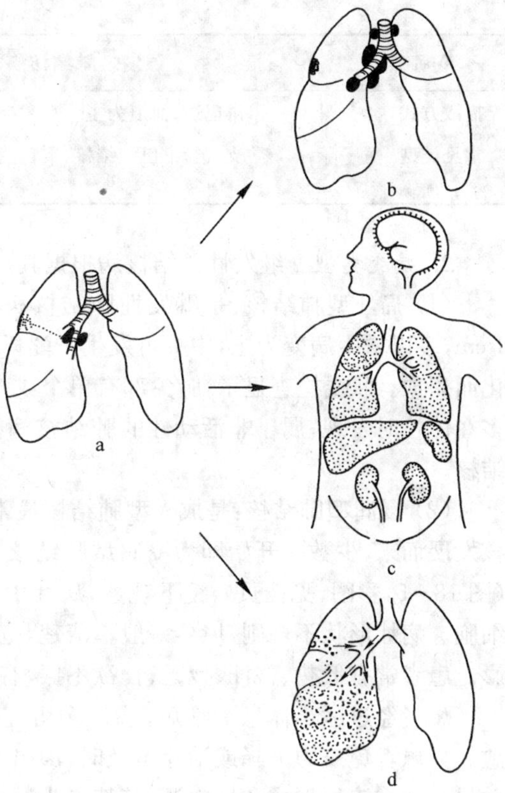

图 18－3　原发性肺结核病播散途径模式图

（二）继发性肺结核病

继发性肺结核病（secondary pulmonary tuberculosis）是指机体再次感染结核分枝杆菌而发生的肺结核病。主要见于成年人，故又称成人型肺结核病。其感染来源有：①内源性感染，即细菌从体内原有病灶经血道播散至肺（常在肺尖），形成潜伏病灶。当免疫力下降时，病灶活动而成继发性肺结核病。研究表明，内源性再感染的可能性较大。因此，预防和治疗原发性肺结核病具有重要意义。②外源性感染，即细菌由外界再次侵入肺内而发病。

1．病变特点　由于继发性肺结核病时机体对结核分枝杆菌产生了一定免疫力，故有以下病变特点：病变多开始于肺尖；病变一般局限在肺内；肺门淋巴结一般不受累；很少发生血道播散，以支气管播散为主；病变以增生为主，常有反复，出现病灶新旧交替；病程长短不一、病情时好时坏。原发性肺结核病与继发性肺结核病的比较见表 18－1。

表 18－1　原发性和继发性肺结核病的比较

区别点	原发性肺结核病	继发性肺结核病
感染	初次	再次
好发年龄	儿童	成人
特异性免疫力	低	一般较高
早期病变	肺原发综合征	肺尖或锁骨下局限性病变
病变特点	早期出现渗出性病变和干酪样坏死，病变不易局限	病变复杂，常新旧交替，但趋向增生
病程	短，多可自愈	长，需治疗

（续表）

区别点	原发性肺结核病	继发性肺结核病
播散方式	淋巴道、血道为主	支气管播散至肺内为主
常见类型	支气管淋巴结结核、粟粒性结核病	浸润型肺结核、慢性纤维空洞型肺结核、肺结核球、结核性胸膜炎

2. 病变类型　继发性肺结核病根据其病变特点和病程经过，分为以下几个主要类型。

(1) 局灶型肺结核：是继发性肺结核病的早期病变。病变多位于右肺尖常见，大小为0.5～1 cm，多以增生病变为主，中央可发生干酪样坏死(图18-4，彩图，见插页)。病变常发生纤维化、钙化而痊愈。X线检查显示，肺尖部有单个或多个境界清楚的结节状阴影。临床症状和体征不明显，多在体检时发现，属于非活动性的肺结核病。只有少数患者在抵抗力降低时，可发展为浸润型肺结核。

(2) 浸润型肺结核：是成人型肺结核最常见的一种活动性肺结核类型。大多数由局灶型肺结核发展而来，少数一开始即为浸润型肺结核。病变多发生在肺尖或锁骨下区，病变以渗出性为主(图18-5，彩图，见插页)，镜下观察，病灶中央是干酪样坏死，周围肺泡充满浆液、单核细胞、淋巴细胞。病灶形状不规则，境界一般不清楚，范围较局灶型肺结核大。X线检查见边缘模糊的絮状阴影。患者常有低热、盗汗、疲乏、食欲不振，有的出现咯血症状。痰液检查结核分枝杆菌常为阳性。

患者经过适当休息治疗后，病灶多可完全吸收或部分吸收，经纤维化、纤维包裹和钙化而痊愈。如患者免疫力下降或治疗不及时，渗出性病灶扩大，出现大片干酪样坏死，可侵入邻近支气管并排出。在该处形成急性空洞，其特点为洞小壁薄，空洞如向胸膜腔穿破可形成自发性气胸。含菌液化的干酪样坏死物从空洞中不断经支气管播散，引起新的病灶，甚至引起干酪样肺炎。含菌的干酪样坏死物如随痰排出体外，可成为结核病的传染源。

(3) 慢性纤维空洞型肺结核：多由浸润型肺结核形成急性空洞的基础上发展而来。由于此型肺结核病变的空洞与支气管相通，成为结核病的传染源，又称开放性肺结核。该型的病变特点是：①肺内有一个或多个厚壁空洞，一般病变是上旧下新，空洞壁厚可达1 cm左右，镜下观察，空洞壁分三层，内层为干酪样坏死，中层为结核性肉芽组织，外层为增生的纤维组织。②同侧或对侧肺组织，特别是肺下叶形成许多新旧不一、大小不等、病变类型不同的病灶，愈往下病灶愈新鲜。③后期肺组织大量破坏，纤维组织广泛增生，胸膜增厚并与胸壁粘连，可使肺缩小、变形、变硬，成为硬化型肺结核，可严重影响肺功能，并导致肺动脉高压而引起肺源性心脏病(图18-6)。

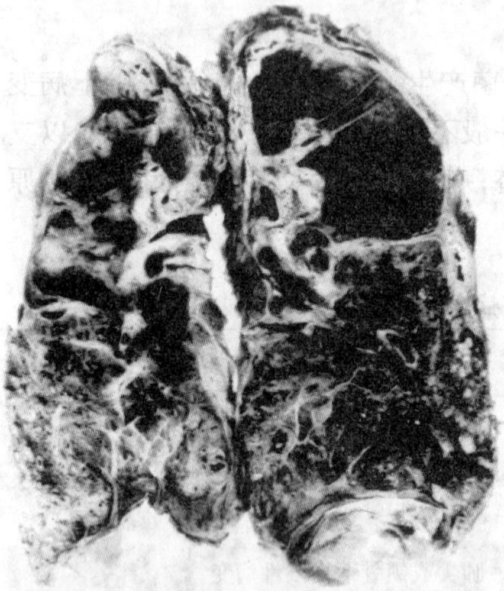

图18-6　慢性纤维空洞型肺结核
左上肺有大空洞，空洞壁厚，有纤维组织包绕，下叶有散在的干酪样结核

如果空洞壁的干酪样坏死侵蚀较大血管，可引起大咯血，严重者可危及生命。如果空洞穿破胸膜可引起气胸或结核性脓气胸。空洞长期排出含菌痰液，可以出现继发性喉结核；咽下含菌痰液可引起肠结核。

近年来由于广泛采用联合用药抗结核治疗及增强抵抗力的措施，较小的空洞一般可机化、收缩而闭塞。较大的空洞，内壁坏死组织脱落后，肉芽组织逐渐变成纤维瘢痕组织，由支气管上皮覆盖。

(4) 干酪性肺炎：本类型目前罕见。多发生在机体免疫力低，超敏反应过强的患者。由浸润型肺结核恶化进展而来，也可由急、慢性空洞内的细菌经支气管播散所致。病变处为广泛的渗出性改变和干酪样坏死，肉眼观察，肺肿大、变实、色淡黄，病灶多呈小叶性或融合成大叶性分布(图 18-7，彩图，见插页)。镜下观察，主要为大片干酪性坏死灶，肺泡腔内有大量浆液纤维蛋白性渗出物，炎症细胞以巨噬细胞为主。X 线检查呈不规则的致密阴影。患者常有严重的全身中毒症状，预后很差。

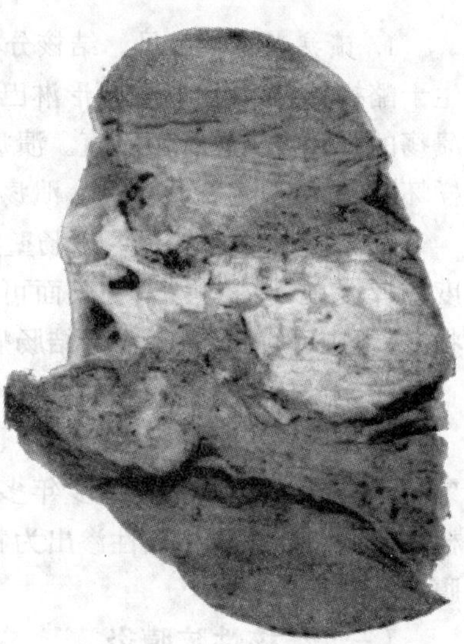

图 18-8　肺结核球

(5) 结核球：又称结核瘤(tuberculoma)，是直径在 2 cm 以上，由纤维包裹的境界分明的孤立的球形干酪样坏死病灶。多位于肺的上叶，一般为单个，易误诊为肺癌。结核球是相对稳定的病灶，可长期保持静止状态而无临床症状。但由于干酪样坏死体积较大，周围又有纤维组织包绕，抗结核药物不易发挥作用，且有恶化进展的可能。X 线检查有时需与肺癌鉴别，临床多采取手术切除(图 18-8)。

(6) 结核性胸膜炎：发生于原发性、继发性肺结核的各个时期，按病变性质可分为渗出性和增生性两种。

1) 渗出性结核性胸膜炎：又称湿性结核性胸膜炎，此型较常见。病变主要表现为浆液纤维蛋白性炎，患者出现胸腔积液，为草绿色或血性胸水。一般经适当治疗可吸收；如果病程较长，渗出的纤维蛋白量多，未被溶解吸收的纤维蛋白最后机化而使胸膜增厚和粘连。

2) 增生性结核性胸膜炎：又称干性结核性胸膜炎，是由胸膜下结核病灶直接蔓延到胸膜所致，以增生性病变为主，很少有胸腔积液。病灶局限，常位于肺尖或肺内病灶邻近的胸膜。一般通过纤维化而痊愈，并常使局部胸膜增厚和发生粘连。

近年来发现，艾滋病患者结核病不仅发病率明显增高，而且有不同临床和病理特征。当艾滋病患者同时患肺结核时，由于免疫力缺陷，炎症反应往往较轻而不典型，很少形成结核结节，但病灶中结核分枝杆菌甚多。即使在患艾滋病之前曾经感染过结核分枝杆菌，所发生的继发性肺结核病灶通常也并不发生在肺尖部，空洞也不常见，而常见的是纵隔淋巴结结核，其病变更像原发性肺结核。由于艾滋病患者 T 淋巴细胞免疫功能受损，结核分枝杆菌感染者 50%以上的病例有结核分枝杆菌的扩散。60%～80%病例有肺外结核病，而一般人群中所诊断的结核分枝杆菌感染病例仅 15%左右有肺外结核病。

三、肺外器官结核病

(一) 肠结核病

肠结核病包括原发性和继发性肠结核病两型，前者很少见，常见于儿童，多因饮用未经处理的带有结核分枝杆菌的牛奶或乳制品而感染，可形成与原发性肺结核时的原发综合征相似的肠原发综合征(包括肠的原发性结核性溃疡、结核性淋巴管炎和肠系膜淋巴结结核)。继发性肠结核多见于成年人，多继发于活动性肺结核病伴空洞形成的患者，因反复咽下大量含菌的痰液所致。病变大多好发于回盲部，根据病变特点不同分为以下两型。

1. 溃疡型　较多见。结核分枝杆菌侵入肠壁淋巴组织形成结核结节，结节相互融合，进而发生干酪样坏死，并沿肠壁环形淋巴管扩散，破溃后形成溃疡。因此，典型的肠结核溃疡多呈环形，其溃疡的直径与肠腔长轴垂直。溃疡常有多个，边缘参差不齐，底部为结核性肉芽组织，表面有干酪样坏死物质，溃疡深浅不一。溃疡愈合后因瘢痕收缩而致肠腔狭窄。

2. 增生型　较少见。以肠壁大量结核性肉芽组织形成和纤维组织增生为其病变特征，肠壁高度增厚变硬，肠腔狭窄，黏膜面可有浅溃疡或息肉形成，临床上常有慢性不完全性低位肠梗阻症状，右下腹可触及包块，需与结肠癌鉴别。

（二）结核性腹膜炎

结核性腹膜炎通常由肠结核、肠系膜淋巴结结核、输卵管结核直接蔓延而来，也可为急性全身粟粒性结核病的一部分，青少年多见。按病变性质可分为湿性和干性两型，以混合型多见。湿性结核性腹膜炎以大量结核性渗出为特征。干性结核性腹膜炎因大量纤维蛋白性渗出物机化而引起腹腔器官粘连。

（三）结核性脑膜炎

结核性脑膜炎多见于儿童，主要由原发综合征经血道播散所致，故多为全身粟粒性结核病的一部分，病变以脑底最明显，肉眼观察，脑膜充血，脑回变平，在脑桥脚间池、视神经交叉等处的蛛网膜下腔积聚有大量灰白色、混浊、胶冻状渗出物。镜下观察，蛛网膜下腔积聚的大量渗出物由浆液、纤维蛋白、巨噬细胞和淋巴细胞组成，并常有干酪样坏死，偶见结核结节。临床上，可出现颅内压升高和脑膜刺激症状。检查脑脊液压力增高，混浊，淋巴细胞增多，糖和氯化物减少，可查到结核杆菌。

（四）肾结核病

肾结核病最常见于 20～40 岁男性，多为单侧性，主要由原发性肺结核血道播散而来。病变大多开始于皮质与髓质交界处或肾乳头，最初为局灶性结核病变，继而发展为干酪样坏死。然后破坏肾乳头而破入肾盂成为结核性空洞。以后由于病变的继续扩大，形成多个空洞，最后肾仅剩一空壳，肾功能丧失。干酪样坏死物随尿排至膀胱，故尿液中有大量结核分枝杆菌，可引起输尿管、膀胱结核，也可逆行感染至对侧输尿管和肾。临床上出现尿频、尿急、尿痛等膀胱刺激症状。

（五）生殖系统结核病

男性生殖系统结核病主要发生在附睾，其次为精囊、输精管和前列腺等。多由泌尿系统结核直接蔓延而来，附睾结核是男性不育症的重要原因之一。女性生殖系统结核主要发生在输卵管，多由血道和淋巴道播散所致，为女性不孕症的原因之一。子宫内膜及卵巢结核则常由输卵管结核蔓延。

（六）骨与关节结核病

1. 骨结核　以脊椎结核最常见，其次是长骨骨骺和指骨的结核。儿童和青年因骨组织处于生长发育时期，骨内血管丰富，感染机会较多。按病变性质分为两型。①干酪样坏死型：见明显干酪样坏死和死骨形成，坏死物液化后可在骨旁出现结核性“脓肿”，由于这种“脓肿”实际上是干酪样坏死物，没有红、痛、热，故称为“冷脓肿”。②增生型：较少见。主要形成结核性肉芽组织。脊椎骨的结核多侵犯第 10 胸椎至第 2 腰椎，病变开始于椎体，椎体常因坏死、软化而塌陷，造成脊柱后凸畸形（驼背），可压迫脊髓，引起截瘫。液化的干酪样坏死物质可沿筋膜间隙向下流注，在远隔部位形成“冷脓肿”。

2. 关节结核　多继发于骨结核，以髋、膝、踝、肘等关节多见。病变通常开始于骨骺端或干骺端，发生干酪样坏死。病变软骨破坏，滑膜有结核性肉芽组织增生和纤维蛋白渗出。当干酪样坏死穿破软组织和皮肤时，可形成经久不愈的窦道。即使治愈后，由于渗出的纤维蛋白被机化、纤维化，也会出现关节强直，失去运动功能。

(七) 淋巴结结核病

淋巴结结核病多见于儿童和青年，以颈部、支气管和肠系膜淋巴结多见，尤以颈部淋巴结结核(俗称瘰疬)最为常见。初期各淋巴结尚能分离，当炎症累及淋巴结周围组织时，则淋巴结彼此粘连，形成较大的包块。镜下观察，淋巴结可融合为增生性病变，有时病变以干酪样坏死为主，淋巴结结构遭到严重破坏。颈部淋巴结结核的干酪样坏死液化物可穿破皮肤，在颈部形成经久不愈的窦道。

第二节　伤　寒

伤寒(typhoid fever)是由伤寒杆菌引起的急性传染病，病变特征是全身单核-巨噬细胞系统细胞的增生，尤以回肠末端淋巴组织的病变最为明显。临床主要表现为持续高热、相对缓脉、脾肿大、皮肤玫瑰疹和白细胞减少等。

一、病因和发病机制

伤寒杆菌属沙门菌属中的D族，革兰阴性杆菌，所产生强烈的内毒素，是致病的重要因素，菌体裂解后释放的内毒素引起组织损伤。伤寒患者和带菌者是本病的传染源。细菌随排泄物排出体外，污染食物或水源，经消化道感染，苍蝇在本病传播上起媒介作用。

人对伤寒杆菌易感性强，患者多为青壮年，近年来幼儿及儿童的发病率相对增加。伤寒杆菌随食物和饮水进入消化道后，如菌量较少，一般被胃酸杀灭。如菌量多，未被杀灭的细菌即进入小肠，特别是回肠末端的孤立淋巴小结或集合淋巴小结，在淋巴组织内被巨噬细胞吞噬，并在其中繁殖，可经胸导管入血，引起菌血症和毒血症，出现全身中毒症状，并引起全身器官病变。

二、病理变化和临床病理联系

伤寒的基本病理变化为全身单核-巨噬细胞系统的急性增生性炎，形成特征性病变的伤寒肉芽肿。病变主要分布在肠道淋巴组织、肠系膜淋巴结、肝、脾和骨髓等处。增生的巨噬细胞体积大，胞质内吞噬有伤寒杆菌、红细胞、淋巴细胞和坏死细胞碎片等，称为伤寒细胞。伤寒细胞聚集成堆，形成小结节称为伤寒肉芽肿或伤寒小结(图18-9)，具有病理诊断价值。

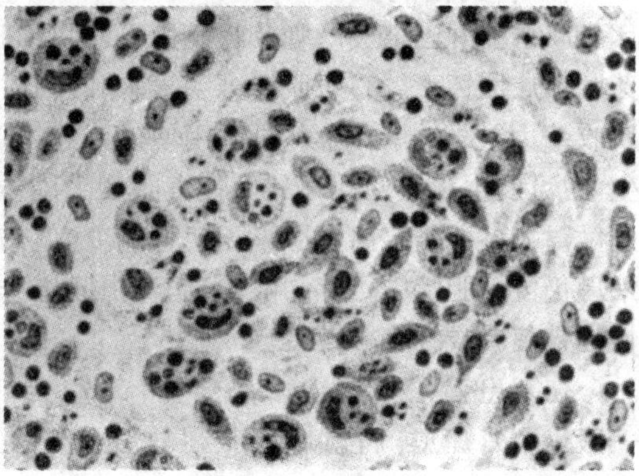

图 18-9　伤寒肉芽肿

(一) 肠道病变

病变主要发生在回肠末端的孤立和集合淋巴小结，按病变发展过程，分为以下四期，每期持续约1周。

1. 髓样肿胀期　发病的第1周，由于淋巴组织内大量巨噬细胞增生以及炎性充血、水肿，回肠下段以集合淋巴小结增生为主，明显肿胀，隆起于黏膜表面，色灰红、质软湿润，外形呈脑回状，故称为髓样肿胀期(图18-10)。

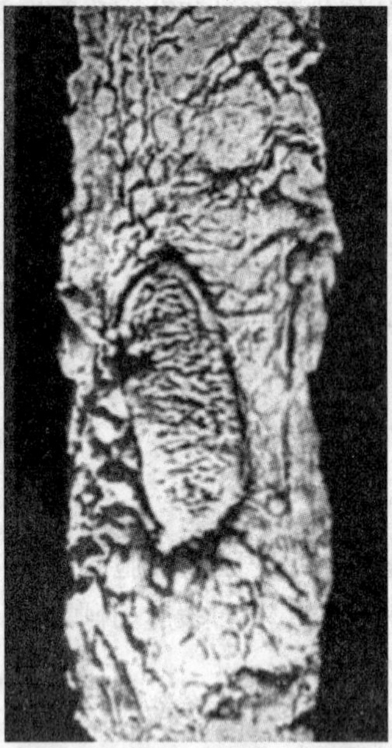

图18－10 伤寒髓样肿胀期
集合淋巴小结和孤立淋巴小结肿胀，凸出肠黏膜表面

患者表现为体温梯形上升，并伴有头痛、食欲降低、全身乏力、肝脾肿大、相对缓脉和中性粒细胞减少等。血和骨髓细菌培养阳性率高。

2. 坏死期　发病的第2周，由于细菌毒素和局部血液循环障碍，肿胀的淋巴小结从中央开始发生小灶性坏死，并逐渐融合扩大，累及黏膜表层。

此期由于伤寒杆菌的内毒素不断吸收入血和组织坏死，故中毒症状更加明显，体温升高，多呈稽留热型，皮肤出现玫瑰疹，分布于胸腹壁皮肤，压之褪色，其发生的原因是由于伤寒杆菌栓塞了皮肤毛细血管或伤寒杆菌及内毒素刺激皮肤毛细血管扩张、充血。此期血中抗体滴度升高，故肥达反应阳性。

3. 溃疡期　发病的第3周，坏死组织崩解、脱落，形成溃疡，溃疡呈圆形或椭圆形，其长轴与肠管长轴互相平行，此为肠伤寒溃疡的特点。溃疡一般深及黏膜下层，严重者可达肌层及浆膜层，甚至引起穿孔。如果溃疡侵蚀小动脉，可导致严重出血。临床表现与坏死期大致相同。

4. 愈合期　发病的第4周，溃疡面坏死组织完全脱落，从溃疡底部及周围长出肉芽组织，逐渐填补缺损区域，表面黏膜由溃疡边缘的上皮再生覆盖而愈合。由于病灶的长轴与肠管纵轴平行，不会导致肠狭窄。此期临床上患者体温下降，并伴有出汗，其他症状及体征逐渐消失。

由于早期抗生素的应用，目前临床上很难见到上述四期典型病变。

(二) 其他病变

肠系膜淋巴结、肝、脾及骨髓由于巨噬细胞的活跃增生，相应组织器官肿大。镜下可见伤寒肉芽肿和灶性坏死。心肌肌纤维明显水肿，间质充血，单核细胞浸润，重者可发生中毒性心肌炎，致心肌收缩力减弱，由于毒素的作用使迷走神经兴奋性增高，临床出现相对缓脉；肾小管上皮细胞增生，也可发生水样变性；膈肌、腹直肌和大腿内收肌常发生凝固性坏死，临床出现肌痛和皮肤知觉过敏。大多数伤寒患者胆囊无明显病变，但伤寒杆菌可在胆汁中大量繁殖，即使患者临床痊愈后，细菌仍可在胆汁中生存，并通过胆汁由肠道排出，在一定时期内仍是带菌者，有的患者甚至可成为慢性带菌者或终身带菌者。

伤寒患者可有肠出血、肠穿孔、支气管肺炎等并发症，是本病的主要死亡原因。如无并发症，一般1个月痊愈，病愈后可获得较强的免疫力。慢性感染病例亦可累及关节、骨、脑膜及其他部位。

第三节　细菌性痢疾

细菌性痢疾(bacillary dysentery)简称菌痢，是由痢疾杆菌引起的一种假膜性肠炎。多发生于夏秋季节，儿童发病率较高，其次是青壮年。病变多局限于结肠，以大量纤维蛋白渗出和形成假膜性炎为特征，假膜脱落后伴有不规则浅表溃疡形成。临床主要表现为腹痛、腹泻、里急后重、黏液脓血便等。

一、病因和发病机制

痢疾杆菌是革兰阴性杆菌，按抗原结构和生化反应可分为四群，即福氏、宋内、鲍氏和志贺杆菌。四群均能产生内毒素，志贺杆菌还能产生强烈的外毒素。患者和带菌者是本病的传染源，病菌随患者和带菌者的粪便排出体外，污染饮水、食物、食具和手，经消化道传染，苍蝇是重要的传播媒介。病原体经消化道进入机体，如在胃内未被胃酸消灭，即可于肠道内侵入肠黏膜上皮细胞，先在上皮细胞和黏膜固有层内大量繁殖，细菌裂解后产生的内毒素使肠黏膜发生溃疡。菌体内毒素吸收入血，引起全身毒血症。志贺杆菌释放的外毒素，是导致水样腹泻的主要因素。

二、病理变化和临床病理联系

细菌性痢疾的病理变化主要发生于大肠，尤以乙状结肠和直肠为重。根据肠道病变特征、全身变化和临床经过的不同，一般将细菌性痢疾分为急性、慢性和中毒性三种。

(一) 急性细菌性痢疾

急性细菌性痢疾的典型病变过程为初期的急性卡他性炎，随后为特征性假膜性炎和溃疡形成，最后愈合。镜下观察，黏膜和黏膜下层充血、水肿以及中性粒细胞为主的炎细胞浸润。黏液分泌亢进，上皮细胞坏死脱落形成表浅糜烂。病变进一步发展为本病特征性的纤维蛋白性炎。由于黏膜表层坏死，大量纤维蛋白渗出。坏死的黏膜组织与渗出的大量纤维蛋白、红细胞、中性粒细胞和细菌等共同形成灰白色或灰红色糠皮样的假膜，覆盖于黏膜表面，故又称假膜性炎(图 18－11，彩图，见插页)。约在发病后 1 周，假膜被中性粒细胞崩解释放的蛋白水解酶逐渐溶解脱落，形成大小不等、形状不一的“地图状”浅表溃疡。

临床上由于病变的肠管蠕动亢进并有痉挛引起阵发性腹痛、腹泻等症状。由于炎症刺激直肠壁内的神经末梢及肛门括约肌，导致里急后重和排便次数增多。与肠道的病变相对应，最初为稀便混有黏液，待肠内容物排尽后转为黏液脓血便，偶尔排出片状假膜。急性细菌性痢疾的自然病程为 1～2 周，经过治疗后，大多痊愈，少数转为慢性。

(二) 慢性细菌性痢疾

细菌性痢疾的病程超过 2 个月以上者为慢性，多数是由急性细菌性痢疾转变而来。本型病变的特点是新旧病变重叠交错，即肠壁可见到新的炎症变化和溃疡形成，又能导致黏膜息肉、肉芽组织和瘢痕组织形成，从而使肠壁增厚、变硬，严重者可致肠腔狭窄。

临床上可出现不同程度的肠道症状，如腹痛、腹胀、腹泻或便秘与腹泻交替出现，常带有黏液和少量脓血。在急性发作时，则可出现急性菌痢的症状。大便细菌培养有时阳性，有时阴性。有少数患者可无明显的临床症状和体征，但可成为为菌痢的传染源。

(三) 中毒性细菌性痢疾

中毒性细菌性痢疾多见于 2～7 岁的儿童，致病菌常为毒力较低的福氏菌或宋氏菌，而毒力强的志贺杆菌反而少见。病变特点是起病急，全身中毒症状严重，肠壁常只发生轻度急性卡他性炎。因而临床上无明显腹痛、腹泻等，患者于发病后几小时或十几小时即出现中毒性休克和呼吸衰竭。由于中毒性菌痢的病死率较高，必须及时诊断和抢救。

第四节 流行性脑脊髓膜炎

流行性脑脊髓膜炎(epidemic cerebrospinal meningitis)简称流脑，是由脑膜炎双球菌感染引起的脑脊髓膜的急性化脓性炎，临床上有高热、头痛、呕吐、颈项强直和皮肤淤点等表现。多为散发性，在冬春季节发病并引起流行。患者常为10岁以下儿童。

一、病因和发病机制

本病的病原体是脑膜炎奈瑟菌，通常称脑膜炎双球菌。它是一种革兰阴性球菌，具有荚膜，当菌体裂解后可释放内毒素，为其致病的重要原因。该菌主要存在于患者或带菌者的鼻咽部，由飞沫经呼吸道侵入人体，但大多数不发病，成为健康带菌者。当机体抵抗力差或菌量多、毒力强时，细菌从上呼吸道黏膜侵入血流大量繁殖，通过血脑屏障引起脑脊髓膜的化脓性病变。

二、病理变化

流脑的特征性病变是脑脊髓膜的急性化脓性炎症。主要累及软脑膜和蛛网膜，以大脑顶部显著。肉眼观察，脑膜充血，蛛网膜下腔充满灰黄色脓性渗出物，脑的沟回结构模糊，镜下观察，蛛网膜血管高度扩张充血，蛛网膜下腔增宽，内有大量中性粒细胞、浆液、纤维蛋白渗出及少量淋巴细胞和巨噬细胞浸润(图18-12)。脑实质一般不受累。

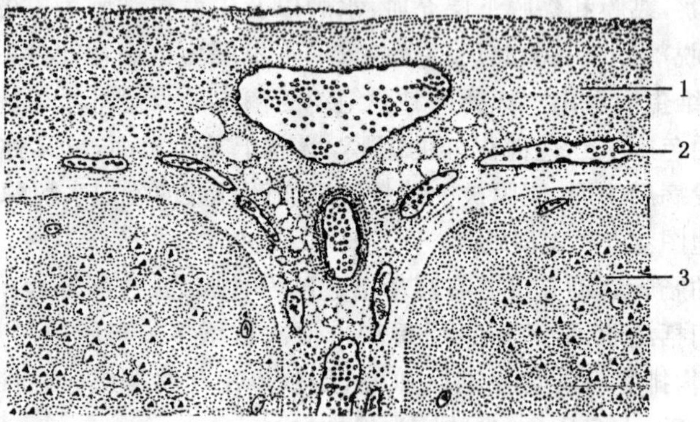

图18-12　流行性脑脊髓膜炎(镜下)

1. 蛛网膜下腔扩张，充满脓性渗出物　2. 血管扩张充血　3. 脑实质充血水肿

三、临床病理联系

(一) 脑膜刺激症状

脑膜刺激症状表现为颈项强直和克氏(Kerning)征阳性。颈项强直是由于脊神经根周围软脑膜和蛛网膜充血、水肿，使神经根肿大，通过椎间孔时受压，当颈、背部肌肉运动时引起疼痛，因而引起颈部肌肉保护性痉挛，故颈部呈僵直紧张状态。婴幼儿因腰背部肌肉发生保护性痉挛，可形成“角弓反张”体征。当做屈髋伸膝试验时，因坐骨神经受到牵拉，引起腰神经根压痛的表现，即为克氏征阳性。

(二) 颅内压增高症状

由于充血，渗出物积聚、脓性分泌物等使脑脊液吸收障碍，导致颅内压增高，表现为剧烈头痛、喷射性呕吐、婴幼儿前囟饱满、视神经乳头水肿等症状与体征。

(三) 脑脊液改变

脑脊液改变如压力增高、混浊或呈脓性，细胞数目增多，蛋白质增多，糖及氯化物减少，培养及涂片可找到脑膜炎双球菌。

(四) 暴发性脑膜炎双球菌性败血症

本症少见，主要表现败血症休克而脑膜的炎症病变却很轻。短期内即出现皮肤、黏膜下广泛淤点和淤斑及周围循环衰竭等严重临床表现。过去认为是严重感染引起双侧肾上腺广泛出血和急性肾上腺功能衰竭所致，并将这种综合表现称华-佛综合征（Waterhouse-Friderichsen syndrome）。现在认为是脑膜炎双球菌败血症时，大量内毒素入血，引起感染性休克和弥散性血管内凝血的结果。

四、结局和并发症

除暴发性脑膜炎双球菌性败血症后果严重外，目前由于磺胺药物和抗生素的广泛使用，本病急性期多数能痊愈。少数转为慢性，引起脑积水、颅神经受损（如视力障碍、耳聋、斜视及面神经麻痹等）、脑梗死及局限性粘连性蛛网膜炎等后遗症，或因治疗不当患暴发型流脑可致患者死亡。

第五节　流行性乙型脑炎

流行性乙型脑炎（epidemic encephalitis B）简称乙脑，是由乙型脑炎病毒感染引起的一种急性传染病。与冬季发生的甲型昏睡型脑炎不同，主要病变特点为脑实质变质为主的炎症，临床上有高热、头痛、呕吐、抽搐、嗜睡、谵妄、昏迷等症状，病死率高。在夏秋季节流行，10 岁以下儿童发病率较高。

一、病因和发病机制

本病的病原体是乙型脑炎病毒，它是一种嗜神经性 RNA 病毒。传染源为患者和中间宿主，如猪、马、牛、鸡等家畜和家禽，蚊子是本病主要传播媒介。当带病毒的蚊子叮咬人体时，病毒即随蚊子的唾液通过皮肤进入人体，致使病毒在血管内皮细胞和全身单核巨噬细胞系统中增殖，然后入血引起短暂的病毒血症。大多数人感染后可产生相应抗体而获得免疫，病毒被消灭，无临床症状，称隐性感染率。少数人由于机体抵抗力降低或病毒数量多、毒力过强时，则病毒可穿过血脑屏障，进入中枢神经系统大量繁殖而引起病变。

二、病理变化

本病的主要病变是脑脊髓实质的急性变质性炎症。病变广泛累及脑实质，但以大脑皮质、基底核、间脑、中脑最为严重，小脑、延髓和脑桥次之，脊髓病变最轻。

1. 肉眼观察　脑膜充血、水肿，脑回宽、脑沟狭窄。切面见皮质深层、基底核、视丘等处部分有粟粒大小、灰白色半透明状软化灶。境界清楚呈弥漫或灶性分布。

2. 镜下观察　通常可见以下几种基本病变。

(1) 脑血管变化和炎症反应：即淋巴细胞袖套反应。脑内血管高度扩张、充血，血管周围间隙增宽，以淋巴细胞为主的炎细胞常围绕血管周围呈袖套状浸润(图 18－13)。

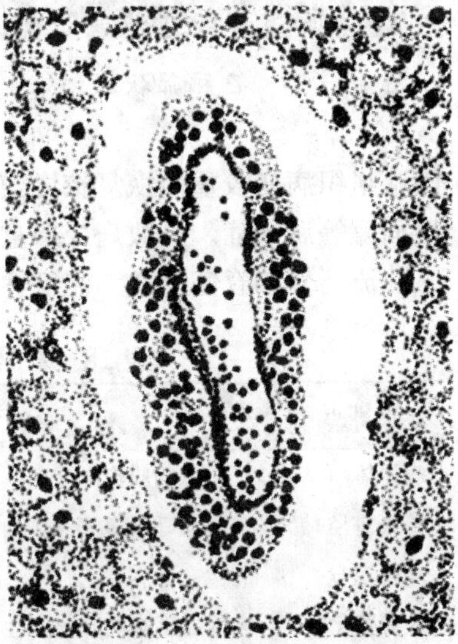

图 18－13　流行性乙型脑炎
淋巴细胞围绕血管呈袖套状浸润

(2) 神经细胞变性、坏死：表现为神经细胞肿胀，尼氏小体消失，胞质内出现空泡，核偏位等；重者神经细胞变小，胞质浓染，核固缩、破碎或溶解消失。在变性、坏死的神经细胞周围，常有增生的少突胶质细胞围绕，称为神经细胞卫星现象。小胶质细胞及中性粒细胞侵入变性、坏死的神经细胞内，称为噬神经细胞现象(图 18－14)。

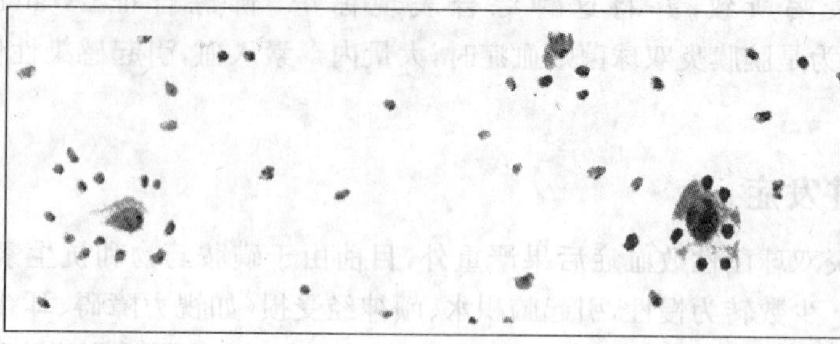

图 18－14　乙脑神经细胞卫星现象和噬神经细胞现象

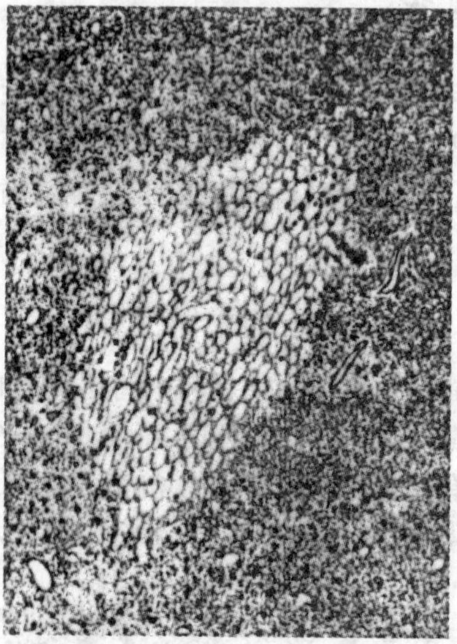

图 18－15　乙脑筛状软化灶

(3) 软化灶形成：病变严重时，神经组织发生局灶性坏死液化，形成质地疏松、染色较浅、边界清楚的筛网状病灶，称为筛状软化灶，是诊断乙型脑炎的特征性病变(图 18－15)。

(4) 胶质细胞增生：主要是小胶质细胞呈弥漫性或局灶性增生。增生的胶质细胞可聚集成团，形成结节，称为胶质细胞结节，常位于小血管旁或坏死的神经细胞附近。

三、临床病理联系

流行性乙型脑炎患者早期由于病毒血症所致，患者出现高热、全身不适等症状；由于脑实质炎症和神经细胞广泛变性、坏死，出现嗜睡、昏迷。当脑内运动神经细胞受损时，可出现抽搐、痉挛。严重时发生脑组织水肿，颅内压升高，出现头痛、呕吐，并可致脑疝形成，引起呼吸和循环衰竭，甚至死亡。

四、结局和并发症

大多数患者经适当治疗可度过急性期而痊愈，部分病例因脑组织病变较重而恢复较慢，有的不能恢复而留有痴呆、言语障碍、肢体瘫痪、吞咽困难及中枢性面瘫等后遗症。少数病变严重者，可因呼吸、循环衰竭或并发小叶性肺炎而死亡。

流行性脑脊髓膜炎和流行性乙型脑炎的区别详见表 18－2。

表 18－2　流行性脑脊髓膜炎和流行性乙型脑炎的区别

区别点	流行性脑脊髓炎	流行性乙型脑炎
病原体	脑膜炎双球菌	乙型脑炎病毒
传染途径	呼吸道飞沫传染	以蚊虫为媒介经血传染
流行季节	冬春季	夏秋季
病理变化	脑脊髓膜化脓性炎，脑脊髓膜高度充血，蛛网膜下腔充满脓性渗出物。脑实质一般无明显病变	神经细胞变性、坏死形成软化灶，脑实质血管扩张、充血，血管周围淋巴细胞浸润、胶质细胞增生

（续表）

区别点	流行性脑脊髓炎	流行性乙型脑炎
临床表现	颅内压增高症状及脑膜刺激征，皮肤黏膜淤点、淤斑	嗜睡、昏迷、抽搐等神经症状明显，有颅内压增高，脑膜刺激征不常见
脑脊液检查	压力升高、混浊，细胞数明显升高，以中性粒细胞为主，可为脓性，可找到细菌	透明或微混浊，细胞数轻度升高，以淋巴细胞为主
结局	抗生素及时治疗多数可治愈，如并发暴发性脑膜炎双球菌败血症，病死率高	少数较重病例常有后遗症

第六节 性传播性疾病

性传播性疾病(sexually transmitted diseases, STD)是指通过性接触为主要传播途径的一类传染病。传统的性病只包括梅毒、淋病、软下疳、性病性淋巴肉芽肿和腹股沟淋巴肉芽肿等。近 10 余年来，STD 的种类、临床表现和传播方式都比较复杂，且多样，其病种已多达 20 余种。本节仅简介几种常见的性传播疾病。

一、淋病

淋病(gonorrhea)是由淋球菌引起的急性化脓性炎，是最常见的 STD。多发生于 15～30 岁，以 20～30 岁最常见，主要病变为泌尿生殖器官的化脓性炎症。淋病是发病率最高的性病，临床上以尿痛、尿道口溢脓等为主要表现，男女均可患病。

（一）病因和传播途径

本病病原体为淋病奈瑟菌，通常称为淋球菌，为革兰阴性球菌。人为淋球菌的唯一宿主，患者和隐性感染者是传染源，主要是通过性接触直接传染。但是，污染的衣物、便器、医疗器械、毛巾等也能引起间接传染，尤其幼女的阴道上皮尚未成熟，因此，比成年人更容易被污染物所感染。患淋病的产妇，当胎儿经产道娩出时可被感染而患新生儿眼结膜炎。

（二）病理变化和临床病理联系

淋球菌主要侵犯泌尿、生殖道及其附属腺体的柱状上皮和移行上皮，基本病变为化脓性炎症。感染一般开始于男性前尿道、女性尿道和子宫颈管，以后上行可波及泌尿、生殖系统各器官。感染 2～7 天，生殖道、尿道及其附属腺体出现急性卡他性化脓性炎，尿道口、女性外阴及阴道口充血水肿，并有脓性渗出物溢出。镜下观察，黏膜充血水肿，伴有溃疡形成，黏膜下有大量中性粒细胞浸润。患者常有尿痛、尿急、尿频、尿道口溢脓等症状，女性可有脓性白带。本病急性期应用抗生素及时彻底治疗可痊愈，反之则病变呈慢性炎症反复发作。男性患者可并发前列腺炎、精囊炎、附睾炎、尿道狭窄导致排尿困难和不育等；女性患者可引起慢性宫颈炎、慢性输卵管炎、输卵管积水或积脓，最终因输卵管闭锁而导致不孕。

二、尖锐湿疣

尖锐湿疣(condyloma acuminatum)主要是由人乳头状瘤病毒(HPV)感染引起的良性疣状物，多数通过性接触传播，发病年龄高峰在 20～30 岁，临床上主要表现为局部疣状物伴瘙痒、烧灼痛等。研究表明，尖锐湿疣与宫颈癌、外阴癌、阴茎癌的发病有关。

（一）病因和传播途径

本病主要由HPV6型和11型感染引起。HPV具有高度的宿主和组织特异性，只侵犯人体皮肤和黏膜，不侵犯动物。主要通过性接触直接传染，也可通过非性接触而间接感染。

（二）病理变化和临床病理联系

尖锐湿疣好发于潮湿温暖的黏膜和皮肤交界的部位，男性常见于阴茎冠状沟、龟头、系带、尿道口或肛门附近，女性多见于阴唇、阴蒂、肛周及会阴部。肉眼观察，典型病例呈多个小而尖的乳头，淡红色或灰色，较湿润。有些也可呈斑块状或互相融合成结节菜花状。镜下观察，上皮增生呈乳头状结构，典型者为细长的尖乳头，表面覆盖鳞状上皮，呈角化不全及轻度角化过度。棘细胞明显增生，伴上皮钉突增厚延长。在棘细胞层中，上部可见多少不等的凹空细胞，核大而且大小不一，染色质粗，深染，核周空晕，在空晕区内可见胞质细丝（图18－16，彩图，见插页）。电镜下往往可见核内病毒颗粒。目前用免疫组织化学方法检测HPV核壳抗原及运用原位杂交技术检测HPV-DNA，阳性者有助于确诊。临床上可有局部瘙痒、烧灼痛。

三、梅毒

梅毒（syphilis）是由梅毒螺旋体感染的一种慢性STD。基本病变为特异性肉芽肿性炎，全身各组织器官均可侵犯。表现出各种不同的临床症状，病程具有长期性和潜伏性，其危害仅次于艾滋病。

（一）病因、传播途径和发病机制

本病的病原体是梅毒螺旋体，在体外不易生存，干燥、稀薄的肥皂水和一般消毒剂可使其死亡。患者是唯一的传染源，传染方式有两种。①后天性梅毒：95%以上通过性交传播，少数可因输血或受伤的皮肤直接传播。②先天性梅毒：通过母婴垂直传播。

梅毒病变的发生、发展及轻重程度都与机体免疫力强弱有关。机体对梅毒螺旋体感染可产生体液免疫和细胞免疫反应，细胞介导的迟发型超敏反应，导致树胶样肿的形成。体液免疫使患者在感染后第6周出现特异性抗体，有血清学诊断价值。免疫复合物的沉积可引起膜性肾小球肾炎，出现肾病综合征的临床表现。

（二）基本病理变化

1. 闭塞性动脉内膜炎和小血管周围炎　闭塞性动脉内膜炎指小动脉内皮细胞及纤维细胞增生，使管壁增厚或管腔狭窄闭塞；小动脉周围炎指血管周围有浆细胞、淋巴细胞和单核细胞浸润，此类病变可见于各期梅毒。

2. 树胶样肿　又称梅毒瘤。病灶呈灰白色，结节状，大小不等，大者直径可达1 cm，小者镜下才可辨认。该肉芽肿质韧而有弹性，似树胶，故名树胶样肿。镜下结构类似结核性肉芽肿，但树胶样肿内干酪样坏死不彻底，坏死组织周围的肉芽组织中有大量淋巴细胞和浆细胞浸润，上皮样细胞和郎汉斯巨细胞少，并有闭塞性小动脉内膜炎和动脉周围炎。树胶样肿后期可被吸收、纤维化，最后使器官变形，但病灶极少钙化。

树胶样肿可发生于任何器官，最常见于皮肤、黏膜、肝、骨和睾丸。血管炎性病变可发生于各期梅毒，而树胶样肿则见于第三期梅毒。

（三）病程分期

1. 后天性梅毒　按病程发展经过分三期，第一、第二期为早期梅毒，第三期为晚期梅毒。早期梅毒传染性大，破坏性小；晚期梅毒传染性小，但破坏性大。

(1) 第一期梅毒：是成人的初染病灶，表现为硬性下疳。指梅毒螺旋体经3周左右潜伏期后，在入侵的局部出现病变，初起微红，逐渐变为无痛性硬结。病灶常为单个，直径 1 cm 左右，圆形或椭圆形，边界清楚，表面可发生糜烂或溃疡，溃疡底部及边缘质硬，因其质硬故称为硬性下疳。常发生于阴茎冠状沟、龟头、子宫颈、阴唇，也可发生在唇、舌、肛门等处。硬性下疳要与杜克雷嗜血杆菌引起的软性下疳相区别。病变部镜下所见闭塞性动脉内膜炎和血管周围炎，特殊染色可发现梅毒螺旋体。下疳出现 1 周后，局部淋巴结肿大，呈非特异性炎。

早期梅毒不经治疗可“自然痊愈”，临床上处于无症状的潜伏状态，但梅毒螺旋体仍然在体内继续繁殖。

(2) 第二期梅毒：此期的主要病变为全身广泛性皮肤黏膜发生梅毒疹。在下疳发生 7～8 周后，由潜伏在体内的梅毒螺旋体迅速繁殖进入血循环所致。梅毒疹呈对称性分布于全身皮肤和黏膜，常为斑疹、丘疹，口腔黏膜有红斑，外阴和肛周有扁平湿疣。镜下呈典型的闭塞性动脉内膜炎和血管周围炎改变。此期梅毒传染性大，梅毒疹可自然消退，再次进入隐性阶段，但梅毒血清反应阳性。

(3) 第三期梅毒：此期的特征性病变是树胶样肿和瘢痕形成。常发生于感染后 4～5 年，病变累及内脏，特别是心血管和中枢神经系统。由于树胶样肿纤维化、瘢痕收缩，引起严重的组织破坏、变形和功能障碍。

1) 梅毒性主动脉炎：病变侵犯主动脉，可引起梅毒性主动脉炎、主动脉瓣关闭不全和主动脉瘤等。梅毒性主动脉瘤破裂常是患者猝死的主要原因。

2) 中枢神经梅毒：主要累及中枢神经及脑脊髓膜，可导致麻痹性痴呆、肢体瘫痪和颅神经麻痹，有时可有癫痫发作。脊髓梅毒又称脊髓痨。

3) 肝脏树胶样变：主要形成树胶样肿，肝呈结节性肿大，继而发生纤维化、瘢痕收缩，以至肝呈分叶状。

4) 骨和关节损害：鼻骨受累时，常损坏鼻中隔致鼻梁塌陷，鼻孔向前，形成所谓马鞍鼻。长骨、肩胛骨与颅骨亦常受累，骨的树胶样肿可导致骨折。

2. 先天性梅毒　是由孕妇血中的梅毒螺旋体经胎盘传给胎儿，受梅毒感染 2～5 年的孕妇，胎儿的被感染率最大。先天性受感染的胎儿，常引起晚期流产、死产或产后不久死亡。先天性梅毒根据被感染胎儿发病的时间有早发性和晚发性梅毒之分。早发性梅毒系指胎儿或婴幼儿期发病的先天性梅毒。晚发性先天性梅毒为 2 岁以后发病者，一般在 5～7 岁至青春期出现损害表现。患儿发育不良，智力低下。可引发间质性角膜炎、神经性耳聋及楔形门齿，构成晚发性先天性梅毒的三大特征。

四、获得性免疫缺陷综合征

获得性免疫缺陷综合征（acquired immunodeficiency syndrome，AIDS）简称艾滋病，由人类免疫缺陷病毒（HIV）感染引起的以全身性严重免疫缺陷为主要特征的致死性传染病。病毒主要侵犯和破坏辅助性 T 淋巴细胞（Th 细胞），使机体细胞免疫功能严重受损，临床通常表现为发热、全身淋巴结肿大、体重下降、腹泻和神经系统症状，可并发多种病原体感染和卡波西肉瘤等。病情凶险，病死率高，严重危害人类健康。

(一) 病因和发病机制

1. 病因　本病的病原体是 HIV，为单链 RNA 逆转录病毒，病毒的包膜能协助 HIV 进入宿主细胞。患者和无症状病毒携带者是本病的传染源。HIV 主要存在于宿主的血液、精液、子宫和阴道分泌物和乳汁中，其他体液如唾液、尿液或眼泪中偶尔可分离出病原体。主要的传播途径有：

①性接触传播，是最主要的传播途径，同性恋者感染率高，目前异性感染已是高危人群。②血液传播，如输入感染者的血或血制品传染，使用污染的、未消毒的注射器及针头，用感染者的器官、组织作为供体等。③母婴传播，受感染的母亲通过胎盘或母乳感染婴儿。

2. 发病机制　包括以下两方面：①HIV 感染 $CD4^+$ T 细胞。CD4 分子是 HIV 的主要受体，故 $CD4^+$ T 细胞在 HIV 直接和间接作用下，细胞功能受损和大量细胞破坏，导致细胞免疫功能严重缺陷。由于其他免疫细胞均不同程度受损，因而促进并发各种严重的机会性感染和恶性肿瘤发生。②HIV 感染组织中单核巨噬细胞。研究表明，存在于脑、淋巴结和肺等器官组织中的单核巨噬细胞可有 10%～50%被感染，其感染过程与 $CD4^+$ T 细胞存在不同。总之，HIV 感染人体后，导致严重免疫缺陷，是 AIDS 发病的中心环节。

（二）病理变化

AIDS 的主要病变为全身淋巴组织的损伤、机会性感染和恶性肿瘤三个方面。

1. 淋巴组织的损伤　免疫系统损害以淋巴结受损最严重，早期淋巴结明显肿大。镜下观察，淋巴滤泡明显增生，髓质出现较多浆细胞。以后滤泡外套层淋巴细胞减少或消失，副皮质区淋巴细胞明显减少，浆细胞增多，生发中心出现萎缩、消失，伴玻璃样变。晚期，淋巴结的结构完全破坏，淋巴细胞消失殆尽，仅见巨噬细胞和浆细胞，不见淋巴滤泡（图 18－17，彩图，见插页）。

2. 机会性感染　指在人体免疫功能严重破坏、发生免疫缺陷的特定条件下所致的感染，为本病的主要死因之一。其感染范围广，累及器官多，以中枢神经系统、肺、消化道受累最常见。病原体种类繁多，常见的有巨细胞病毒感染、疱疹病毒、结核分枝杆菌、痢疾杆菌、沙门菌、新型隐球菌、曲菌、卡氏肺孢子虫、弓形虫及隐孢子虫等感染。一般常有两种以上病原体同时感染。约有 80%的病例有卡氏肺孢子虫感染，对本病的诊断有一定参考价值。约有 70%的病例中枢神经系统受累。

3. 恶性肿瘤　卡波西（Kaposi）肉瘤、恶性淋巴瘤等是 AIDS 患者发生的常见肿瘤。约有 30%的患者可发生卡波西肉瘤，它起源于血管内皮，广泛累及皮肤黏膜和内脏。肉眼观察，肿瘤呈暗紫色或紫红色的结节。镜下观察，病变主要由增生的血管和梭形细胞组成。梭形细胞异型性明显，并且细胞内外可见到嗜伊红染色的透明小体。

（三）临床病理联系

本病潜伏期长，一般认为经过数月至 10 年或更长才发展为 AIDS。

1. 肺部感染　主要为卡氏肺孢子虫感染，肺组织广泛实变、肺间质及肺泡内有较多的巨噬细胞及浆细胞浸润。患者有发热、咳嗽、呼吸困难等呼吸系统症状。

2. 中枢神经系统功能障碍　主要为弓形虫或新型隐球菌感染引起的脑炎和脑膜炎，患者有头痛、呕吐、意识障碍、抽搐等症状。

3. 消化系统症状　常为隐孢子虫引起的慢性肠炎，表现为腹痛、腹泻、里急后重、脓血便等。

4. 其他症状　病程后期患者持续发热、消瘦、乏力等，伴明显条件致病菌感染和恶性肿瘤。

由于 AIDS 主要是通过性接触、静脉滥用药物、应用污染的血及血制品以及母婴传播，目前尚无确切有效的治疗措施，故预后极差，病死率高。预防 AIDS 感染的主要原则是防止与已感染 HIV 者的血液、精液、尿、粪便、唾液和阴道分泌物等接触。

第七节　阿 米 巴 病

阿米巴病（amoebiasis）是由溶组织内阿米巴原虫感染而引起的一种寄生虫病。病变主要累及结肠，称为肠阿米巴病，患者出现腹痛、腹泻等痢疾症状，故又称阿米巴痢疾。病原体还可随血液或直接到肝、肺、脑、皮肤及泌尿生殖器等部位，引起肠外阿米巴病。

本病在我国的西藏、云南、新疆、贵州、甘肃等地感染率较高。近年来由于卫生状况的改善，其流行和急性病例已明显减少。

一、肠阿米巴病

(一) 病因和发病机制

溶组织内阿米巴有大、小滋养体和包囊三种形态。生活史一般分包囊期和滋养体期，包囊是阿米巴感染阶段，而滋养体是致病阶段，本病主要是摄入被成熟包囊污染的饮水和食物而引起。包囊壁具有抗胃酸作用，能安全地通过胃而到达回盲部。经肠液的消化作用下脱囊而出，发育成小滋养体，又称共栖型滋养体。在适合条件下其分裂繁殖并随粪便下移至结肠，侵入肠壁，在其中大量生长繁殖，并转变为大滋养体即致病性滋养体。溶组织内阿米巴在结肠内与肠内细菌有共生作用，可损伤肠黏膜，引起病变。

目前认为，溶组织内阿米巴的致病作用可能与下列因素有关：①滋养体对宿主细胞的接触溶解。②溶组织内阿米巴产生一种细胞毒素，即肠毒素，能损害肠黏膜和引起腹泻。③机械性损伤和吞噬作用，滋养体表面的丝状伪足具有吞噬宿主细胞等作用。④免疫抑制和逃避宿主的免疫攻击作用。

阿米巴病的诊断方法很多，如粪便检查、人工培养、组织检查和免疫学检查。其中在病变组织中找到滋养体是最可靠的诊断。近年来，随着分子生物学诊断方法的应用使本病诊断的敏感性有所提高。

(二) 病理变化和临床病理联系

病变主要发生于盲肠、升结肠，其次为乙状结肠和直肠，严重时可累及全部结肠和回肠下段，是一种以坏死为主的变质性炎症。形成口小底大的烧瓶状溃疡为其特征，可分为急性期和慢性期。

1. 急性期病变　肉眼观察，肠黏膜表面可见呈散在性分布的多个隆起的灰黄色斑点状坏死或浅表溃疡，以后，坏死灶扩大而变为圆形钮扣状。滋养体从溶解坏死的组织碎片和红细胞获取营养。若病变继续发展，阿米巴穿过黏膜肌层到达黏膜下层。由于黏膜下层组织疏松，阿米巴易于向四周扩散，坏死组织液化脱落后，形成口小底大的烧瓶状溃疡，边缘呈潜行性，这对本病具有诊断意义。严重者溃疡在黏膜下层可形成相互沟通的隧道，使表层黏膜大块脱落，形成巨大溃疡，其边缘呈破絮状外观。镜下观察，肠阿米巴的液化性坏死为无结构的淡红物质，坏死组织周围有少量淋巴细胞和浆细胞浸润，在坏死组织与正常组织交界处可找到阿米巴滋养体(图 18－18)。

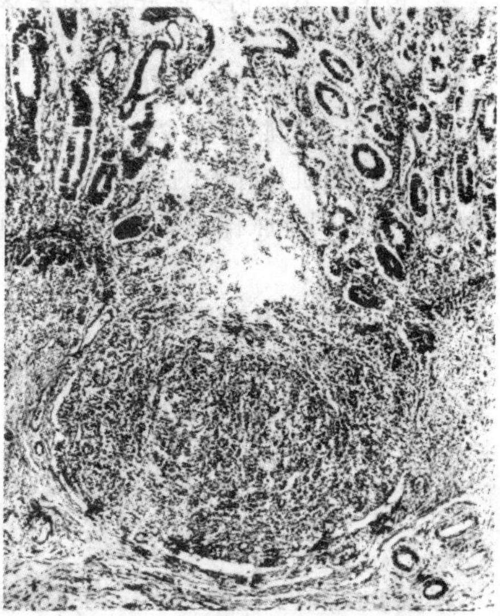

图 18－18　急性阿米巴痢疾

结肠的溃疡呈烧瓶状，口狭小而底宽广

如溃疡侵蚀血管，可发生肠出血；当溃疡深达肌层、浆膜层时可发生肠穿孔。由于肠壁受炎症刺激，肠壁组织坏死、溃疡形成及出血，肠蠕动增强，黏液分泌增多，患者可出现腹痛、腹泻，大便量较多，因含坏死组织、黏液及血液，大便呈果酱色、糊状，有腥臭味，粪检可找到阿米巴滋养体。

2. 慢性期　肠壁病变复杂多样，由于新旧病变共存，坏死、溃疡和肉芽组织增生及瘢痕形成反复交错发生，导致黏膜增生形成息肉，使肠壁增厚、变硬甚至肠狭窄，形成局限性包块。多见于盲肠，临床上易误诊为结肠癌。在慢性期，由于肠壁慢性炎症及溃疡等刺激，可出现轻度腹泻、腹痛或腹泻与便秘交替出现等肠道功能紊乱症状，长期不愈者出现营养不良。少数因肠腔狭窄而出现肠梗阻。

肠阿米巴病并发症有肠出血、肠穿孔、肠腔狭窄、阑尾炎、阿米巴肛瘘等，若为反复大出血可危及生命。

二、肠外阿米巴病

肠外阿米巴病多为继发性，是肠壁中阿米巴滋养体侵入肠壁小静脉，然后经血道播散到肝、肺、脑等器官而引起，其中以阿米巴肝脓肿最为常见。

（一）阿米巴性肝脓肿

阿米巴肝脓肿是肠阿米巴病最重要和最常见的并发症。这是一种变质性炎症，脓肿的内容物由液化性坏死物质和陈旧性血液混合而成。而不是化脓性炎症，只是习惯称为脓肿。脓肿多位于肝右叶，主要是盲肠、升结肠，病变中的阿米巴滋养体常随肠系膜上静脉进入肝右叶所致。肉眼观察，脓肿在早期为多个，较小，以后相互融合成大的单个脓肿，可达胎儿头大。其内容物是液化坏死组织与血液混合呈棕红色或咖啡色果酱样物质。脓肿壁附有棉絮状未彻底坏死组织（图18-19）。镜下观察，脓肿壁内有少量淋巴细胞和单核细胞浸润，在坏死组织与正常组织交界处可找到阿米巴滋养体。慢性脓肿壁外层由肉芽组织和纤维组织构成，脓肿以外的肝组织正常。阿米巴肝脓肿患者可出现低热、肝肿大、右上腹痛。

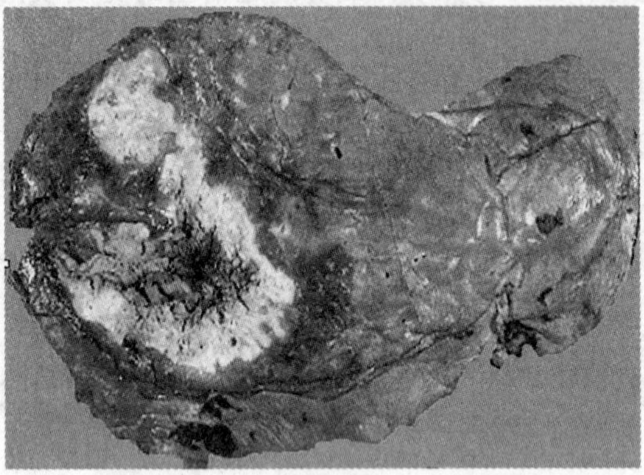

图 18-19 阿米巴肝脓肿（大体）

阿米巴肝脓肿如不及时治疗，病灶可继续扩大，并向周围组织穿破引起腹膜炎、膈下脓肿、脓胸、肺脓肿、胸膜-支气管瘘和阿米巴性心包炎等。

（二）阿米巴性肺脓肿

阿米巴性肺脓肿较少见，多由阿米巴肝脓肿穿破横膈直接蔓延到肺，常在右肺下叶形成单个病灶，且与膈肌和肝内的病灶相通。脓腔内充满咖啡色坏死液化物质，常破入支气管，患者可咳出含滋养体的褐色脓样痰，痰中可检出阿米巴滋养体。患者出现发热、胸痛、咳嗽、咯血等类似肺结核的症状。

（三）阿米巴性脑脓肿

阿米巴性脑脓肿极少见，多为肠、肝、肺病灶内的滋养体随血流进入脑内所致，可在大脑半球内引起多发性脓肿样病灶。

第八节 血吸虫病

血吸虫病（schistosomiasis）是血吸虫寄生于人体引起的一种严重的地方性寄生虫病。主要病理特点是形成血吸虫虫卵结节。临床上表现为肝、脾、肠等器官的病变，以及消瘦、身体衰竭等症状。我国主要流行于长江中下游13个省、市。在血吸虫病研究方面，我国有许多领域达到国际先进水平。由于本病传播媒介极难彻底消灭，传播途径和农渔业作业密切相关，使本病在一些地区仍未能得到彻底控制，有些地区近年来的发病率有所回升或发现新疫区，故应予以重视。

一、病因和感染途径

寄生于人体的血吸虫主要有日本血吸虫、曼氏血吸虫和埃及血吸虫三种，在我国只有日本血吸虫病流行。日本血吸虫的生活史可分为虫卵、毛蚴、尾蚴、童虫及成虫等阶段。患者和病畜为主要传染源。患者或病畜含虫卵的粪便排入水中，孵化出毛蚴，如遇钉螺则钻入其内发育成尾蚴后再次进入水中。当人、畜接触疫水时，尾蚴便钻入皮肤或黏膜脱去尾部而成童虫。童虫侵入淋巴管或小血管而入静脉系统，经右心、肺入体循环分布到全身。只有进入肠系膜静脉的童虫才能发育为成虫，并交配产卵。虫卵随门静脉血流入肝或逆流入肠壁发育为成熟虫卵。并可破坏肠黏膜进入肠腔，随粪便排出体外，再重复上述生活史。尾蚴感染人体后约经 35 天，即可在粪便中查到虫卵。成虫在人体内的寿命一般为 3～4 年。

二、基本病理变化和发病机制

血吸虫发育过程中的尾蚴、童虫、成虫及虫卵等均可引起病变，但以虫卵引起的病变最严重，对机体的危害也最大。

(一) 虫体引起的病变

1. *尾蚴引起的损害*　尾蚴侵入皮肤后，由于尾蚴头腺分泌的溶组织酶作用，引起局部红色丘疹，称为尾蚴性皮炎。镜下见真皮层毛细血管扩张充血、出血及水肿，周围有中性粒细胞、嗜酸性粒细胞和单核细胞浸润。目前认为主要与Ⅰ及Ⅳ型超敏反应有关。

2. *童虫引起的损害*　童虫在体内移行到肺时，可穿破肺泡壁毛细血管进入肺组织中，引起局部点状出血和白细胞浸润，患者可出现咳嗽和痰中带血。童虫所引起各器官的病变除童虫的机械作用有关外，还与其代谢产物或虫体死亡后蛋白质分解产物所致组织的超敏反应有关。

3. *成虫及其代谢产物引起的病变*　死亡虫体分解的毒性物质可致静脉内膜炎和静脉周围炎和超敏反应，患者可出现发热、贫血、肝脾肿大及嗜酸性粒细胞增多等症状。贫血可能与成虫吞噬红细胞和由成虫引起的超敏反应有关。被吞噬的红细胞在虫体内经珠蛋白酶分解，产生一种黑褐色的血吸虫色素，后者主要被肝、脾增生的巨噬细胞所吞噬。

(二) 虫卵引起的病变

虫卵引起的病变是最主要的损害，主要是虫卵结节的形成。沉积的虫卵按其发育过程可分为未成熟卵和成熟卵两种，前者因毛蚴不成熟，无毒液分泌，所引起的病变轻微。成熟虫卵含毛蚴，其头腺分泌物有免疫源性，从而引起特征性虫卵结节(血吸虫性肉芽肿)形成，按其病变发展过程分如下两种结节。

1. *急性虫卵结节*　肉眼观察，从粟粒到绿豆般大小的灰黄色结节。镜下观察，结节中央有 1～2 个成熟虫卵，虫卵的卵壳上附有放射状的棒状体，已证实为抗原抗体复合物。虫卵周围形成一片无结构的颗粒状坏死物质及大量嗜酸性粒细胞浸润，病变形态类似脓肿，故称嗜酸性脓肿。随后坏死组织周围产生肉芽组织层，其中有以嗜酸性粒细胞为主的炎细胞浸润。这些炎细胞的聚集被认为是可溶性抗原致敏辅助性 T 淋巴细胞，产生淋巴因子的结果。随着病程的发展，肉芽组织层逐渐向结节中央生长，嗜酸性粒细胞减少，并出现围绕结节呈放射状排列的类上皮细胞层，构成晚期急性虫卵结节，这是向慢性虫卵结节发展的过渡阶段。

2. *慢性虫卵结节*　急性虫卵结节约 10 余天后，虫卵内毛蚴死亡，坏死物质被吸收，虫卵破裂

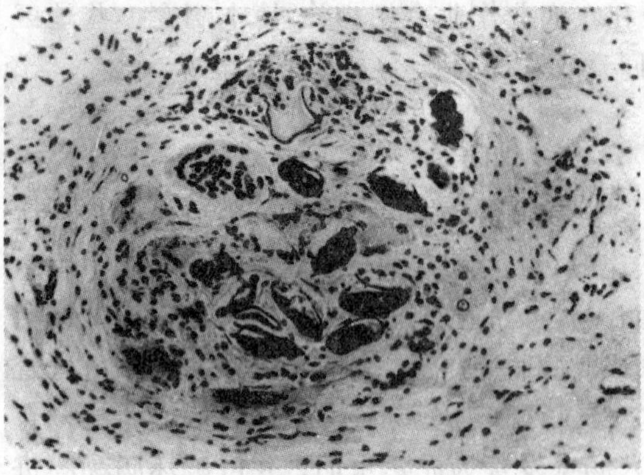

图 18-20　血吸虫病的慢性虫卵结节
结节中央有破裂和钙化的虫卵，其周围有类上皮细胞和异物巨细胞，形成假结核结节

或钙化，其周围出现由组织细胞转变而来的类上皮细胞、异物巨细胞和淋巴细胞，形态上类似结核结节，故称为假结核结节。最后，结节发生纤维化，其中卵壳碎片及钙化死卵可长期残留，成为病理学上诊断血吸虫病的依据（图 18-20）。

三、主要器官的病变及其后果

由于成虫主要寄生在门静脉系统，故虫卵主要沉积于肝、肠内。

（一）结肠

病变可累及全部结肠，尤以乙状结肠和直肠最为显著，主要由虫卵沉着引起。早期，虫卵堆积在肠黏膜及黏膜下层，形成急性虫卵结节。肉眼可见肠黏膜红肿及灰黄色颗粒状扁平隆起的病灶，随后虫卵结节向肠腔破溃形成大小不等、边缘不规则的浅表小溃疡，粪检可查到虫卵。临床上患者出现腹痛、腹泻等痢疾样症状。虫卵结节最后纤维化，虫卵也逐渐死亡及钙化。晚期，由于虫卵的反复沉积，肠黏膜反复发生溃疡和肠壁纤维化，最终导使肠壁增厚、变硬，甚至肠腔狭窄和肠梗阻。因虫卵结节纤维化，虫卵很少能排入肠腔，故粪检难以查到虫卵。有时病变处黏膜可呈局灶性增生并形成息肉，甚至形成绒毛状腺瘤，其中少数可恶变为结肠腺癌，这是重要的并发症之一。因此，流行区应提倡开展结肠癌的普查。

（二）肝脏

肝脏是虫卵沉积最多的部位。肉眼观察，早期可有轻度肝肿大，表面及切面可见多少不等的散在灰白色粟粒大小的小结节，晚期则肝脏缩小、变硬，导致血吸虫性肝硬化。在肝脏表面有浅沟纹构成微隆起的分区，有时呈结节状，切面见沿门静脉分支增生的结缔组织呈树枝状分布，故称之为干线型或管道型肝硬化。镜下观察，早期在汇管区附近可见许多急性虫卵结节，晚期汇管区内有多数新旧程度不等的虫卵结节形成，小叶间结缔组织增生。但肝小叶未遭受严重破坏，故无假小叶形成。由于门静脉分支虫卵的栓塞、静脉内膜炎和血栓形成，以及增生的结缔组织对门静脉分支的阻塞和压迫，均可导致门静脉压力增高。肝内这种门静脉阻塞是窦前性的，故门静脉高压症状较门脉性肝硬化出现早而且显著，临床上出现腹水、巨脾、食管静脉曲张等表现。

（三）脾肿大

早期肿大不明显，主要由于成虫的代谢产物引起的单核巨噬细胞增生所致。晚期主要由门静脉高压引起的脾慢性淤血所致，此时可形成巨脾。肉眼观察，脾显著肿大，重量可达 4 000 g，质地坚韧，包膜增厚，切面暗红色，常见棕黄色的含铁小结，主要由陈旧出血灶伴有铁质及钙盐沉着和纤维组织构成。有时可见多数梗死灶。镜下观察，脾窦扩张充血，窦内皮细胞和网状细胞增生，窦壁纤维结缔组织增生而变宽。脾小体萎缩减少，单核巨噬细胞增生，并吞噬血吸虫色素，使脾脏变坚硬。临床上出现脾功能亢进等症状。

（四）其他器官

异位血吸虫病虫卵除沉积于肝、肠外，还可见于脑、肺、胃、肾和皮肤等处，引起异位血吸虫病。脑血吸虫病是较常见的异位血吸虫病，主要见于大脑顶叶，也可累及额叶及枕叶，表现为不同时期的虫卵结节形成和胶质细胞增生。临床上出现脑炎、癫痫发作和疑似脑内肿瘤的占位性症状。近年来认为肺部虫卵的来源系寄生于肠系膜的成虫，经门-腔静脉之间的交通支至下腔静脉或肝静脉内产卵，再经右心而入肺。同时，还发现由血吸虫感染引起的血吸虫病肾小球肾炎，肾小球内有IgG及补体C3的沉着，故属于Ⅲ型超敏反应引起的免疫复合物肾炎。儿童长期反复重度感染血吸虫病，使垂体前叶及性腺等萎缩，可引起血吸虫病侏儒症，表现为身体矮小、面容苍老、第二性征发育迟缓等症状。

小结

结核病是由结核分枝杆菌引起的一种慢性传染病。主要特征性是结核结节形成，最常累及肺脏。原发性肺结核的主要特征为原发综合征；继发性肺结核病分局灶型、浸润型、慢性纤维空洞型肺结核、干酪性肺炎、结核球、结核性胸膜炎六种，注意两型肺结核的区别。

伤寒是由伤寒杆菌引起的急性传染病。主要病变特征是全身单核巨噬细胞系统细胞的增生，以形成伤寒性肉芽肿为特点的增生性炎症。尤以回肠末端淋巴组织的病变最为明显，有肠伤寒之称。肠道病变分髓样肿胀期、坏死期、溃疡期、愈合期四期；细菌性痢疾是由痢疾杆菌引起的常见的肠道传染病，主要病变为结肠的纤维蛋白性炎。临床分急性、慢性和中毒性菌痢，注意两者之间的鉴别。

流行性脑脊髓膜炎（流脑）指脑膜炎双球菌引起的急性传染病，主要病变为脑脊髓膜的化脓性炎症。流行性乙型脑炎（乙脑）是乙型脑炎病毒引起的急性传染病，主要病变为大脑实质的变质性炎症。注意两者之间的鉴别诊断。

性传播性疾病是指通过性接触为主要传播途径的一类传染病，包含淋病、尖锐湿疣、梅毒和艾滋病。淋病是由淋球菌引起的急性化脓性炎，主要病变为泌尿生殖器官的化脓性炎症；尖锐湿疣主要是由人乳头状瘤病毒（HPV）感染引起的良性增生性疣状物，主要病变部位在泌尿生殖道的黏膜；梅毒是由梅毒螺旋体引起的慢性传染病，基本病变为灶性闭塞性动脉炎及血管周围炎和树胶肿；艾滋病（AIDS）是由人类免疫缺陷病毒（HIV）引起的致死性传染病。传染源为艾滋病患者及HIV携带者，主要经性接触、血液、母婴等途径传播。本病具有传播迅速、发病缓慢、病死率高的特点，严重危害人类健康。

阿米巴病是由溶组织内阿米巴原虫感染而引起的一种寄生虫病。病变主要累及结肠，称为肠阿米巴病，患者出现腹痛、腹泻等痢疾症状，故又称阿米巴痢疾。病原体还可随血液或直接到肝、肺、脑、皮肤及泌尿生殖器等部位，引起肠外阿米巴病。

血吸虫病是由日本血吸虫寄生于人体引起的一种严重的地方性寄生虫病，由虫卵引起的病变危害最大，慢性虫卵结节成为病理学上诊断血吸虫的依据。

附　实验实训

1. 通过对肺结核病、肠伤寒、菌痢、流脑、乙脑、血吸虫病等大体标本和病理切片的观察，掌握上述疾病的病变特点。

2. 辅以多媒体教学课件，加深对传染病的认识。

3. 临床实践。组织学生到传染病房见习，观察肺结核、肠伤寒、菌痢、流脑、乙脑等患者的临床表现和防治原则；组织学生去血吸虫病疫区或血防所看望患者，掌握控制传染病的三个途径；组织学生积极参加预防艾滋病宣传日活动。

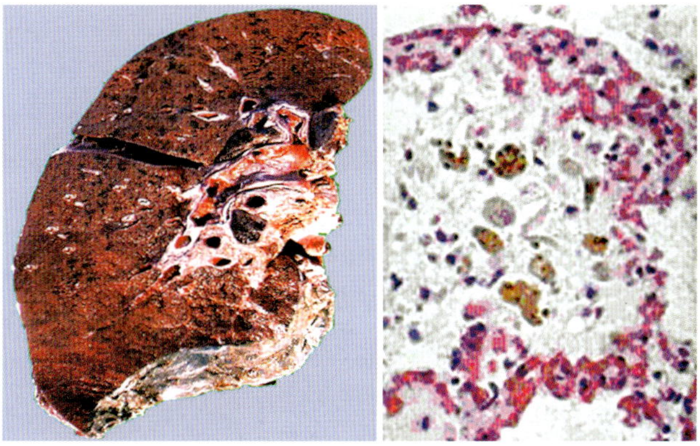

图 3-2　肺淤血、肺水肿

肺泡壁毛细血管扩张充血，肺泡腔内见心力衰竭细胞

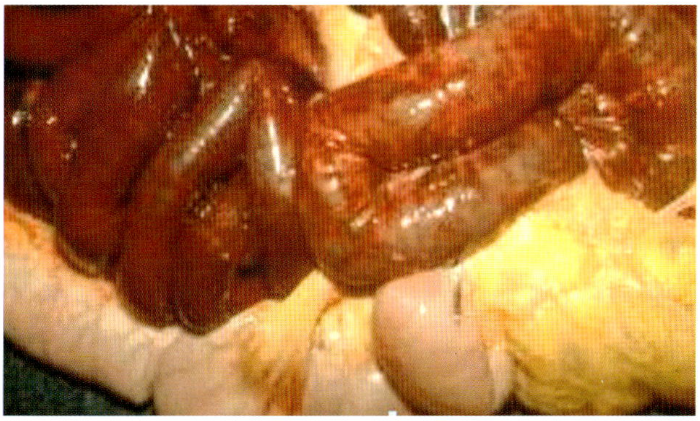

图 3-8　肠梗死

梗死的肠壁呈暗红色

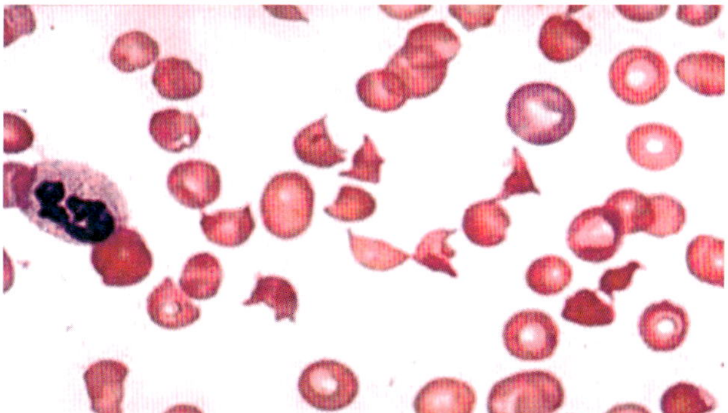

图 4-2　微血管病性溶血性贫血血片中的裂体细胞

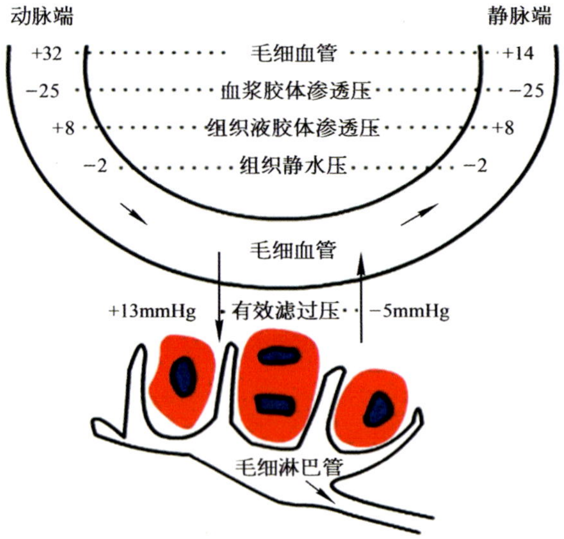

图 5-1　血管内外液体交换示意图

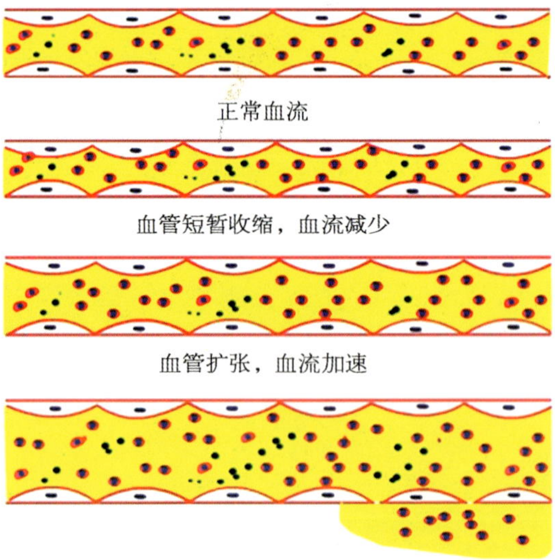

图 7-1　急性炎症血流动力学变化模式图

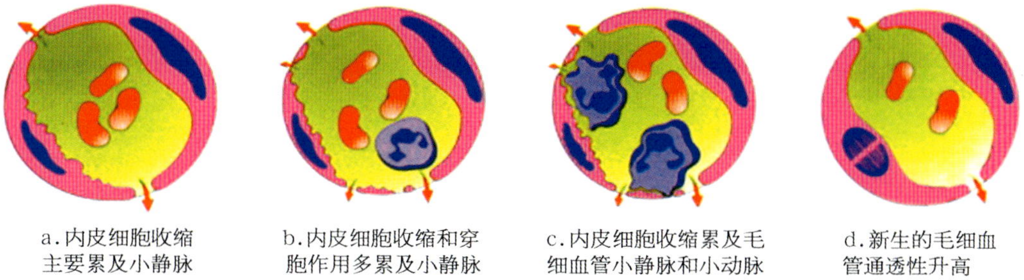

图 7-2　血管通透性升高的主要机制模式图

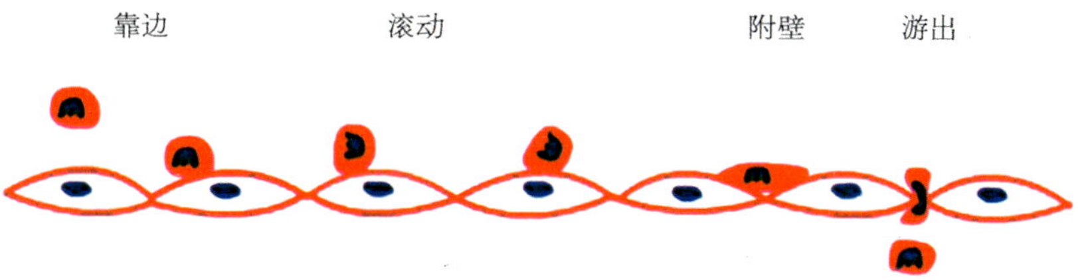

图 7-3　白细胞靠边、附壁模式图

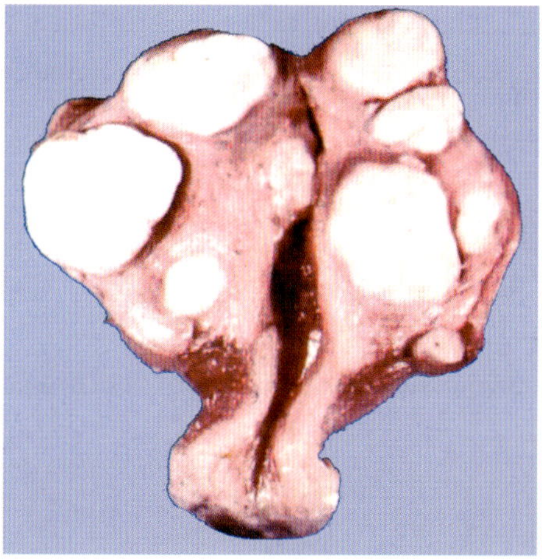

图 11-2　多发性子宫平滑肌瘤

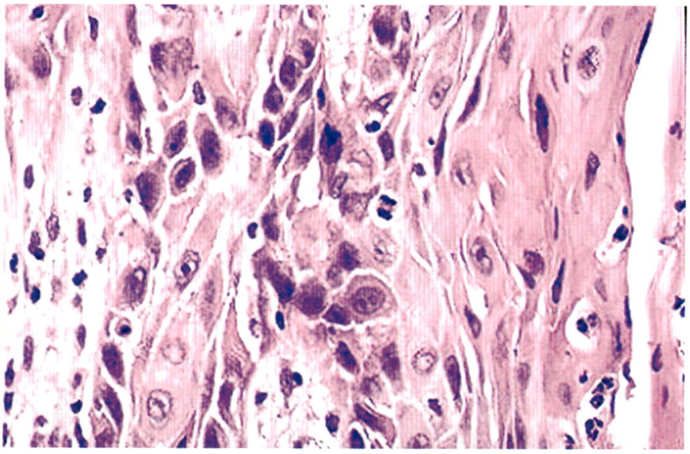

图 11-3　恶性肿瘤细胞的异型性

见一分化较好的鳞状细胞癌，癌细胞核大，深染，形状不一，靠近中央见一核分裂象

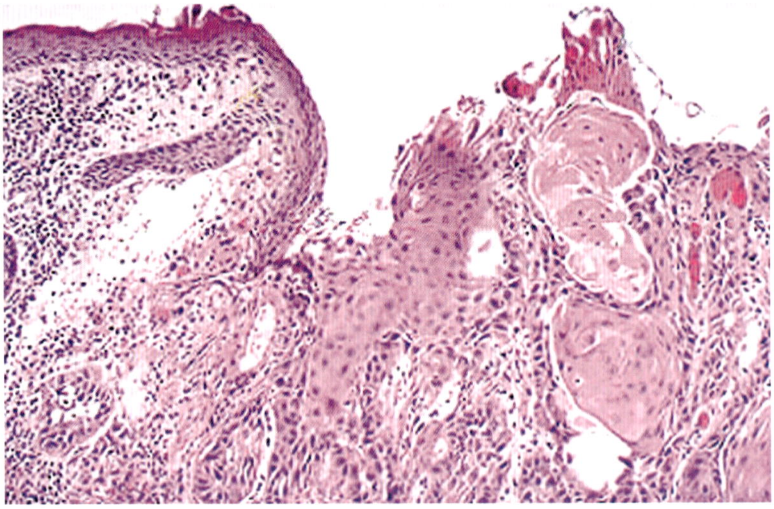

图 11-4　恶性肿瘤组织结构的异型性

鳞状细胞癌的癌细胞形成癌巢并向上皮下浸润，与左边正常的鳞状上皮明显不同

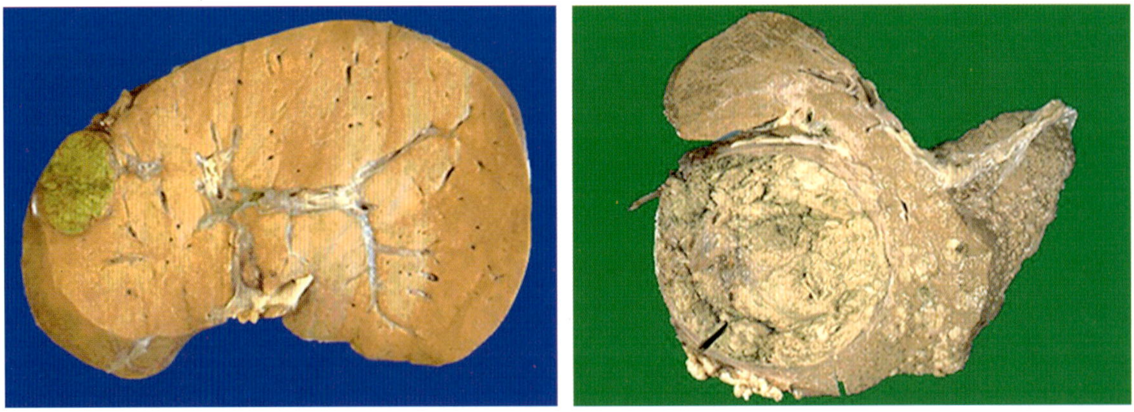

a　　b

图 11-5　肿瘤生长的方式

a.肝腺瘤（膨胀性生长），显示肿瘤边界清楚和保持正常功能，所分泌的胆汁将其染成绿色

b.肝细胞性肝癌（浸润性生长），与肝腺瘤对比，本例肝细胞性肝癌边界不清（肝癌浸润到右下面），密度不均

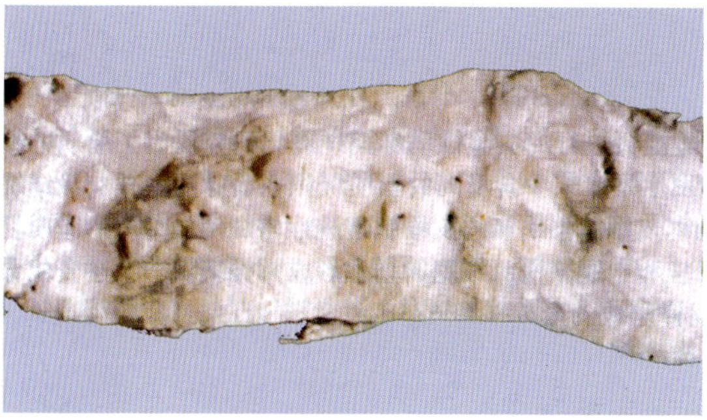

图 12-1 动脉粥样硬化斑块（大体）

动脉内膜表面可见隆起的脂纹、纤维斑块和粥样斑块

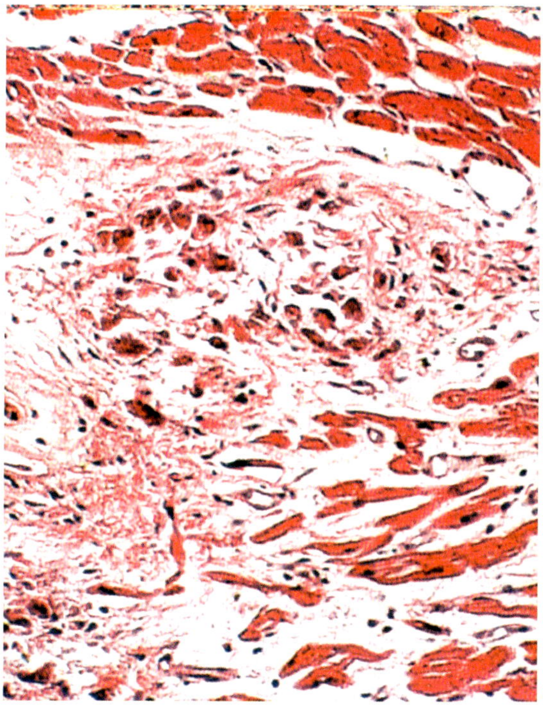

图 12-5 风湿小体

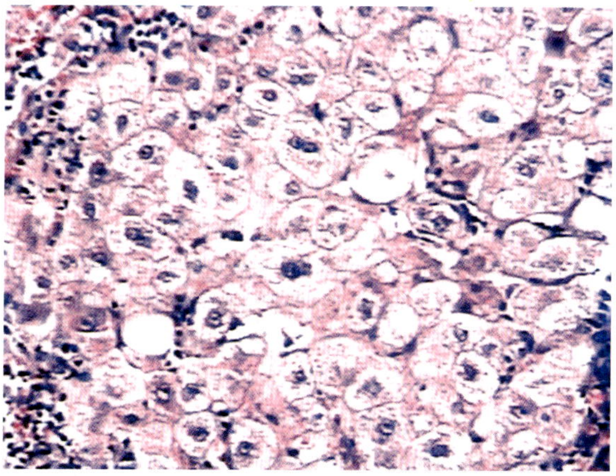

图 14-3 急性普通型肝炎

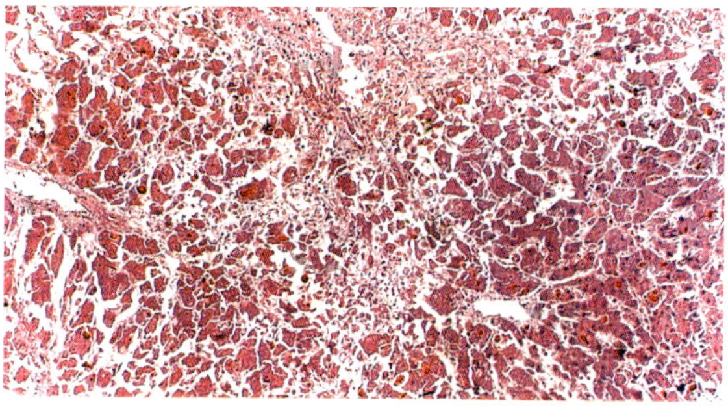

图 14-4 重度慢性肝炎

肝细胞明显肿胀，可见碎片状坏死

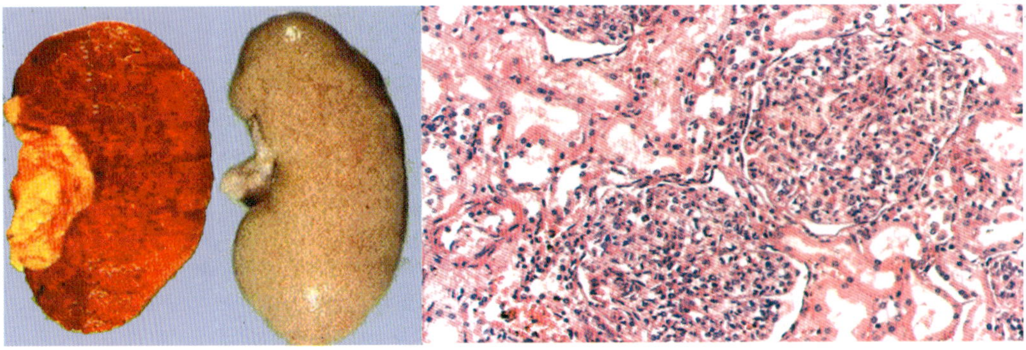

图 15-3　急性肾炎

大体标本见大红肾，蚤咬肾；镜下见肾小球细胞数量增多，毛细血管管腔狭窄

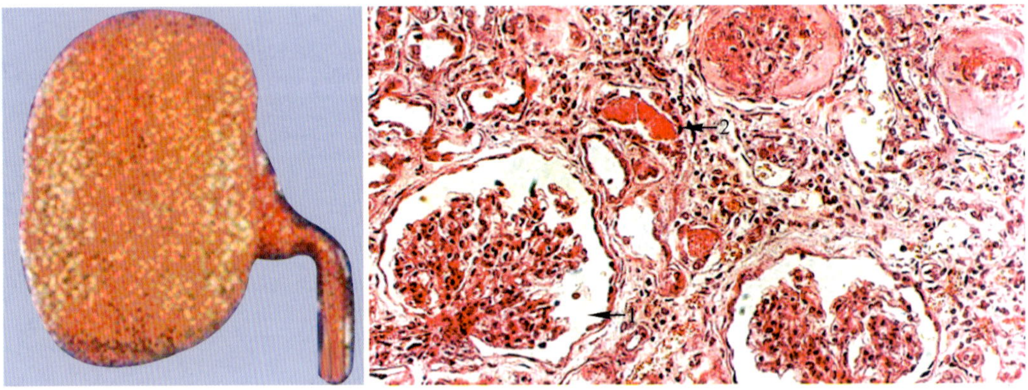

图 15-4　慢性肾炎

大体标本为固缩肾；镜下见肾小球纤维化、玻璃样变，肾小管萎缩，间质纤维增生，有慢性炎细胞浸润

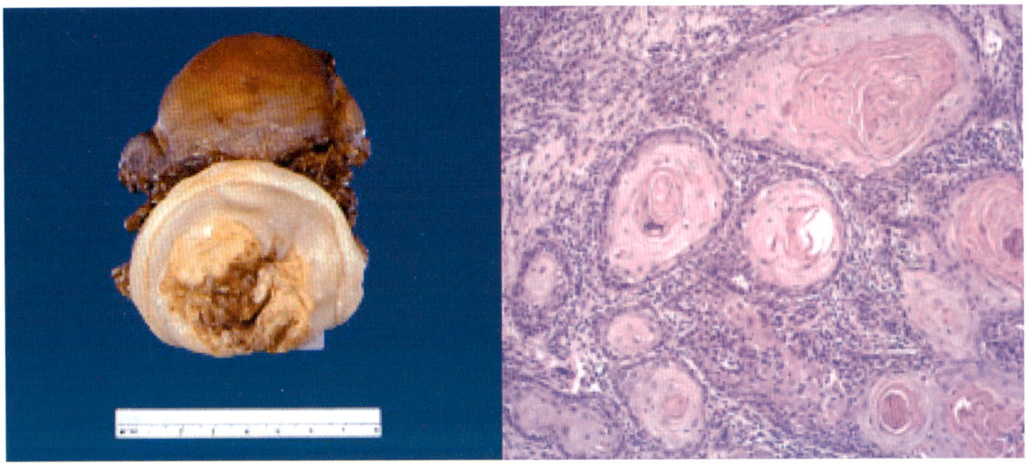

图 16-1　宫颈鳞状细胞癌

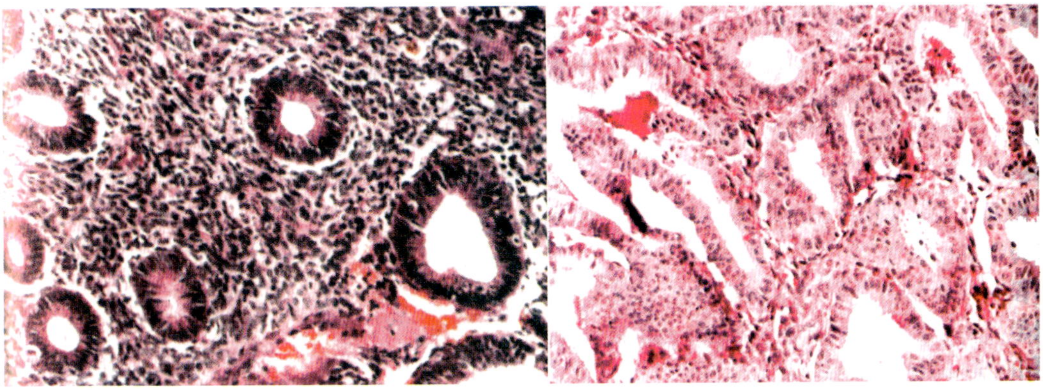

a b

图 16-2 子宫内膜增生症

a.单纯型增生 b.复杂型增生

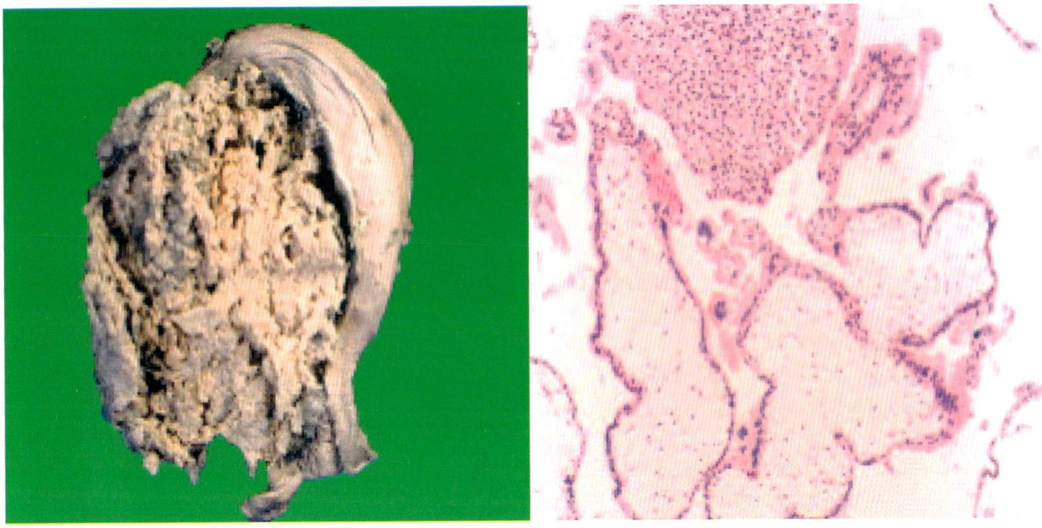

图 16-3 葡萄胎

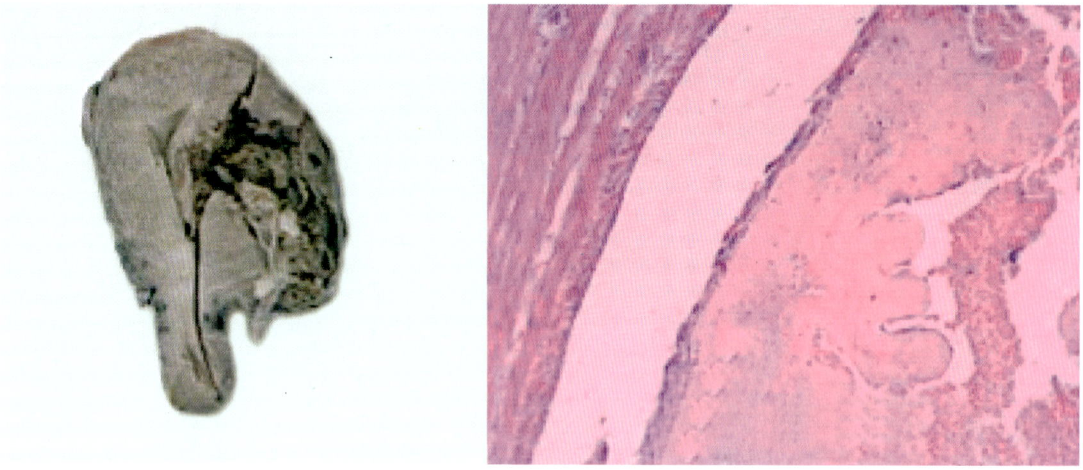

图 16-4　侵袭性葡萄胎

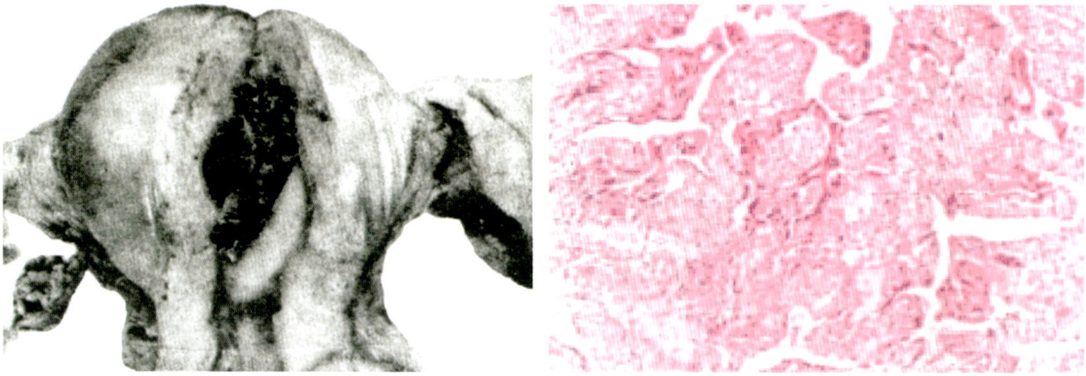

图 16-5　绒毛膜癌

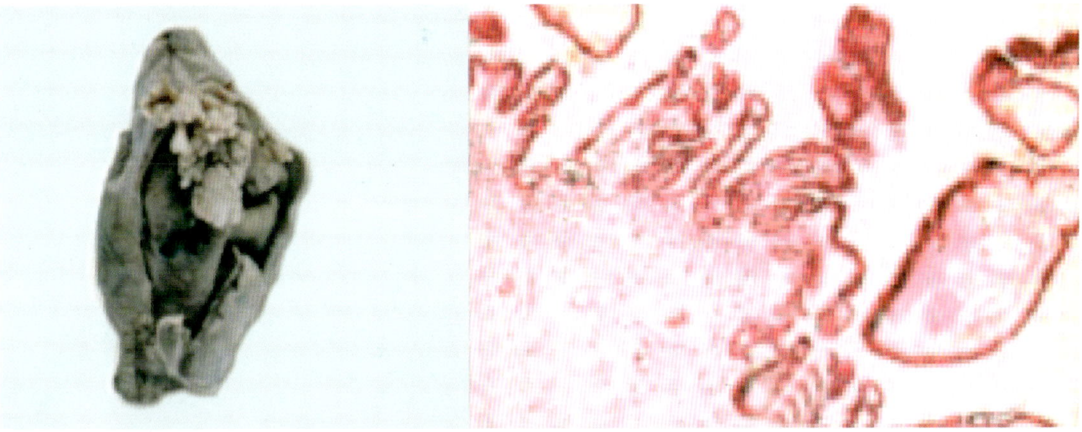

图 16-6　卵巢浆液性囊腺瘤

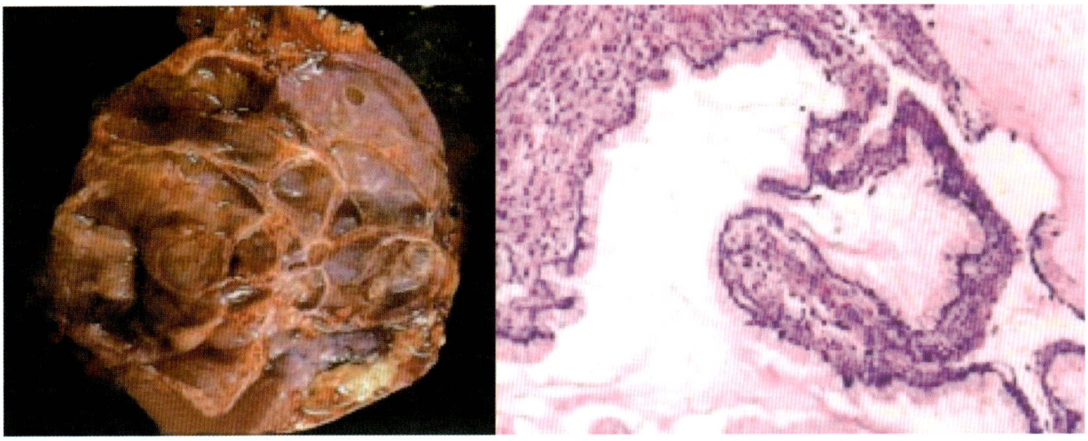

图 16-7　卵巢黏液性囊腺瘤

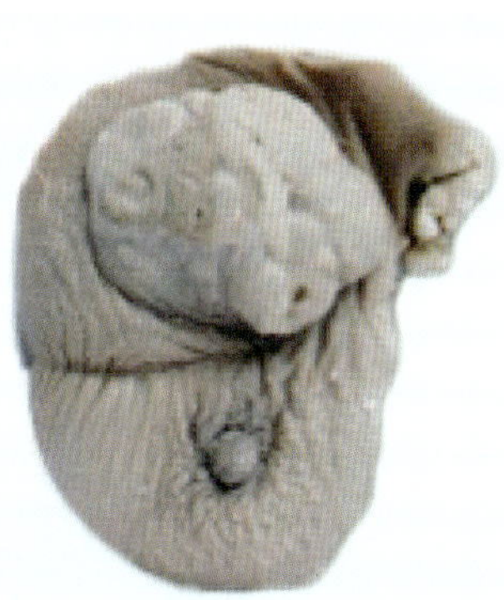

图 16-8　乳腺癌

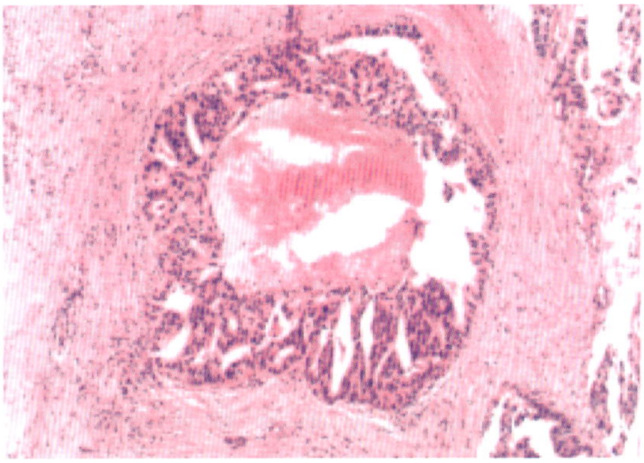

图 16-9　乳腺浸润性导管癌

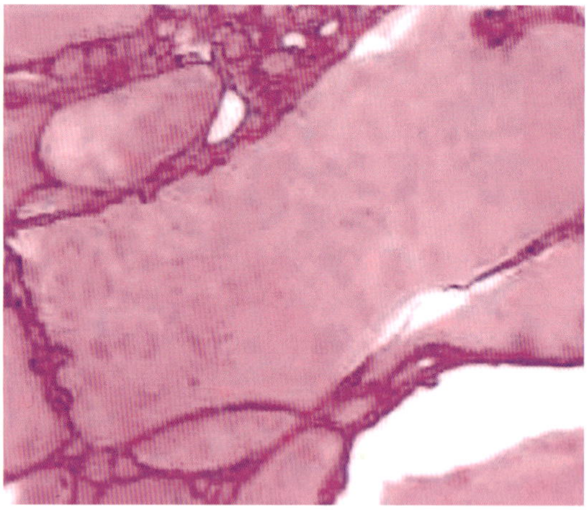

图 17-1　弥漫性非毒性甲状腺肿（胶质贮存期）

滤泡显著扩大，腔内充满浓厚的胶质

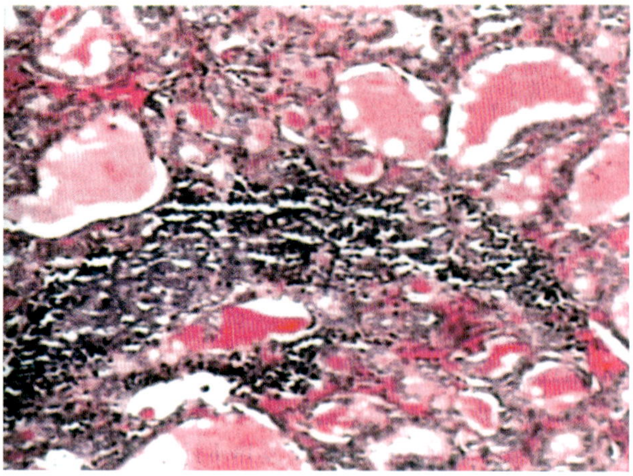

图 17-2　弥漫性毒性甲状腺肿

滤泡内有上皮细胞的吸收空泡，间质淋巴组织增生

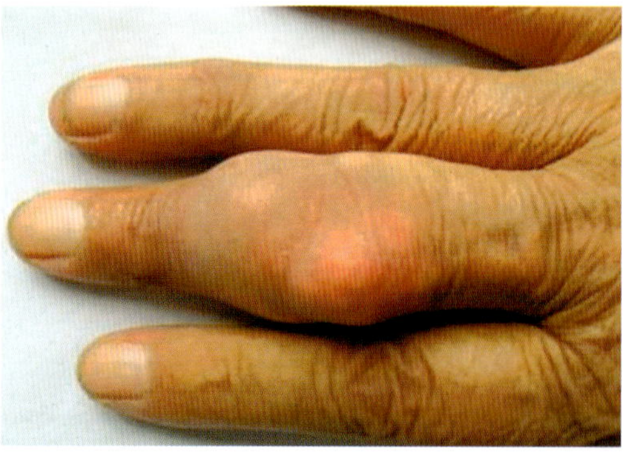

图 17-3　痛风性关节炎

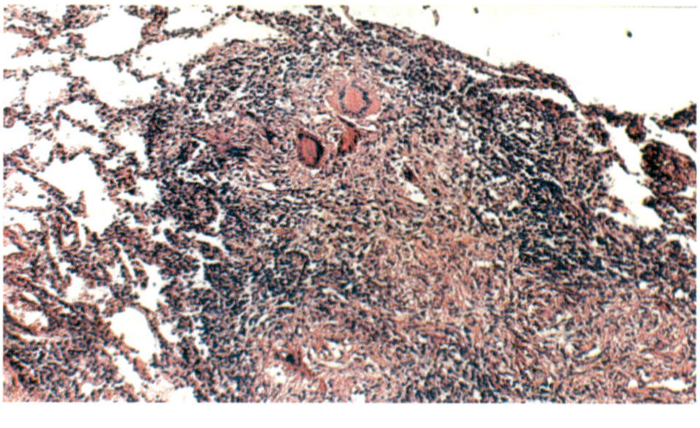

图 18-1　结核结节

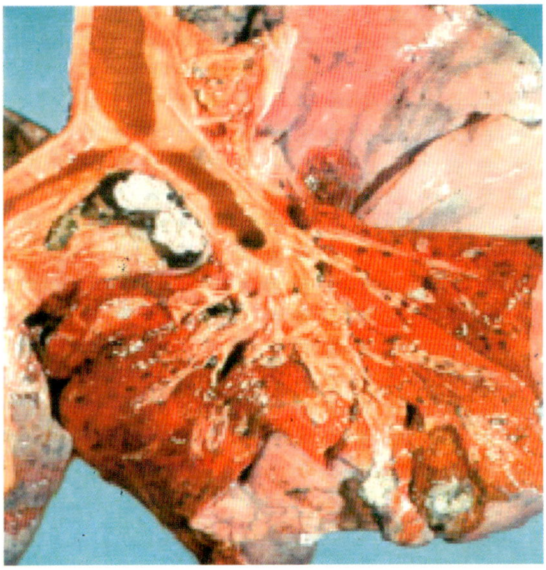

图 18-2 肺原发综合征

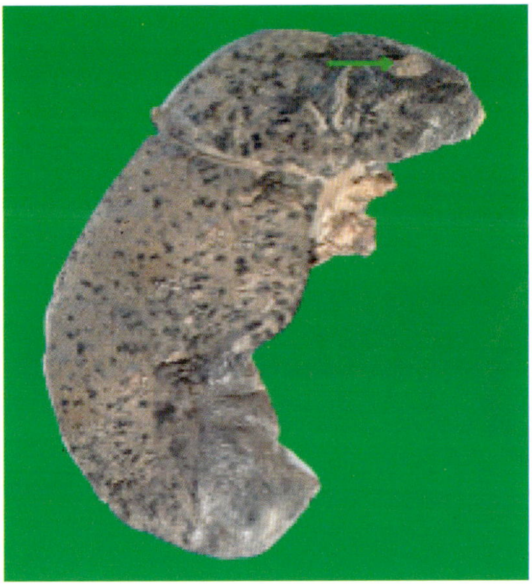

图 18-4 局灶型肺结核

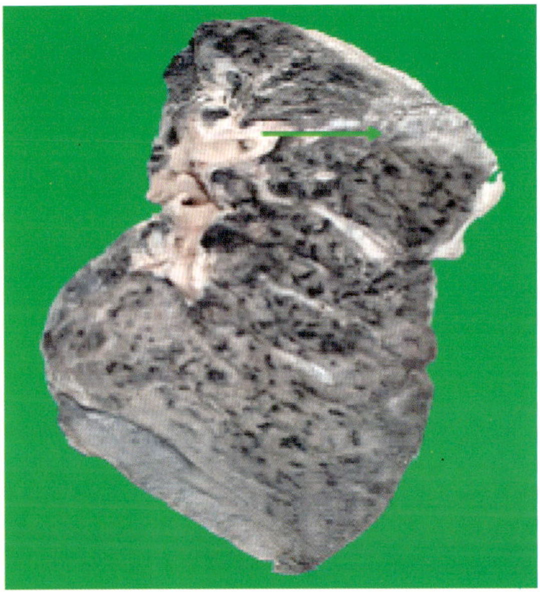

图 18-5 浸润型肺结核

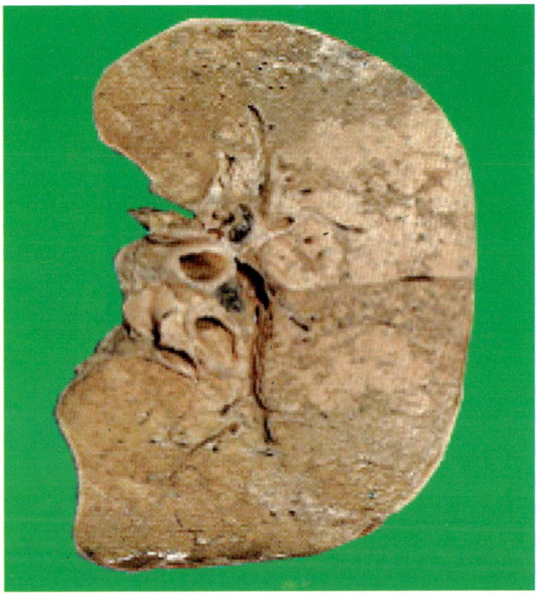

图 18-7 干酪性肺炎

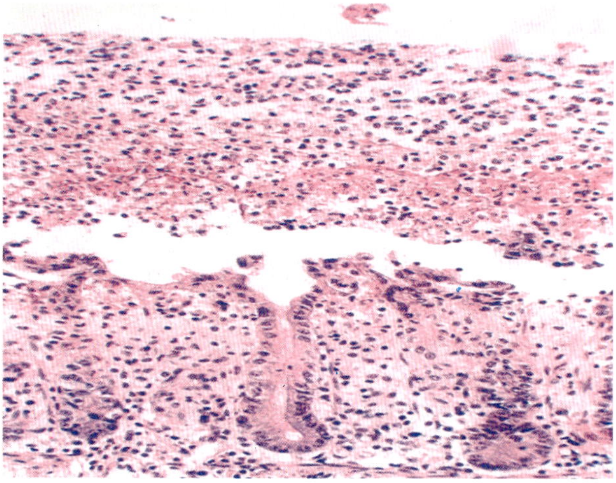

图 18-11　急性细菌性痢疾（纤维蛋白性炎）

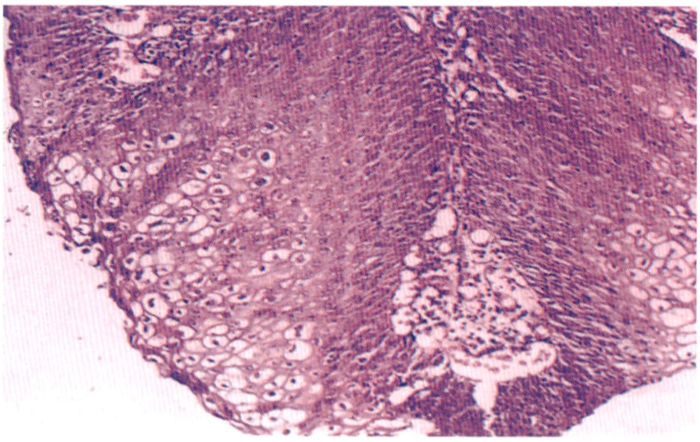

图 18-16　尖锐湿疣（凹空细胞）

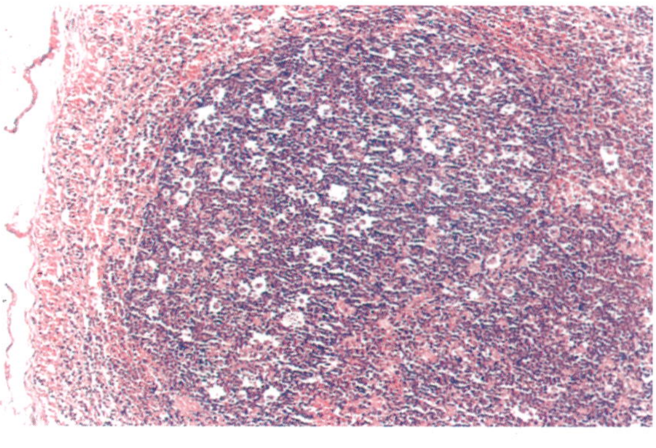

图 18-17　AIDS 的淋巴结变化